Series Editor

Thorsten M. Buzug
Institute of Medical Engineering
University of Lübeck

Research Series of the Institute of Medical Engineering University of Lübeck

The book series includes reserach foci of the Institute of Medical Engineering of the University of Lübeck, which is working on physical sensing and imaging instrumentation as well as image computing and system modeling in medical and technical applications. In particular, the series covers the areas of medical and technical imaging using tomographic techniques. This includes the development of reconstruction algorithms, signal-processing methods, front-end electronics, and contrast agents.

Imprint of Infinite Science GmbH,
Technikzentrum | MFC 1
Maria-Goeppert-Straße 1
23562 Lübeck, Germany

Cover Design and Illustration: Uli Schmidts, metonym and Infinite Science Publishing
Editorial and Copy Editing: Infinite Science Publishing

Publisher: Infinite Science GmbH, Lübeck, www.infinite-science.de
Printed in Norderstedt, Germany

ISBN: 978-3-945954-70-6

Bibliografische Information der Deutschen Nationalbibliothek:
Die Deutsche Nationalbibliothek verzeichnet diese Publikation in der Deutschen Nationalbibliografie; detaillierte bibliografische Daten sind im Internet über http://dnb.d-nb.de abrufbar.

Anna C. Bakenecker

Magnetische Manipulation mit Magnetpartikelbildgebung

Research Series of the
Institute of Medical Engineering
University of Lübeck – Volume 12

Infinite Science Publishing

Kurzfassung

Die magnetische Manipulation kann zu einem wichtigen Werkzeug minimalinvasiver Therapien werden, da sie es ermöglicht, Operationen noch schonender durchzuführen und Medikamente noch zielgerichteter zu verabreichen. Im Wesentlichen können drei verschiedene Methoden nach der eingesetzten Objektgröße differenziert werden. Es gibt bereits klinische Anwendungen für Katheter oder Endoskopkapseln, die mit magnetischen Feldern gelenkt werden, sodass schwer zugängliche Bereiche im Körper erreicht werden können. Weiterhin ist die Entwicklung magnetisch gesteuerter Mikroschwimmer, die als Wirkstofftransporter im Körper eingesetzt werden sollen, Gegenstand aktueller Forschung. Außerdem können an magnetische Nanopartikel (MNP) gebundene Therapeutika für ein effizientes Drug Targeting eingesetzt werden, das heißt, dass die Konzentration und somit die Dosis lokal am Zielort durch magnetische Felder erhöht wird. Dies führt zu einem besseren Therapieerfolg bei gleichzeitig reduzierter systemischer Belastung des Patienten.

Diese Verfahren der magnetischen Manipulation bedürfen einer genauen Überwachung der Bewegungsprozesse der magnetischen Geräte, Mikroschwimmer oder Partikel für eine präzise und sichere Applikation, wofür verschiedene klinisch etablierte Bildgebungsverfahren wie röntgenbasierte Bildgebungstechniken, Magnetresonantomographie, Ultraschall oder Positronen-Emissions-Tomographie erforscht werden. Für die Visualisierung von MNP und Objekten, die MNP enthalten oder mit ihnen beschichtet sind, eignet sich die Magnetpartikelbildgebung (englisch: Magnetic Particle Imaging, MPI) auf besondere Weise: Sie ermöglicht eine echtzeitaufgelöste, dreidimensionale Visualisierung der Partikel und Objekte ohne Verwendung ionisierender Strahlung. Typischerweise werden MNP als Tracermaterial in MPI verwendet, die potenziell gut verträglich und vom Körper abbaubar sind. MPI-Scanner bieten den Vorteil, dass die magnetischen Felder nicht nur für die direkte Visualisierung der magnetischen Geräte, Mikroschwimmer und Partikel, sondern auch für die magnetische Manipulation genutzt werden können. Somit muss keine Bildgebungseinheit in einen Manipulationsaufbau integriert werden, was platz- und ressourcensparend ist.

Aktuell kommen weder die magnetische Manipulation noch MPI in der klinischen Routine zum Einsatz. Die Einzigartigkeit der Kombination von magnetischer Manipulation mit MPI könnte das Potenzial zu einem nachgefragten klinischen Gerät entwickeln. Auf dem Weg dorthin müssen aber u.a. noch zwei sehr wesentliche Aspekte untersucht werden, die im Rahmen dieser Arbeit adressiert werden. Zum einen muss ein Verständnis darüber entwickelt werden, welche Partikel- und Objekteigenschaften sowohl für die Manipulation als auch für MPI optimal sind, wie sie sich herstellen lassen und für welche Anwendung sie geeignet sind. Und zum anderen müssen Scannertopologien und Feldsequenzen entwickelt werden, die die Manipulation und Visualisierung mit einem Gerät erlauben.

Zur Erzeugung einer Kraft auf magnetische Objekte können Gradientenfelder genutzt werden, die in MPI-Scannern zur örtlichen Kodierung des Partikelsignals verwendet werden. Die entstehende Kraft hängt von der Größe des Objekts, seiner Magnetisierung und der verwendeten Gradientenstärke ab, weshalb für die Manipulation hohe Gradientenstärken benötigt werden, die durch Permanentmagnete besser erzeugt werden können als durch Elektromagnete. Außerdem ist die erforderlicher Leistung für die mechanische Bewegung von Permanentmagneten geringer als für die Erzeugung elektromagnetischer Felder. Es wurde ein neues Konzept für einen MPI-Scanner entwickelt, der aus Magneten in Halbach-Anordnungen aufgebaut ist. Dieser erlaubt zum einen eine beispiellose Flexibilität seiner Einstellungen trotz verwendeter Permanentmagnete und zum anderen die Möglichkeit zur magnetischen Manipulation. Es werden numerische Simulationen dieses Konzepts gezeigt, mit dem ein sehr kompaktes und energetisch sparsames, aber gleichzeitig flexibles Gerät mit hohen Gradientenstärken für die Kombination von Manipulation mit MPI vorgeschlagen wird.

Zur Manipulation von magnetischen Objekten und Partikeln kann neben der Krafterzeugung in Gradientenfeldern außerdem ausgenutzt werden, dass ein Drehmoment auf magnetische Momente in einem Magnetfeld wirkt. So kann eine Bewegung durch rotierende Felder induziert werden, die die Partikel und Objekte in Rotation versetzen, da ihre magnetischen Momente der Feldrotation folgen. Mit einem präklinischen MPI-Scanner wurden diese Felder erzeugt und so Objekte in Form von helikalen Schwimmern gesteuert. Diese wurden mittels verschiedener additiver Fertigungstechniken entwickelt, mit denen zentimeter- bis mikrometergroße Schwimmer realisiert wurden. Die magnetischen Eigenschaften, die sowohl hinsichtlich Manipulierbarkeit als auch Visualisierbarkeit mit MPI optimiert wurden, erhielten die Schwimmer durch unterschiedliche Beschichtungsverfahren oder durch magnetische Partikel im Druckmaterial. Für den Einsatz dieser Schwimmer sind der Transport von Medikamenten oder die lokale Anwendung von Hyperthermie denkbar. Der konkrete Einsatz eines millimetergroßen Schwimmers wird für ein neuartiges Verfahren zur Behandlung von Aneurysmen im Rahmen dieser Arbeit vorgestellt und anhand eines humanen, cerebralen Gefäßphantoms demonstriert.

Die Überlagerung eines Gradientenfelds mit einem rotierenden Feld eröffnet die Möglichkeit der örtlich selektiven Manipulation, sodass einzelne Objekte gezielt aus einem Ensemble zur Manipulation ausgewählt werden können. Im präklinischen MPI-Scanner wurde die selektive Manipulation auf Nanopartikel angewandt. Dabei wurde ein kollektives Verhalten der Partikel beobachtet, durch das noch nie erreichte Geschwindigkeiten von nanometerskaligen Strukturen gezeigt werden können. Dies stellt einen wesentlichen

Meilenstein für die Navigation durch das vaskuläre System dar, da in vivo hohe Blutflussgeschwindigkeiten von den Objekten und Partikeln überwunden werden müssen. Für die Visualisierung wurden Feldsequenzen und die dazugehörigen Bildrekonstruktionen entwickelt, die die gleichzeitige selektive Manipulation und Bildgebung mit einem MPI-Scanner ermöglichen sollen. Auf die hier gezeigte Weise können ganz gezielt Objekte und Partikel ausgewählt und bewegt werden, sodass eine im hohen Maße präzise und individuell regulierbare Applikation von magnetischer Manipulation ermöglicht wird, die einem zuverlässigen Monitoring unterliegt.

Die magnetische Manipulation und MPI sind jeweils Gegenstand aktueller Forschungsarbeiten weltweit. Die vorliegende Arbeit verbindet diese Gebiete zu einer einzigartigen Möglichkeit, die Steuerung und Visualisierung mit MPI in einem Gerät zu kombinieren, was bisher noch sehr wenig erforscht ist. Ein Tracking der bewegten Objekte ist essentiell für eine sichere klinische Applikation magnetischer Mikrorobotik, wofür sich MPI auf besondere Weise eignet. Es werden innovative Ansätze zur Umsetzung der Manipulation mit MPI-Scannern und zur Entwicklung von hierfür geeigneten Objekten gezeigt.

Danksagung

Mein erster und ganz besonderer Dank gilt meinem Doktorvater Prof. Thorsten M. Buzug. Er bestärkte und unterstützte mich auf meinem Weg zur Promotion und gab mir dabei die Freiheit, eigene Ideen zu entwickeln. Er stärkte mir den Rücken, sodass ich die vielfältigen Projekte meiner Dissertation an seinem Institut umsetzen konnte. Dabei war ein ganz wichtiger Moment sein Zuspruch und seine Unterstützung bei meinem Wunsch, das Thema magnetische Manipulation bearbeiten zu dürfen. Dies hat auch meine Begeisterung für die Wissenschaft und dieses Forschungsgebiet maßgeblich positiv beeinflusst, wofür ich ihm sehr dankbar bin.

Ein besonders wichtiger Wegbegleiter war Anselm von Gladiß. Ihm danke ich für die vielen, äußerst fruchtbaren Diskussionen, welche mich und meine Arbeit sehr bereichert haben. Er hat mich maßgeblich motiviert, in meinen Ideen bestärkt, unterstützt und ermutigt. Darüber hinaus trugen seine Bildrekonstruktionen maßgeblich zu den Ergebnissen meiner Arbeit bei.

Für bereichernde Diskussionen und einen sehr hilfreichen Ideenaustausch bin ich Matthias Gräser sehr dankbar. Seine Anregungen zu meiner Arbeit und seine stete Begleitung als guter Ratgeber durch meine Promotionszeit waren sehr motivierend und ausgesprochen wertvoll.

Das Gelingen einer Arbeit ist nur mit einem großartigen Team möglich. Ich habe während meiner Promotion bei allen Kolleginnen und Kollegen des Instituts für Medizintechnik eine produktive und vertrauensvolle Arbeitsatmosphäre erlebt und viel Unterstützung erhalten. Diese Zusammenarbeit, der ständige Austausch und die vielfältigen Diskussionen haben mir viel Freude bereitet. Ganz besonders möchte ich dabei folgenden Kolleginnen und Kollegen danken: Kerstin Lüdtke-Buzug, Thomas Friedrich und Franz Wegner sowie Mandy Ahlborg, André Behrends, Ksenija Gräfe, Alexander Neumann, Jonas Schumacher und Hannes Schwenke. Sie haben auf vielfältige Weise, mit ihren jeweiligen Kompetenzen aus den Bereichen Chemie, Medizin, 3D-Druck, Simulation oder Instrumentierung meine Arbeit sehr bereichert. Ich durfte von dieser fachlichen Expertise meiner Kolleginnen und Kollegen profitieren und viel Neues lernen, wofür ich ihnen sehr dankbar bin. Dem Sekretariat des Instituts, namentlich Giesela Thaler und Christine Harms, danke ich für ihre Unterstützung. Außerdem gilt mein Dank Dirk Steinhagen, der eine großartige Unterstützung beim Aufbau von Experimenten war.

Während meiner Promotionszeit gab mir die Konferenz „Magnetic Carriers“ in Kopenhagen einen Motivationsschub, nicht zuletzt weil ich dort Peter Blümler und seine Arbeiten zur Manipulation mit Halbach-Magneten kennenlernen durfte. Der Austausch mit ihm inspirierten mich zur Konzeption eines Halbach-MPI-Aufbaus. Für diesen so bereichernden Austausch möchte ich ihm ganz herzlich danken.

Ein wesentlicher Bestandteil meiner Arbeit war das gemeinsame Projekt zur aktiven magnetischen Materie mit Klaas Bente und Damien Faivre. Ihnen möchte ich ganz herzlich für die großartige und fruchtbare Kooperation danken. Die Zusammenarbeit hat mir viel Freude bereitet und die Diskussionen über das Projekt und darüberhinausgehende Ideen waren für mich stets sehr inspirierend.

Darüber hinaus danke ich Ievgeniia Topolniak und Brian Pauw für die gemeinsamen Experimente zur Herstellung von Mikroschwimmern mittels Zweiphotonenlithographie.

Ein zentrales Arbeitsgerät war für mich der MPI-Scanner von Bruker. Ich danke Jochen Franke, Ulrich Heinen und Heinrich Lehr für ihre Unterstützung bei der Verwendung und Ansteuerung des Scanners für meine Experimente.

Zu guter Letzt möchte ich meiner Familie danken, die mich moralisch durch meine Promotion begleitet hat, mir stets zur Seite stand und mir bei Höhen und Tiefen ein immer offenes Ohr schenkte.

Inhaltsverzeichnis

1. Einleitung

1.1 Einführung

Minimalinvasiv durchgeführte Eingriffe sind für den Patienten schonender und führen zu kürzeren Rekonvaleszenzzeiten im Vergleich zu offenen Operationen. Sowohl diagnostisches als auch chirurgisches Werkzeug können kathetergebunden über natürliche Körperöffnungen oder kleinste Schnitte in den Körper eingeführt werden. Bei endovaskulären Eingriffen werden zum Beispiel zur Behandlung von Okklusionen Katheter durch eine Punktion meist an der Leiste eingeführt und über das Gefäßsystem zum Ort der Verengung geführt. An dieser wird ein Ballon aufgeblasen, der das Gefäß weitet und dann wird ein Stent eingesetzt, der die Aufweitung nach dem Entfernen des Ballons hält. Auch cerebrale Aneurysmen lassen sich über Mikrokatheter endovaskulär behandeln, indem kleine Platinspiralen, so genannte Coils, in das Aneurysma eingebracht werden. Trotzt dieses erheblichen Fortschritts der minimalinvasiven Therapie im Vergleich zur offenen Operation gibt es schwer zugängliche Bereiche, die mit Hilfe von Kathetern nicht erreicht werden können.

In der Onkologie wird meistens die Behandlung mit Chemotherapeutika durchgeführt, was eine systemische Behandlung ist und erhebliche Nebenwirkungen hat. Strahlentherapeutische Verfahren sind hingegen lokaler einsetzbar, jedoch kommt eine erfolgreiche Behandlung nicht ohne die gleichzeitige Applikation von Chemotherapeutika aus. Nicht nur Chemotherapeutika, sondern eine Vielzahl weiterer Medikamente werden systemisch eingesetzt. Dabei ist die maximal applizierbare Dosis durch die schädlichen Nebenwirkungen begrenzt. Eine Verringerung der systemischen Dosis bei gleichzeitiger Erhöhung der lokalen Dosis hat das Potenzial, den Therapieerfolg in Zukunft erheblich zu verbessern und gleichzeitig den Patienten vor gravierenden Nebenwirkungen besser zu schützen.

Eine mögliche Lösung ist die ungebundene Navigation von kleinsten Objekten, die schwer zugängliche Bereiche des Körpers erreichen können. Diese könnten mit diagnostischem Werkzeug wie Sensoren oder Biopsienadeln ausgestattet sein, Medikamente transportieren und am Zielort freisetzen oder zur lokalen Hyperthermieanwendung eingesetzt werden. Potenzielle Einsatzgebiete umfassen unterschiedliche Lumina wie den Magen-Darm-Trakt, das vaskuläre System, das cerebrale System, das Auge oder das Innenohr. Ersteres erlaubt den Einsatz wenige Zentimeter großer Roboter. Im vaskulären und cerebralen System könnten millimetergroße Objekte zum Einsatz kommen, wobei für kleinste Kapillaren nur mikrometergroße Objekte in Frage kämen. Auch die Anwendung im Auge oder Innenohr erfordert mikro- bis nanometergroße Objekte.

Während große Objekte einen Antrieb und die dafür notwendige Energieversorgung tragen können, ist dies für sehr kleine Objekte eine Herausforderung. Deshalb bietet sich die Steuerung durch von außen angelegte Magnetfelder an, damit das Objekt selbst keine Energieversorgung benötigt. Magnetfelder haben außerdem den Vorteil, dass im Gegensatz zu chemischen Reaktionen, die für einen Antrieb genutzt werden könnten, keine toxischen Nebenprodukte entstehen. Zudem haben Magnetfelder eine große Eindringtiefe und werden nicht durch Gewebe abgeschwächt, wie es zum Beispiel durch photoinduzierte Antriebe der Fall wäre. Als magnetische Objekte sind sowohl magnetisch gesteuerte medizinische Geräte, Milli- und Mikroschwimmer als auch magnetische Nanopartikel denkbar.

Neben der Herstellung solcher Objekte und ihrer Steuerung ist auch die Echtzeit-Verfolgung der Position der Objekte essenziell, um eine sichere Ortung und präzise Zielführung zu ermöglichen. Dazu bieten sich in der Klinik etablierte Bildgebungsverfahren wie Ultraschall (US), Magnetresonanztomographie (MRT), Computertomographie (CT) oder Positronen-Emissions-Tomographie (PET) an. Ein magnetisches Manipulationssystem müsste in diesen Fällen in das jeweilige Bildgebungssystem integriert werden. Nachteile dieser konventionellen Bildgebungsverfahren sind ihre räumliche oder zeitliche Auflösung oder aber die Verwendung ionisierender Strahlung, die bei einer Verfolgung über einen längeren Zeitraum schädlich ist. Die Magnetpartikelbildgebung (englisch: Magnetic Particle Imaging, MPI) ist ein neuartiges medizinisches Bildgebungsverfahren, das noch nicht im klinischen Einsatz ist. Das Prinzip beruht auf dem nichlinearen Magnetisierungsverhalten superparamagnetischer Nanopartikel, deren Konzentrationsverteilung als gut verträgliches Kontrastmittel visualisiert wird. MPI-Systeme erlauben nicht nur eine echtzeitaufgelöste, tomographische Verfolgung eines magnetischen Objekts, sondern auch ihre Steuerung. Dazu gibt es verschiedene Möglichkeiten die Magnetfelder des Bildgebungssystems einzusetzen.

Diese Arbeit befasst sich mit der Durchführung und Visualisierung von magnetischer Manipulation mit MPI-Systemen. Es wurde ein Konzept für einen kombinierten Manipulations-MPI-Aufbau aus Permanentmagneten in Halbach-Konfiguration entworfen. Für ein präklinisches MPI-System wurden die grundlegenden Möglichkeiten zur Ansteuerung für die Manipulation geschaffen. Dazu wurden verschiedene Objekte von Zentimeter- bis Nanometergröße, die sowohl für die Manipulation als auch für die Bildgebung mit MPI geeignet sind, und die notwendige Bildrekonstruktion entwickelt.

1.2 Gliederung

Die vorliegende Arbeit ist im Wesentlichen in vier Kapitel gegliedert. In Kapitel 2 wird zunächst der notwendige physikalische Hintergrund erläutert. Zum einen wird hier das Prinzip von MPI erklärt, die Reaktion der magnetischen Nanopartikel in oszillierenden magnetischen Feldern hergeleitet und ein prinzipieller Scanneraufbau beschrieben. Dabei wird gesondert auf den Aufbau von MPI-Scannern aus Permanentmagneten in Halbach-Konfiguration eingegangen und es werden verschiedene medizinische Applikationen von MPI vorgestellt. Zum anderen wird der aktuelle Stand der Forschung hinsichtlich magnetisch gesteuerter medizinischer Geräte, Mikroschwimmer und Nanopartikel beschrieben. Dabei wird auch die zugrunde liegende Physik der magnetischen Kraft und des magnetischen Drehmoments hergeleitet sowie die Beschreibung der Bewegungseigenschaften unter der Bedingung kleiner Reynoldszahlen, die für mikro- und nanometergroße Objekte bedeutsam wird. Am Ende des Kapitels wird erläutert, wie die Magnetfelder eines MPI-Scanners zur Manipulation eingesetzt werden können und ein kurzer Überblick über den Stand der Forschung zur Kombination von MPI mit magnetischer Manipulation gegeben.

Im darauf folgenden Kapitel 3 wird ein Konzept für ein kombiniertes Manipulations-MPI-System vorgestellt, das numerisch simuliert wurde. Dieses besteht aus Permanentmagneten in Halbach-Anordnung und ermöglicht durch mechanische Drehung der Halbach-Dipole und -Quadrupole die Bildgebung und Manipulation. Trotz verwendeter Permanentmagnete stellt dieses System ein hohes Maß an Flexibilität zur Verfügung, da Gradientenstärke und Bildrate eingestellt werden können. Es kann zwischen Bildgebung und magnetischer Manipulation, für die die Kraftwirkung eines starken Gradientenfelds genutzt wird, gewechselt werden.

Kapitel 4 beschreibt die Herstellung helikaler Schwimmer sowie ihre Manipulation und Visualisierung mit einem präklinischen MPI-Scanner. Es wurden zentimetergroße Schwimmer, Schwimmer in der Größe weniger Millimeter und mikrometergroße Schwimmer hergestellt, wozu verschiedene 3D-Druckverfahren angewendet und Beschichtungsverfahren mit magnetischen Nanopartikeln entwickelt wurden. Außerdem wurde die Möglichkeit geschaffen, einen Schwimmer entlang eines definierten Pfads mit dem MPI-System zu steuern, was anhand verschiedener Phantome demonstriert wurde. Dabei wurde eine sequenzielle Manipulation und Visualisierung realisiert. Darüber hinaus wurden die Geschwindigkeit und die Schwimmeigenschaften der

Schwimmer sowie die Qualität ihrer Visualisierung und Präzision ihrer Ortung eingehender untersucht.

Kapitel 5 zeigt schließlich die Möglichkeit der selektiven Manipulation. Anders als im vorausgegangenen Kapitel werden nun zusätzlich zum homogenen rotierenden Magnetfeld Gradientenfelder verwendet, um aus einem Ensemble heraus gezielt einzelne Objekte bewegen zu können. Bei der selektiven Manipulation von magnetischen Nanopartikeln in unterschiedlich positionierten Schläuchen wurde außerdem ein kollektives Verhalten der Partikel beobachtet, weshalb sie sich mit einer im Vergleich zu helikalen Schwimmern sehr großen Geschwindigkeit fortbewegen. Deshalb werden sie als aktive magnetische Materie bezeichnet, deren Eigenschaften sich auch für die Bildgebung mit MPI eignen. Es werden dreidimensionale Bilder der Partikelverteilung vor und nach einer Manipulationssequenz gezeigt. Zum Schluss wird eine Sequenz und die dazugehörige Bildrekonstruktion vorgestellt, die eine simultane selektive Manipulation und Visualisierung ermöglichen soll, bevor Kapitel 6 die Arbeit mit einem Ausblick zusammenfasst.

1.3 Publikationen

Im Rahmen dieser Arbeit sind als Erstautorin neun begutachtete wissenschaftliche Publikationen entstanden [1–7], darunter ein Übersichtsartikel [8] und ein Buchkapitel [14]. Mitwirkend sind weitere Journalartikel [9–12], ein Übersichtsartikel [13] und ein Buchkapitel [15] entstanden. Die Ergebnisse dieser Arbeit wurden auf nationalen und internationalen Konferenzen präsentiert [16–31]. Weitere Beiträge sind mitwirkend entstanden [32–34].

Die Möglichkeit, die Bildgebungsmethode MPI mit magnetischer Manipulation von medizinischen Geräten, Mikroschwimmern oder Nanopartikeln zur Anwendung von Drug Targeting oder lokaler Hyperthermie zu kombinieren, wurde unter verschiedenen Gesichtspunkten im Rahmen dieser Arbeit untersucht und die Ergebnisse wurden veröffentlicht. Ein essenziell wichtiger Aspekt der Forschung an magnetischer Manipulation ist die tomographische Visualisierung, die die Information über die Position des Objekts in Echtzeit darstellen muss. Nur dann ist eine klinische Anwendung dieser Technik in Zukunft denkbar, um eine sichere Applikation und eine präzise Zielführung zu ermöglichen. Während in der Klinik etablierte Bilgebungsmodalitäten bereits in den Fokus aktueller Forschungstätigkeiten zur Mikro- und Nanorobotik gerückt sind, ist die Kombination mit MPI bisher noch wenig untersucht [171, 194].

An medizinischen Geräten wie Kathetern [212] und an magnetischen Partikeln [108,169] wurde die Visualisierung mit MPI und die Manipulation durch ein Gradientenfeld gezeigt. Eine hohe Gradientenstärke ist notwendig um eine ausreichend große Kraft zu erzeugen, die magnetische Nanopartikel bewegen kann, weshalb sich Permanentmagnete für ein Manipulationssystem eignen. Von Baun et al. wurde ein System vorgestellt, das durch Permanentmagnete, die in Halbach-Ringen angeordnet sind, ein veränderbares Gradientenfeld erzeugt und magnetische Nanopartikel bewegen kann [48]. Dieses Manipulationssystem beinhaltet keine Bildgebungsmodalität. Deshalb wurde im Rahmen dieser Arbeit ein Design für einen MPI-Scanner entwickelt, der Bildgebung und Manipulation durch die mechanische Rotation von Halbach-Ringen ermöglicht [3,22, 23, 30]. Neben der Kombination von MPI und Manipulation erlaubt dieses Konzept außerdem das Einstellen der Gradientenstärke, was bei bisherigen MPI-Scannern, deren Konzepte auf Halbach-Ringen beruhen, nicht möglich ist [46, 268]. Deshalb stellt dies eine einzigartige Flexibilität für ein Permanentmagnet-System dar, bei dem zwischen einem schnell generierten Übersichtsbild und einer detaillierten Aufnahme ausgewählt werden kann. Diese Flexibilität ist vergleichbar mit MPI-Systemen, deren Felder elektromagnetisch generiert werden. Der Einsatz von Permanentmagneten führt außerdem zu einer drastischen Senkung des Leistungsverbrauchs. Da dieser bei elektromagnetisch betriebenen Systemen mit der Größe skaliert, stößt die Entwicklung von MPI-Scannern hin zur humanen Anwendung an ihre Grenzen. Der Einsatz von Permanentmagneten kann deshalb einen wesentlichen Beitrag für die Vergrößerung von MPI-Scannern leisten. Das hier vorgestellte und veröffentlichte Konzept ist sowohl durch seine Möglichkeit der Kombination mit magnetischer Manipulation als auch durch seine Flexibilität in der Bildakquise trotz verwendeter Permanentmagnete einzigartig [3].

Für die Manipulation in homogenen, rotierenden Feldern eines MPI-Scanners wurde im Rahmen dieser Arbeit eine Schwimmergeometrie entwickelt, die sich an Vertikalachswindturbinen orientiert und für den Einsatz als helikaler magnetischer Schwimmer noch nicht verwendet wurde. Mit einem präklinischen MPI-Scanner wurde ein homogenes Magnetfeld mit rotierendem Feldvektor erzeugt, der die Schwimmer dreht und aufgrund ihrer Geometrie vorwärts bewegt. Bisher konnte anhand von Schrauben gezeigt werden, dass rotierende Felder eines MPI-Scanners zur Manipulation verwendet werden können [188, 208, 209]. Helikale Objekte, die sich ungebunden in einem Fluid fortbewegen und außerdem mit MPI visualisierbar sind, gab es bisher nicht. Es wurden verschiedene Größen der Schwimmer, für die unterschiedliche Applikationsszenarien denkbar sind, in verschiedenen Verfahren hergestellt. Ein erster Schwimmer wurde in einem Fused-Filament-Druckverfahren aus einem Kunststoff mit eingebetteten Eisenpartikeln hergestellt. Bei diesem Verfahren wird das Kunststoff-Filament geschmolzen und schichtweise aufgetragen. Der Schwimmer hatte eine Größe im Zentimeterbereich, sodass eine Anwendung im Gastrointestinaltrakt denkbar ist [4,18, 19]. Für eine vaskuläre Anwendung wurde der Schwimmer in der Größe weniger Millimeter mit einem Polyjet 3D-Druckverfahren hergestellt und mit magnetischen Nanopartikeln beschichtet [2,20, 21, 26]. Bei diesem Verfahren wird das Druckmaterial ebenfalls geschmolzen und schichtweise aufgetragen. Die Schwimmeigenschaften dieses Mikroroboters wurden bei verschiedenen Viskositäten des umgebenden Mediums experimentell und in numerischen Simulationen untersucht [5,29]. Durch eine weitere Verkleinerung des Schwimmers, die durch das stereolithographische Druckverfahren und eine neue Beschichtungsmethode möglich war, konnte ein Schwimmer entwickelt werden, für den die Anwendung für das cerebrale Aneurysma Coiling in einem anatomischen Phantom gezeigt werden konnte [7,28]. Dieses Druckverfahren bedient sich der Aushärtung von Polymeren durch die Anwendung von Laserlicht. Für diesen Mikroroboter wurde außerdem die Möglichkeit geschaffen, einen intendierten Bewegungspfad einzulesen, eine sequenzielle, dreidimensionale Visualisierung realisiert und die Fähigkeit zur Hyperthermie gezeigt. Die weitere Miniaturisierung des Schwimmers in den Mikrometerbereich steht noch am Anfang seiner Entwicklung. Es konnten erste Schwimmer unter Verwendung der Multiphotonenlithographie hergestellt werden. Dabei liegt der Fokus auf der Entwicklung des Herstellungsprozesses mit in das Photopolymer eingebetteten magnetischen Nanopartikeln [24]. Ähnliche Mikroschwimmer wurden bereits mit diesem Verfahren hergestellt, aber eine Kombination mit MPI wurde bisher nicht erforscht [63, 150, 195, 198, 199, 245, 279].

Eine noch weitestgehend unbeantwortete Fragestellung ist die der selektiven Manipulation. Die einzige Arbeit, die bisher dazu erschienen ist, zeigt die selektive Ansteuerung von Schrauben durch die Überlagerung eines Gradientenfelds und eines rotierenden homogenen Felds [208]. Zum ersten Mal wird diese Art der selektiven Manipulation an magnetischen Nanopartikeln gezeigt [6,31]. Diese Arbeit beschreibt außerdem einen kollektiven Effekt der magnetischen Nanopartikel, der zu sehr hohen Fortbewegungsgeschwindigkeiten im Vergleich zu helikalen Schwimmern führt. Diese Arbeit ist deshalb hinsichtlich dreier Gesichtspunkte neuartig: der Visualisierungsmethode, der erreichten Geschwindigkeiten und der selektiven Ansteuerung nanoskopischer Objekte. Für die Kombination mit der Visualisierung durch MPI wurde außerdem eine Sequenz entwickelt, die eine simultane Bildgebung und selektive Manipulation ermöglichen soll [27].

2. Hintergrund und Theorie

In diesem Kapitel wird ein Überblick über die Grundlagen zu MPI, magnetischer Manipulation und deren Kombination sowie eine Zusammenfassung über den aktuellen Stand der Forschung auf diesen Gebieten gegeben.

Die Einführung in MPI beinhaltet die zugrundeliegende Physik der magnetischen Nanopartikel, die als Tracer verwendet werden, sowie das Prinzip der Signalerzeugung dieser Bildgebungsmodalität. Es wird ein prinzipieller Aufbau eines MPI-Scanners vorgestellt. Es folgen die Grundlagen der Erzeugung von variablen Magnetfeldern mithilfe von Halbach-Dipolen und -Quadrupolen, da im letzten Kapitel der hier vorliegenden Arbeit ein Konzept für einen MPI-Scanner vorgeschlagen wird, der auf Permanentmagneten beruht, die in einer Halbach-Konfiguration angeordnet sind. Im Anschluss wird kurz auf die Bildrekonstruktion eingegangen. Im weiteren Verlauf der Arbeit wurden häufiger Proben mit Magnetpartikelspektrometern (MPS) vermessen, weshalb auch diese kurz vorgestellt werden. Außerdem wird ein Überblick über verschiedene medizinische Applikationen von MPI gegeben.

Es folgt ein Abschnitt zur magnetischen Manipulation, der mit der zugrunde liegenden Physik magnetischer Kräfte und des magnetischen Drehmoments beginnt. Anschließend wird der wissenschaftliche Stand der magnetischen Manipulation im Bereich der magnetischen Steuerung von medizinischen Geräten, magnetischen Mikroschwimmern und magnetischen Partikeln vorgestellt.

Im letzten Teil dieses Kapitels wird die Kombination von magnetischer Manipulation und MPI mit dem Ziel dargestellt, die Bewegung eines Objekts und seine Visualisierung mit MPI in einem Gerät zu realisieren. Es eignen sich zum einen das Selektionsfeld eines MPI-Scanners für die magnetische Manipulation, um eine magnetische Kraft auszuüben oder die Fokusfelder, die ein magnetisches Drehmoment erzeugen können. Die Überlagerung beider Felder erlaubt darüber hinaus eine örtlich selektive Manipulation, für die die zugrunde liegende Theorie hergeleitet wird.

2.1 Magnetpartikelbildgebung

Bildgebende Methoden wie CT, MRT oder PET konnten durch eine kontinuierliche Weiterentwicklung in der klinischen Routine etabliert werden. Mit

CT-Geräten lassen sich besonders gut knöcherne Strukturen abbilden, denn diese Modalität beruht auf Röntgenstrahlung, deren Abschwächung von der Materialdichte abhängig ist. CT wird in der klinischen Routine z.B. für die Diagnostik des Kopfs, des Nackens, der Brust und des Bewegungsapparats verwendet, da hier zur Diagnose Informationen über das Skelett wichtig sind.

MRT misst die gewebeabhängige Relaxationszeit von Protonenspins der Wasserstoffatome im Gewebe. Diese Bildgebungsmodalität ermöglicht so Aufnahmen vor allem von Weichteilgewebe mit hohem Kontrast. Aber auch Fluss- und Diffusionsmessungen sind mit MRT möglich. Beide Bildgebungsmodalitäten basieren auf der direkten Interaktion mit dem Gewebe, wohingegen PET ein Tracer-basiertes Bildgebungsverfahren ist. Radioaktive Marker werden an funktionelle Moleküle geheftet, sodass diese Bildgebungsmethode es ermöglicht, Prozesse des Metabolismus zu verfolgen.

Für die Abbildung von Gefäßen wird eine Digitale Subtraktionsangiographie (DSA) durchgeführt, die bei vaskulären Eingriffen standardmäßig zum Einsatz kommt. Hierbei wird vor und nach der Gabe eines Kontrastmittels in das Gefäßsystem ein Röntgenbild aufgenommen. Die beiden Bilder werden voneinander subtrahiert, sodass nur die Verteilung des Kontrastmittels sichtbar ist. Der Nachteil dieser Methode ist die schädigende ionisierende Strahlung sowie das Jod-basierte Kontrastmittel, das nierenschädigend sein kann.

MPI ist ein neuartiges Bildgebungsverfahren, das bisher kein klinisch etabliertes Verfahren ist, aber ein hohes Potenzial für eine Vielzahl medizinischer Anwendungen hat. MPI wurde von Bernhard Gleich und Jürgen Weizenecker erfunden und 2005 in *Nature* veröffentlicht [98]. Es ist ein Bildgebungsverfahren, das ohne ionisierende Strahlung auskommt und das Potenzial für eine Auflösung bis in den Submillimeter-Bereich hat. Ähnlich wie PET und DSA stellt MPI die räumliche und zeitliche Verteilung eines Tracers dar, allerdings verwendet MPI vom Körper potenziell gut verträgliche magnetische Nanopartikel (MNP) statt radioaktiver Marker oder Jod-basierter Kontrastmittel. MPI erlaubt außerdem eine quantitative Darstellung der Tracerkonzentration. MPI ist ein sehr sensitives Bildgebungsverfahren, das eine dreidimensionale Echtzeitbildgebung ermöglicht, weshalb es das Potenzial zur interventionellen Bildgebung hat.

Teile dieses Kapitels wurden im Rahmen eines Buchkapitels [14] und eines Übersichtsartikels [8] veröffentlicht.

2.1.1 Magnetische Nanopartikel

Als Tracermaterial werden superparamagnetische Eisenoxid-Nanopartikel (englisch: Superparamagnetic iron-oxide nanoparticles, SPIONs) verwendet. Besonders gut geeignet sind Partikel mit einem Kerndurchmesser von etwa 25-30 nm [89, 98]. Der Partikelkern besteht aus Magnetit (Fe_3O_4), welcher mit einer Dextranhülle versehen wird, um das Agglomerieren der Partikel zu verhindern. Die Eigenschaften der Nanopartikel können als paramagnetisch beschrieben werden, auch wenn Eisen ein typisches Beispiel eines ferromagnetischen Materials ist. In ferromagnetischem Material bilden sich sogenannte Weisssche Bezirke, in denen sich die magnetischen Momente parallel ausrichten. Beim Anlegen eines externen magnetischen Felds vergrößern sich diese Bezirke und immer mehr magnetische Momente richten sich entlang der externen Magnetfeldrichtung aus. Die Magnetisierung des Gesamtmaterials nimmt zu, bis das Material nur aus einem einzigen Bezirk besteht und alle magnetischen Momente ausgerichtet sind. Dann ist das Sättigungsmoment erreicht. Wird nun das externe Feld wieder verringert, so bilden sich die Weissschen Bezirke nicht auf die gleiche Art zurück, weshalb die Magnetisierungskurve eines ferromagnetischen Materials eine Hysterese aufweist. Bei genügend kleinen Kerndurchmessern magnetischer Partikel ist es energetisch vorteilhaft, dass diese nur aus einem Weissschen Bezirk bestehen. Außerdem können sie aufgrund ihrer Dextranhülle nicht miteinander wechselwirken. Deshalb ist das Verhalten der magnetischen Momente von Nanopartikeln vergleichbar mit nichtwechselwirkenden atomaren Spins paramagnetischer Materialien. Sie vereinen daher das Verhalten des Paramagnetismus mit den starken magnetischen Momenten von Ferromagneten, weshalb das Verhalten der Partikel als superparamagnetisch bezeichnet wird und durch die Theorie des Paramagnetismus beschrieben werden kann.

Theorie des Paramagnetismus

Die nichtlineare Magnetisierung von SPIONs in Abhängigkeit von einem äußeren Magnetfeld kann durch die Langevin-Funktion beschrieben werden, die im Folgenden hergeleitet wird.

Ohne ein äußeres Magnetfeld sind die Spinrichtungen eines Systems statistisch gleichverteilt, sodass das resultierende magnetische Moment gleich null ist. Wird ein externes Magnetfeld angelegt, so tritt der Zeeman-Effekt ein und die Energieniveaus werden äquidistant aufgespalten. Die Zustände haben die Energie

$$E = g\mu_{\mathrm{B}} m_i B, \tag{2.1.1}$$

wobei g der Landée-Faktor, m_i die magnetische Quantenzahl, μ_{B} das Bohrsche Magneton und B das extern angelegte Magnetfeld sind [142].

Wird zunächst nur der Spin eines Elektrons betrachtet, wird nur von zwei Spinrichtungen, up ($\uparrow$) und down ($\downarrow$), ausgegangen, wie es für ein freies Elektronengas oder Leitungselektronen in Metallen angenommen werden kann. Die magnetischen Momente μ stehen entweder parallel oder antiparallel zur Magnetfeldrichtung, sodass $\mu = \pm\mu_{\mathrm{B}}$ bzw. $m_i = \pm 1/2$ gilt.

Nach der Boltzmann-Statistik ist ein Energieniveau mit der Wahrscheinlichkeit $\exp(-\beta E)$ besetzt, mit $\beta = (k_B T)^{-1}$ dem Boltzmannfaktor, mit k_B

der Boltzmann-Konstante und T der Temperatur. Die Besetzungswahrscheinlichkeit der beiden Zustände kann mit [91]

$$P_{\uparrow/\downarrow} = \frac{N_{\uparrow/\downarrow}}{N} = \frac{e^{\pm\beta\mu_\mathrm{B}B}}{e^{\beta\mu_\mathrm{B}B} + e^{-\beta\mu_\mathrm{B}B}} = \frac{e^{\pm\beta\mu_\mathrm{B}B}}{2\cosh(\beta\mu_\mathrm{B}B)} \tag{2.1.2}$$

angegeben werden, dabei sind $N_\uparrow + N_\downarrow = N$ die Besetzungszahlen der Zustände und $g = 2$ der Landé-Faktor für Elektronen. In Abbildung 2.1 ist dargestellt, wie sich die Energieniveaus im Magnetfeld aufspalten. In der Darstellung als Potenzialtopf der Besetzungszustände lässt sich erkennen, dass sich die maximalen Energien, mit denen die Besetzungszustände gefüllt sind, angleichen und für beide Niveaus die Fermienergie annehmen. Das hat zur Folge, dass der eine Zustand gefüllter ist als der andere. Das resultierende mittlere magnetische Moment eines Teilchens kann berechnet werden zu

$$\bar{\mu} = \mu_\mathrm{B}(P_\uparrow - P_\downarrow). \tag{2.1.3}$$

Daraus kann die Magnetisierung des Spin-1/2-Systems mit dem Volumen V angegeben werden mit [142]

$$M = \frac{N}{V}\bar{\mu} = \frac{N(e^{\beta\mu_\mathrm{B}B} - e^{-\beta\mu_\mathrm{B}B})}{2\cosh(\beta\mu_\mathrm{B}B)} = \frac{N}{V}\mu_\mathrm{B}\tanh(\beta\mu_\mathrm{B}B). \tag{2.1.4}$$

Für den allgemeinen Fall, bei dem der Gesamtdrehimpuls $\vec{J} = \vec{S} + \vec{L}$ die Summe aus Spin und Bahndrehimpuls ist, kann m_i Werte zwischen $-J, -J+1, ..., +J$ annehmen mit J der Gesamtdrehimpulsquantenzahl. Die Wahrscheinlichkeit der Besetzung eines Zustands mit der Quantenzahl m_i kann dann angegeben werden mit

$$P(m_i) = \frac{e^{-\beta g\mu_\mathrm{B}m_iB}}{\sum\limits_{m_i=-J}^{J} e^{-\beta g\mu_\mathrm{B}m_iB}} \tag{2.1.5}$$

und das resultierende magnetische Moment eines Teilchens ist

$$\bar{\mu} = g\mu_\mathrm{B}\sum_{m_i=-J}^{J} m_iP(m_i). \tag{2.1.6}$$

Dies kann analog wie in Gleichung 2.1.4 eingesetzt werden und man erhält für die Magnetisierung

$$M = \frac{N}{V}\bar{\mu} = \frac{N}{V}g\mu_\mathrm{B}J\mathcal{B}(\beta g\mu_\mathrm{B}JB) = M_\mathrm{S}\mathcal{B}_J(\beta\mu B), \tag{2.1.7}$$

wobei $\mathcal{B}_J$ die Brillouin-Funktion ist, die die folgende Darstellung mit $\xi = \beta g\mu_\mathrm{B}JB$ hat [142, 151]:

$$\mathcal{B}_J(\xi) = \begin{cases} \frac{2J+1}{2J}\coth\left(\frac{2J+1}{2J}\xi\right) - \frac{1}{2J}\coth\left(\frac{1}{2J}\xi\right) & \text{für } \xi \neq 0 \\ 0 & \text{für } \xi = 0. \end{cases} \tag{2.1.8}$$

Dabei wurden $M_\mathrm{S} = \frac{N}{V} g\mu_\mathrm{B} J$ als die Sättigunsmagnetisierung und $\mu = g\mu_\mathrm{B} J$ als magnetisches Moment definiert. Für den klassischen Grenzfall $J \to \infty$ geht die Brillouin-Funktion in die Langevin-Funktion über

$$\mathcal{B}_\infty(\xi) := \mathcal{L}(\xi) = \begin{cases} \coth(\xi) - \frac{1}{\xi} & \text{für } \xi \neq 0 \\ 0 & \text{für } \xi = 0 \end{cases} \tag{2.1.9}$$

und damit erhält die Magnetisierung die Form

$$M = M_\mathrm{S} \mathcal{L}(\beta \mu B). \tag{2.1.10}$$

Sowohl die Brillouin- als auch die Langevin-Funktion haben folgende wichtige Charakteristika [187]:

- $\mathcal{B}(0) = \mathcal{L}(0) = 0$: Die Magnetisierung ist null, wenn kein externes Magnetfeld anliegt. Das heißt, dass die Orientierung der Spins statistisch verteilt ist und die resultierende Magnetisierung null ist. Es gibt keine Hysterese.
- $\mathcal{B}(B \to \infty) = \mathcal{L}(B \to \infty) = 1$: Für sehr große äußere Magnetfelder richten sich alle Spins aus. Die Magnetisierung des Ensembles erreicht seine Sättigungsmagnetisierung.
- $\xi \ll 1 : \mathcal{B}(\xi) \approx \frac{J+1}{3J}\xi$ und $\mathcal{L}(\xi) \approx \frac{1}{3}\xi$: Für hinreichend kleine Felder kann die erste Taylorentwicklung verwendet werden. In diesem Bereich hängt die Magnetisierung linear vom externen Magnetfeld ab.

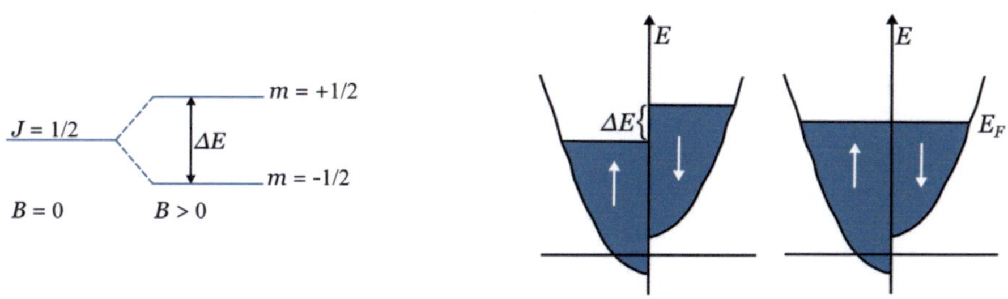

Abbildung 2.1: Schematische Darstellung der Zeemannaufspaltung. Ein Spin-1/2-Ensemble spaltet sich beim Anlegen eines äußeren Magnetfelds in zwei Zustände auf (links). Die Potenzialtöpfe der beiden Zustände sind jeweils bis zur Fermienergie E_F gefüllt (rechts).

Superparamagnetismus

Die im vorangegangenen Abschnitt dargestellten Erkenntnisse zur theoretischen Herleitung des Paramagnetismus sollen nun auf SPIONs angewendet werden. Nimmt man SPIONs als nichtwechselwirkende Partikel an, die aus einer magnetischen Domäne bestehen, kann der Spin eines Partikels als Makrospin beschrieben werden, der die Eigenschaften eines einzelnen paramagnetischen Atoms hat. Der Betrag des magnetischen Moments eines SPIONs kann mit

$$\mu_\mathrm{SPION} = n\mu_\mathrm{B} = M_\mathrm{S}^\mathrm{Kern} V^\mathrm{Kern} \tag{2.1.11}$$

berechnet werden, wobei die Anzahl n im Bereich $10^3 - 10^5$ liegt [49], $V^{\text{Kern}} = \frac{1}{6}\pi d^3$ das Partikelkernvolumen und d der Kerndurchmesser sind. M_S^{Kern} ist die Sättigungsmagnetisierung des Partikelkerns, welche für Magnetit 470 kA/m beträgt. Experimentell wurden für die in MPI verwendeten Tracer etwas geringere Sättigungsmagnetisierungen bestimmt, so wird für Resovist, eine Sättigungsmagnetisierung von 300 kA/m angegeben [136].

Die Gesamtmagnetisierung einer Partikelsuspension mit N Partikeln im Volumen V ist dann [144]

$$\boldsymbol{M} = \frac{1}{V}\sum_{i=0}^{N-1} \boldsymbol{\mu}_{\text{SPION}}^{i}. \tag{2.1.12}$$

Die Summe aller magnetischen Momente ist null, denn die Ausrichtung der magnetischen Momente der Partikel ist zufällig, solange diese nicht durch ein äußeres Magnetfeld ausgerichtet werden. Wird jedoch ein äußeres Magnetfeld angelegt, so richten sich die magnetischen Momente der Partikel aus und eine messbare Magnetisierung der Partikelsuspension entsteht. Sind alle Partikel im Magnetfeld ausgerichtet, erreicht die Suspension ihre Sättigungsmagnetisierung und aus Gleichung 2.1.12 wird

$$M_\text{S} = \frac{N}{V}\mu_{\text{SPION}} = c\mu_{\text{SPION}} \tag{2.1.13}$$

mit $c = NV^{-1}$ der Partikelkonzentration. Die Sättigungsmagnetisierung der Partikelsuspension M_S ist unabhängig von der Partikelgröße, denn für eine gleichbleibende Eisenkonzentration skalieren $c \propto d^{-3}$ und $\mu_{\text{SPION}} \propto d^3$. Die Partikelkonzentration c ist in Abhängigkeit von der Eisenkonzentration c_{Fe}

$$c = \frac{c_{\text{Fe}}}{n_{\text{Fe}}} = \frac{c_{\text{Fe}}}{3n_{\text{Fe}_3\text{O}_4}} = \frac{c_{\text{Fe}} M_{\text{Fe}_3\text{O}_4}}{3\rho_{\text{Fe}_3\text{O}_4} V^{\text{Kern}}} \tag{2.1.14}$$

$$\text{mit } n_{\text{Fe}_3\text{O}_4} = \frac{m_{\text{Fe}_3\text{O}_4}}{M_{\text{Fe}_3\text{O}_4}} = \frac{\rho_{\text{Fe}_3\text{O}_4} V^{\text{Kern}}}{M_{\text{Fe}_3\text{O}_4}},$$

wobei $n_{\text{Fe}} = 3n_{\text{Fe}_3\text{O}_4}$ die Stoffmengen von Eisen bzw. Magnetit sind, $M_{\text{Fe}_3\text{O}_4}$ die molare Masse von Magnetit, $m_{\text{Fe}_3\text{O}_4}$ die Masse und $\rho_{\text{Fe}_3\text{O}_4}$ die Dichte. Analog zum atomaren Paramagnetismus gilt für den Superparamagnetismus die Langevin-Funktion als die Beschreibung der Magnetisierung in Abhängigkeit vom angelegten Magnetfeld B:

$$M = \begin{cases} M_\text{S}\mathcal{L}(\beta\mu_{\text{SPION}}B) & \text{für } B \neq 0 \\ 0 & \text{für } B = 0 \end{cases} \tag{2.1.15}$$

mit $\mathcal{L}$ der Langevin-Funktion analog zu Gleichung 2.1.9 und entsprechend mit $\xi = \beta\mu_{\text{SPION}}B$. Setzt man in Gleichung 2.1.15 die Ergebnisse aus den

Gleichungen 2.1.11 und 2.1.14 ein, so erhält man eine von V^{Kern} unabhängige Sättigungsmagnetisierung der Suspension

$$\begin{aligned} M_\text{S} &= c\mu_\text{SPION} \\ &= \frac{c_\text{Fe} M_{\text{Fe}_3\text{O}_4}}{3\rho_{\text{Fe}_3\text{O}_4} V^\text{Kern}} M_\text{S}^\text{Kern} V^\text{Kern} \\ &= \frac{c_\text{Fe} M_{\text{Fe}_3\text{O}_4}}{3\rho_{\text{Fe}_3\text{O}_4}} M_\text{S}^\text{Kern} \\ &= 0,0074 M_\text{S}^\text{Kern} \\ &= 2,2\,\text{kA/m} \end{aligned} \tag{2.1.16}$$

mit $\rho_{\text{Fe}_3\text{O}_4} = 5,2\,\text{g/cm}^3$ und $M_{\text{Fe}_3\text{O}_4} = 231,5\,\text{g/mol}$ sowie $c_\text{Fe} = 0,5\,\text{mol/l}$, die für unverdünntes Resovist angegeben werden, und $M_\text{S}^\text{Kern} = 300\,\text{kA/m}$. In Abbildung 2.2 sind auf der linken Seite Langevin-Funktionen für verschiedene Partikeldurchmesser für die oben angegebenen Werte für Magnetit und Resovist bei einer Temperatur von 300 K dargestellt.

Die Ableitung der Magnetisierungskurven ergibt die Punktspreizfunktion, die für steilere Magnetisierungskurven enger wird (siehe Abbildung 2.2 rechts). Diese hat die Form

$$\begin{aligned} M' &= M_\text{S} \beta \mu_\text{SPION} \mathcal{L}'\left(\beta \mu_\text{SPION} B_\text{S}\right) \\ \text{mit } \mathcal{L}'(\xi) &= \begin{cases} \frac{1}{\xi^2} - \frac{1}{\sinh^2(\xi)} & \text{für } \xi \neq 0 \\ \frac{1}{3} & \text{für } \xi = 0. \end{cases} \end{aligned} \tag{2.1.17}$$

Je schmaler die Punktspreizfunktion ist, desto besser ist die Auflösung für eine Bildgebung mit MPI. Da die Partikel aber mit zunehmender Größe ihre paramagnetischen Eigenschaften verlieren, gibt es eine für MPI optimale Partikelgröße, die im Bereich von 25-30 nm liegt [89].

Mit der Näherung für große Feldstärken kann diejenige Feldstärke B_S abgeschätzt werden, bei der die Partikelsuspension ihre Sättigungsmagnetisierung erreichen wird:

$$M = M_\text{S} \mathcal{L}\left(\beta \mu_\text{SPION} B_\text{S}\right) \approx M_\text{S} \left(1 - \frac{1}{\beta \mu_\text{SPION} B_\text{S}}\right), \tag{2.1.18}$$

wobei μ_SPION nach Gleichung 2.1.11 mit einem Partikeldurchmesser von 30 nm berechnet wird. Für eine 80%ige Magnetisierung der Partikel wird dann ein äußeres Magnetfeld von

$$\frac{M}{M_\text{S}} \stackrel{!}{=} 0.8 \Longleftrightarrow B_\text{S} = 5\,\text{mT} \tag{2.1.19}$$

benötigt. Aus den Gleichungen 2.1.18 und 2.1.11 lässt sich leicht erkennen: Je größer ein Partikel ist, desto kleiner ist das äußere Magnetfeld B_S, bei dem die Partikel ihre Sättigungsmagnetisierung erreicht haben. Das lässt sich auch in Abbildung 2.2 an den für größere Partikel steileren Magnetisierungskurven erkennen.

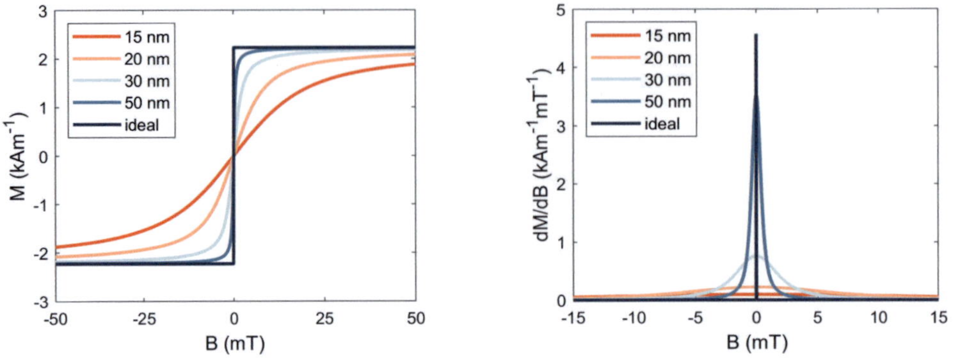

Abbildung 2.2: Simulation der Magnetisierungskurven anhand der Langevin-Theorie für verschiedene Partikeldurchmesser. Es sind die Magnetisierung in Abhängigkeit der magnetischen Flussdichte (links) und die Ableitung der Magnetisierung nach der magnetischen Flussdichte dargestellt, die der Punktspreizfunktion entspricht (rechts). Es wurden eine Sättigungsmagnetisierung von 300 kA/m sowie eine konstante Eisenkonzentration von 0,5 mol/l angenommen.

Partikelrelaxation

Im Magnetfeld richten sich die magnetischen Momente der Partikel aus. Nach dem Ausschalten eines externen Magnetfelds relaxieren sie, sodass deren Ausrichtungen nach einer charakteristischen Zeit wieder stochastisch verteilt sind. Zwei Relaxationsprozesse spielen bei der Beschreibung des Magnetisierungsverhaltens einer Partikelsuspension eine Rolle [190]. Die Brownsche Relaxationszeit im Nullfeld, bei der sich das gesamte Partikel bewegt, beträgt [57]:

$$\tau_B = 3\eta V_{\text{hyd}}\beta \tag{2.1.20}$$

mit η der Viskosität des Mediums, V_{hyd} dem hydrodynamischen Volumen der Partikel und β wie zuvor dem Boltzmannfaktor $(k_B T)^{-1}$.

Die Neélsche Relaxation beschreibt die Bewegung des magnetischen Moments innerhalb des Kristallgitters, sodass sich die Partikel selbst nicht bewegen. Die Neélsche Relaxationszeit im Nullfeld beträgt [185]

$$\tau_N = \tau_0 \exp(K V_{\text{Kern}}\beta) \tag{2.1.21}$$

mit τ_0 einer materialabhängigen Zeit, K einer Anisotropiekonstanten und V_{Kern} dem Kerndurchmesser des Partikels. Neélsche Relaxation tritt nur auf, wenn die Energie KV_{Kern} überwunden wird, die nötig ist, um das magnetische Moment innerhalb des Kristallgitters zu rotieren. Ohne äußeres Magnetfeld sind die atomaren magnetischen Momente bevorzugt parallel oder antiparallel zu einer Anisotropieachse des Kristallgitters ausgerichtet.

Die Neélsche Relaxation ist der für kleinere Partikel und die Brownsche Relaxation der für große Partikel dominante Relaxationsprozess [190].

Beim Anlegen externer Magnetfelder werden ebenfalls die oben genannten Relaxationsprozesse beobachtet, jedoch ändern sich die Relaxationszeiten und können nicht mehr analytisch beschrieben werden [76]. Sie hängen von mehreren Faktoren wie der Feldstärke und der Sättigungsmagnetisierung der Partikel ab, welche das Drehmoment bestimmen, das auf das magnetische Moment der Partikel wirkt (vgl. Kapitel 2.2.2). Ein weiterer Einflussfaktor ist die zeitabhängige Orientierung des magnetischen Moments im Vergleich zur Feldrichtung, die in MPI von der applizierten Sequenz abhängt [103]. Die magnetischen Momente folgen dem angelegten Magnetfeld mit entsprechender Verzögerung, was zu einem dynamischen Hystereseverhalten führt.

2.1.2 Funktionsprinzip von MPI

Das Prinzip von MPI beruht auf der Anregung von magnetischem Material durch von außen angelegte, alternierende Magnetfelder und einem nichtlineraren Magnetisierungsverhalten des Materials. Typischerweise werden SPIONs verwendet, deren physikalische Eigenschaften im vorangegangenem Kapitel beschrieben wurden. Diese erfüllen die Eigenschaft einer nicht-linearen Magnetisierung, sodass eine Partikelantwort als charakteristisches Signal empfangen werden kann. Durch ein Gradientenfeld, das einen feldfreien Punkt (FFP) oder eine feldfreie Linie (FFL) erzeugt, wird das Signal räumlich aufgelöst und es kann ein Bild der Partikelverteilung rekonstruiert werden.

Signalerzeugung

Die Anregung von SPIONs erfolgt durch ein homogenes, in seiner Amplitude oszillierendes Magnetfeld. Dieses Feld wird Anregungsfeld genannt, wobei typischerweise Frequenzen um 25 kHz und Amplituden zwischen 10-20 mT verwendet werden. Die SPIONs richten sich, wie in Kapitel 2.1.1 beschrieben, mit dem Magnetfeld aus und ändern ihre Magnetisierungsrichtung [98]. Das Anregungsfeld besitzt die Form

$$B_\mathrm{A}(t) = B_\mathrm{A} \sin(\omega t) \tag{2.1.22}$$

mit $\omega = 2\pi f_\mathrm{A}$ der Kreisfrequenz und B_A der Anregungsfeldamplitude in Tesla. Da die SPIONs ein nichtlineares Magnetisierungsverhalten besitzen, weist die Partikelantwort nicht nur die Frequenz des Anregungssignals auf, sondern durch die Interaktion mit den SPIONs entstehen außerdem höhere Frequenzkomponenten. Die Magnetisierungsänderung induziert eine charakteristische Spannung $u(t)$ in elektromagnetischen Empfangsspulen. $u(t)$ ist das für verschiedene Partikeleigenschaften charakteristische Signal. Das Frequenzspektrum $\hat{u}(k)$ weist aufgrund des nichtlinearen Verhaltens der Partikel höhere Harmonische der Anregungsfrequenz f_A auf [58, 98, 144]. Eine schematische Darstellung dieses grundlegenden Prinzips ist in Abbildung 2.3a zu sehen.

Oft wird auch ein dreidimensionales Anregungssignal der Form

$$\vec{B}_\mathrm{A}^i(t) = \sum_i B_\mathrm{A}^i \sin(2\pi f^i t + \phi^i)\vec{e}_i \tag{2.1.23}$$

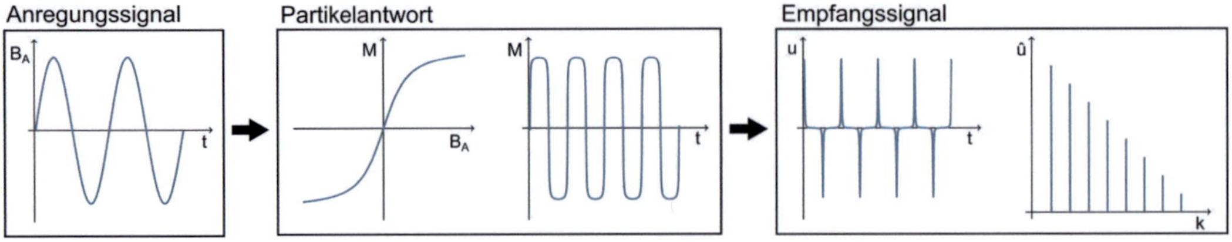

a) Signalerzeugung in MPI

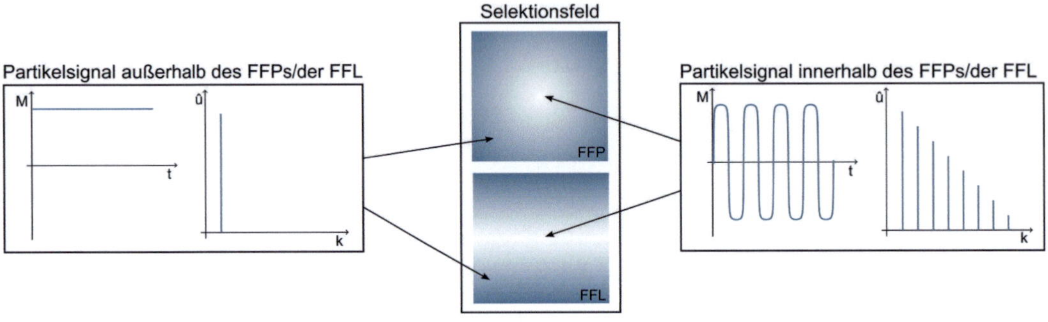

b) Ortsauflösung in MPI

Abbildung 2.3: Das grundlegende Prinzip zur Signalerzeugung in MPI. a) Ein sinusoidales Anregungsfeld (B_A) ruft eine nichtlinerare Magnetisierungsänderung der MNP hervor, sodass der zeitliche Verlauf der Magnetisierung (M) ein modulierter Sinus ist. Die Magnetisierungsänderung induziert eine Spannung (u) in Empfangsspulen des Systems. Das empfangene Signal kann als Amplitudenspektrum, das höhere Harmonische der Anregungsfrequenz enthält, dargestellt werden. b) Mit einem Selektionsfeld in Form eines FFPs oder einer FFL kann das Partikelsignal örtlich kodiert werden. Nur Partikel in unmittelbarer Nähe des FFPs bzw. der FFL tragen zum Signal bei. Partikel außerhalb befinden sich in Sättigung und reagieren nicht auf das Anregungsfeld.

mit $i \in \{x, y, z\}$ den drei Raumrichtungen gewählt. Dies ist für das Scannen eines Volumens vorteilhaft und wird im nächsten Abschnitt diskutiert.

Räumliche Auflösung

Auf das im vorherigen Abschnitt beschriebene Anregungsfeld reagieren alle Partikel im gesamten Anregungsfeldbereich und tragen damit gleichermaßen zum Empfangssignal bei. Um dem Signal einen Ort zuordnen zu können, dürfen nur Partikel aus einem definierten Bereich zu einem bestimmten Zeitpunkt ein Signal erzeugen. Dies wird durch das so genannte Selektionsfeld erreicht. Das Selektionsfeld ist ein magnetisches Gradientenfeld, das durch hohe Feldstärken die Partikel magnetisch sättigt, sodass sie nicht mehr auf das zeitlich veränderliche Anregungsfeld reagieren. Nur innerhalb einer Region mit sehr geringen Feldstärken können die Partikel ihre Magnetisierung ändern und erzeugen ein Signal. Diese Region kann entweder durch einen FFP [98] oder eine FFL [272] entstehen. Das Selektionsfeld hat die Form

$$\vec{B}_{\mathrm{S}} = \begin{pmatrix} G_x & 0 & 0 \\ 0 & G_y & 0 \\ 0 & 0 & G_z \end{pmatrix} \vec{r} \tag{2.1.24}$$

mit $\vec{r}$ dem Ortsvektor und G_i der Gradientenfeldstärke in T/m mit $i \in \{x, y, z\}$. Es gilt wegen $\nabla \cdot B = 0$, dass $\det G_i = 0$ und somit für einen FFP $2G_x = 2G_y = -G_z$ und für eine FFL $G_x = -G_y$ und $G_z = 0$, dabei können x, y und z unabhängig von den Raumkoordinaten gewählt werden. In beiden Fällen ist die Magnetfeldstärke im FFP bzw. in der FFL null. Der Unterschied ist die Form und bei einer ausgedehnten Probe die Anzahl der Partikel, die zum Signal beitragen. Die räumliche Auflösung kann im Fall eines FFPs durch einen örtlich wie zeitlich definierten Punkt erreicht werden. Im Fall einer FFL tragen alle Partikel entlang einer örtlich und zeitlich definierten Linie zum Signal bei (siehe Abbildung 2.3b).

Wird nun das Selektionfeld mit dem im vorherigen Abschnitt beschriebenen eindimensionalen Anregungsfeld (siehe Gleichung 2.1.22) überlagert, so bewegt sich der FFP oder die FFL in einer Richtung vor und zurück. Wird ein zwei- oder dreidimensionales Anregungsfeld angewendet (siehe Gleichung 2.1.23), so kann der FFP bzw. die FFL im Raum bewegt werden, sofern unterschiedliche Anregungsfrequenzen gewählt werden. Auf diese Weise ist es möglich, ein Volumen abzutasten. Die Größe des Bildfelds (englisch: Field of view, FOV) ergibt sich für einen FFP aus der Amplitude des Anregungsfelds und der Gradientenstärke des Selektionsfelds zu

$$V_{\mathrm{FOV}} = \prod_{i=x,y,z} \frac{2B_{\mathrm{A}}^{i}}{G_i}. \tag{2.1.25}$$

Das Bewegen des FFPs bzw. der FFL in der Fläche oder im Volumen kann auf verschiedenen Trajektorien erfolgen. Die am häufigsten verwendete Trajektorie ist die Lissajous-Trajektorie, die bei der Verwendung eines Anregungsfelds, wie es in Gleichung 2.1.23 beschrieben wurde, erzeugt wird (siehe Abbildung 2.4). Dabei werden unterschiedliche Frequenzen mit einer gemeinsamen Basisfrequenz verwendet [146].

Vergrößerung des Bildfelds

Mit den in MPI typischerweise verwendeten Gradientenstärken und Anregungsfeldamplituden lassen sich Bildfeldgrößen im Bereich weniger Kubikzentimeter erreichen. In der präklinischen Diagnostik ist dies ausreichend, um den Bereich einzelner Organe oder des Gehirns einer Maus zu erfassen. Soll jedoch der gesamte Körper erfasst werden bzw. später die humane Anwendung realisiert werden, muss das FOV vergrößert werden. Aus Gleichung 2.1.25 lässt

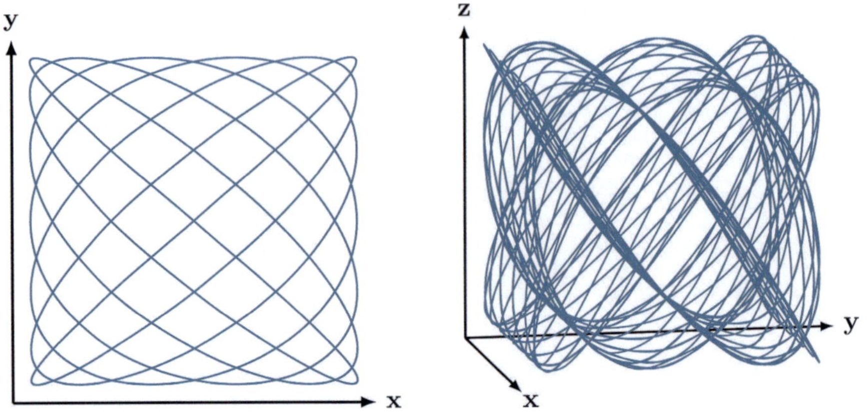

Abbildung 2.4: Lissajous-Trajektorien bei zwei- und dreidimensionaler Anregung. Bei einer Anregung in zwei Dimensionen bewegt sich ein FFP auf einer zweidimensionalen Lissajous-Trajektorie, sodass eine Fläche abgetastet wird (links), bei dreidimensionaler Anregung kann ein Volumen mit einer dreidimensionalen Lissajous-Trajektorie abgetastet werden (rechts).

sich ableiten, dass das FOV durch Verringern der Gradientenstärke vergrößert werden kann, was jedoch eine geringere räumliche Auflösung zur Folge hat. Des Weiteren wäre es denkbar, die Anregungsfeldamplitude zu vergrößern. Dies ist aber nur bedingt möglich, da höhere Amplituden in Abhängigkeit von der verwendeten Frequenz zu Nervenstimulation oder Gewebeerwärmung führen können [82, 222].

Am besten kann deshalb eine Vergrößerung des Bildfelds mit einem homogenen Magnetfeld erreicht werden, das zunächst eine Verschiebung des FOVs im Raum hervorruft. Es ermöglicht eine Positionierung des Bildfelds am Ort des Interesses, ohne das zu untersuchende Objekt zu bewegen [133, 148]. Mehrere FOVs, die an verschiedenen Orten im Volumen aufgenommen wurden, können dann zu einem großen Bild zusammengesetzt werden [37, 149]. Durch drei Paar Helmholtzspulen lässt sich ein solches homogenes Feld mit beliebig im Raum orientiertem Feldvektor erzeugen. Im Kontext von MPI wird dieses Feld Fokusfeld genannt. Mit dynamischen Fokusfeldern, mit denen Trajektorien erzeugt werden, kann eine Vergrößerung des FOVs erreicht werden mit dem Vorteil, dass keine Einzelbilder zusammengesetzt werden müssen [132, 189, 206].

2.1.3 Prinzipieller Aufbau eines MPI-Scanners

Seit der erstmaligen Publikation von MPI [98] wurde eine Vielzahl verschiedener Scannertopologien entwickelt. Deshalb werden keine tatsächlich realisierten Aufbauten beschrieben, sondern es wird hier auf den grundsätzlichen Aufbau und die wesentlichen Komponenten eingegangen.

Anregungsfeld- und Empfangssignalpfad

Für die Erzeugung des Anregungsfelds und den Empfang des Partikelsignals sind die in Abbildung 2.5a dargestellten Komponenten notwendig. Mit einem Signalgenerator oder einem Computer mit Digital-zu-Analog-Umwandler wird ein sinusoidales Anregungssignal mit einer typischen Frequenz um 25 kHz erzeugt. Für eine medizinisch sichere Anwendung sollte abhängig von der Feldamplitude eine Frequenz zwischen 10 kHz und 100 kHz gewählt werden, um Nervenstimulation und Gewebeerwärmung zu verhindern [82, 222]. Es ist wichtig, dass das erzeugte Signal so linear wie möglich verstärkt wird, um eine hohe spektrale Reinheit des Signals zu gewährleisten und es möglichst wenige weitere Frequenzkomponenten außer der Anregungsfrequenz enthält. Trotzdem werden geringe Anteile in höheren Harmonischen erzeugt, die das Partikelsignal überlagern. Um verbleibende Frequenzen außer der Anregungsfrequenz herauszufiltern, wird ein Bandpassfilter verwendet [58, 226]. Spulen, zumeist Helmholtz- und/oder Sattelspulen, erzeugen das oszillierende Magnetfeld. Die Verwendung von Sattelspulen ermöglicht einen platzsparenden Aufbau bei mehrdimensionaler Anregung [88]. Da bei den verwendeten Frequenzen Skineffekte in massiven Kupferleitern auftreten, wird Hochfrequenzlitze verwendet, die aus gegeneinander isolierten Kupfersträngen mit einem Durchmesser von wenigen Mikrometern besteht.

Das Partikelsignal kann entweder über dieselben Spulen wie für die Erzeugung des Signals empfangen werden oder über dedizierte Empfangsspulen. Da nicht nur das Partikelsignal, sondern auch das Anregungssignal in die Empfangsspulen einkoppelt, wird ein Bandstoppfilter verwendet, der die Anregungsfrequenz herausfiltert. Hohe Empfangssensitivitäten können mit Gradiometerspulen erreicht werden, für die das Anregungssignal nicht von so großer spektraler Reinheit sein muss und das Herausfiltern der ersten Harmonischen nicht notwendig ist [104]. Auch mit einer aktiven Auslöschung des Anregungssignals aus dem Empfangssignal kann die Information des Partikelsignals aus der ersten Harmonischen erhalten werden [297]. Anschließend wird das induzierte Partikelsignal, welches meist im Bereich weniger Pico- bis Nanovolt liegt, rauscharm verstärkt. Eine Verstärkung innerhalb eines großen Frequenzbereichs von zweimal der Anregungsfrequenz bis zu wenigen Megahertz sind notwendig, da in diesem Bereich die höheren Harmonischen des Partikelsignals liegen. Ein Analog-zu-Digital-Wandler stellt das empfangene Signal für eine weitere digitale Verarbeitung bereit. Die dann folgende Bildrekonstruktion wird in Kapitel 2.1.5 beschrieben.

Selektionsfeldpfad

Das Selektionsfeld kann ebenfalls elektromagnetisch oder durch Permanentmagnete erzeugt werden. Elektromagnetisch wird das Selektionsfeld meist

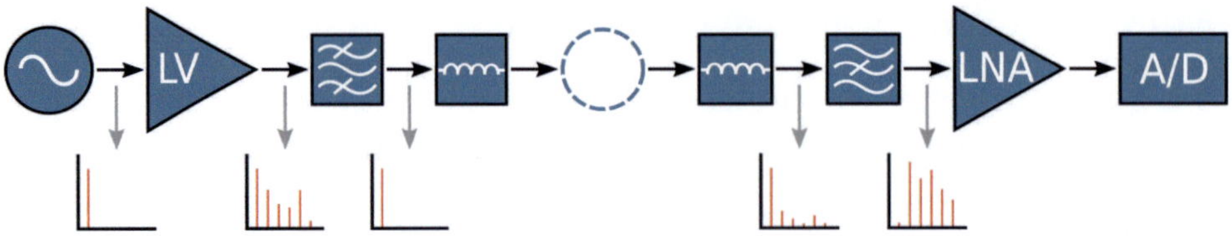

a) Anregungsfeldpfad und Empfangssignalpfad

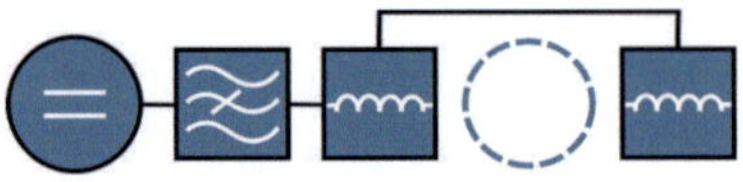

b) Selektionsfeldpfad

Abbildung 2.5: Flussdiagramme für die elektromagnetische Erzeugung des Anregungsfelds und des Selektionsfelds. a) Für die Erzeugung des Anregungsfelds wird ein sinusoidales Signal im Bereich von 25 kHz generiert, welches verstärkt (LV: Leistungsverstärker) und danach gefiltert wird, um eine hohe spektrale Reinheit zu gewährleisten. Aus dem empfangenen Partikelsignal wird die Anregungsfrequenz, die in die Empfangsspulen einkoppelt, wieder herausgefiltert. Das Empfangssignal wird rauscharm verstärkt (englisch: Low noise amplifier, LNA) und mit einem Analog-Digital-Wandler (A/D) für die weitere digitale Verarbeitung bereitgestellt. b) Das Selektionsfeld ist grundlegend aus einer Gleichstromquelle und den Spulen des Feldgenerators aufgebaut. Ein Bandstoppfilter schützt die Gleichstromquelle vor dem in den Selektionsfeldspulen eingekoppelten Anregungssignal.

durch Spulen erzeugt, die in Maxwell-Anordnung aufgebaut sind, in denen der Strom in entgegengesetzte Richtung durch zwei Spulen fließt. Diese Konfiguration erzeugt einen FFP im Zentrum zwischen den beiden Spulen. Die magnetische Flussdichte kann durch ferromagnetische Kerne in den Spulen verstärkt werden. Um eine FFL zu erzeugen, sind mindestens zwei Maxwell-Spulen in orthogonaler Richtung notwendig [145] oder eine Kombination aus Maxwell- und Sattelspulen [1]. Auf die Verwendung von Permanentmagneten wird nochmals ausführlicher in Kapitel 2.1.4 eingegangen.

In Abbildung 2.5b ist das schematische Flussdiagramm eines elektromagnetisch erzeugten Selektionsfelds dargestellt. Eine Gleichstromquelle erzeugt den Strom für die Spulen des Feldgenerators. Ein Bandstoppfilter verhindert, dass das Anregungssignal, das in die Selektionsfeldspulen einkoppelt, zur Quelle gelangt [58].

Für zusätzliche Fokusfelder müssen weitere Spulen in den Scanneraufbau integriert werden, wozu sich Helmholtz- oder Sattelspulen eignen.

2.1.4 Halbach-Ringe für MPI-Systeme mit Permanentmagneten

Typischerweise werden die Magnetfelder eines MPI-Scanners elektromagnetisch erzeugt, was einen hohen Leistungsverbrauch und damit ein großes Problem für die Entwicklung eines MPI-Systems im klinischen Maßstab darstellt. Der Vorteil einer elektromagnetischen Erzeugung ist die hohe Flexibilität und

Geschwindigkeit, mit der Magnetfelder geschaltet werden können. Die Verwendung von Permanentmagneten hingegen hat den Vorteil, dass hohe Feldstärken erzeugt werden können und die Erzeugung der Felder keine Energie benötigt. Ihr Nachteil ist, dass die entstehenden Magnetfelder nicht veränderbar sind. Die Erzeugung zeitlich variabler Felder mit Permanentmagneten kann durch mechanische Bewegung der Magnete realisiert werden, was allerdings im Gegensatz zur Bestromung von Spulen sehr langsam ist.

Bereits bei der ersten Vorstellung von MPI wurde darauf verwiesen, dass sich zur Erzeugung des Selektionsfelds Permanentmagnete mit sich gegenüberstehenden gleichnamigen Polen eignen [98]. Um ein Selektionsfeld in Form einer FFL zu erzeugen, können zwei sich gegenüberstehende lange Permanentmagnete [102, 180], ein Quadrupol [68] oder zwei Halbach-Dipole verwendet werden [260, 268]. Außerdem wurde ein FFL-Scanner mit einseitiger Geometrie unter Verwendung von Permanentmagneten vorgestellt [219, 252]. Des Weiteren wurde ein Prototyp entwickelt, bei dem sich gegenüberstehende Permanentmagnete auf einem Rad montiert sind und durch dessen Bewegung eine Linientrajektorie des FFPs entsteht [118, 119]. Eine weitere Scanner-Geometrie generiert den FFP durch zwei sich gegenüberstehende Ringmagnete und erreicht eine zweidimensionale Trajektorie durch die entgegengesetzte Rotation zweier Halbach-Dipole [46].

In Kapitel 3 wird ein Konzept eines MPI-Scanners vorgeschlagen, das aus Permanentmagneten in Halbach-Anordnung aufgebaut ist und sich zur Kombination mit magnetischer Manipulation eignet. Deshalb wird im Folgenden ausführlicher auf die Theorie von Halbach-Anordnungen eingegangen und eine analytische Berechnung der entstehenden Magnetfelder hergeleitet.

Konzentrisch angeordnete und gegeneinander drehbare Halbach-Ringe erlauben es, die erzeugte Feldstärke zu variieren. Dies wird für zwei Halbach-Dipole, die ein homogenes Magnetfeld erzeugen, sowie für zwei Halbach-Quadrupole beschrieben, die ein Gradientenfeld erzeugen. Das grundlegende Prinzip ist in Abbildung 2.6 dargestellt.

Mit Hilfe analytischer Berechnungen können die Geometrien der Halbach-Ringe gefunden werden, die sich ineinander schachteln lassen und im Inneren dieselbe Flussdichte bzw. Gradientenstärke erzeugen, obwohl sie unterschiedliche Durchmesser haben. Ausgehend von den idealen Gleichungen zur Berechnung eines Halbach-Rings, die auf die Veröffentlichung von Klaus Halbach von 1980 zurückgehen [116], sowie den Berechnungen eines diskretisierten Halbach-Rings [213] und der analytischen Beschreibung des Magnetfelds eines Dipols entlang seiner Zylinderachse [237], konnte ein Korrekturterm für reale Halbach-Zylinder gefunden werden, der die endliche Länge der Permanentmagneten berücksichtigt. Diese Herleitung wurde im Rahmen eines Journalartikels veröffentlicht [3].

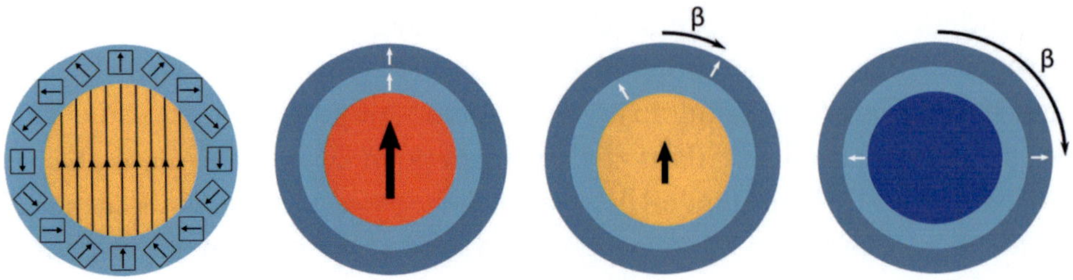

a) Halbach-Dipole

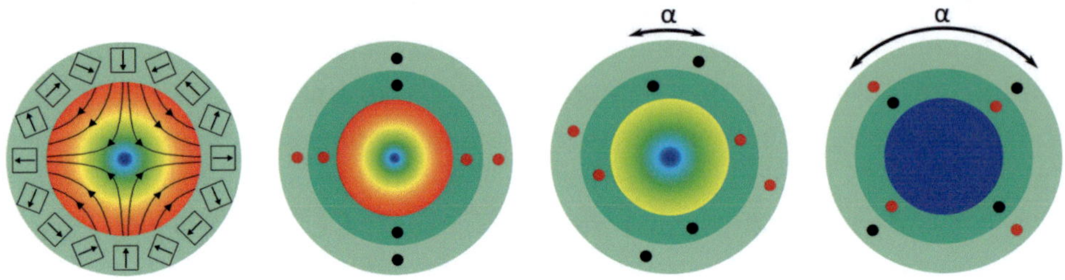

b) Halbach-Quadrupole

Abbildung 2.6: Konzentrisch angeordnete und gegeneinander drehbar gelagerte Halbach-Ringe erlauben die magnetische Flussdichte bzw. die Gradientenstärke zu variieren. a) Im Inneren eines Halbach-Dipols wird ein homogenes Magnetfeld erzeugt. Stehen zwei ineinander genestete Dipol-Ringe parallel, so wird im Inneren ein Feld erzeugt, das zweimal dem eines einzelnen Rings entspricht. Stehen die Dipole antiparallel, so löschen sich die Felder aus. Dazwischen hängt die erzeugte Magnetfeldstärke vom Rotationswinkel β ab. Werden beide Dipol-Ringe um denselben Winkel in entgegengesetzte Richtung gedreht, so verändert sich die Richtung des Magnetfeldvektors nicht. b) Im Inneren eines Halbach-Quadrupols entsteht ein Gradientenfeld mit einer FFL im Zentrum entlang der Zylinderachse. Sind die gleichnamigen Pole parallel eingestellt, so addieren sich die Gradientenstärken der Einzelringe. Die Gradientenstärke ist vom Rotationswinkel α abhängig, wobei sich die Felder für $\alpha = 90°$ auslöschen.

Variables Halbach-Dipolfeld

Ein Halbach-Dipol erzeugt ein homogenes Magnetfeld mit einer Flussdichte B_{dp}, wie es in Abbildung 2.6a dargestellt ist. Zwei ineinander geschachtelte Dipole ermöglichen es, die erzeugte Flussdichte durch eine mechanische Rotation zueinander zu variieren. Die Felder der beiden Dipole addieren sich, sodass bei paralleler Ausrichtung eine maximale Amplitude entsteht, die zweimal der Amplitude eines einzelnen Dipols entspricht ($B_{\mathrm{A}} = 2B_{\mathrm{dp}}$). Beide Dipole müssen dabei dieselbe Flussdichte in ihrem Inneren erzeugen. Bei antiparalleler Ausrichtung löschen sich die Felder entsprechend aus. Die resultierende Flussdichte hängt also von den Rotationswinkeln $\beta_{1/2}$ der Dipole ab [47, 160]:

$$\vec{B}_{\mathrm{A}} = B_{\mathrm{dp}} \begin{pmatrix} \sin(\beta_1) \\ \cos(\beta_1) \end{pmatrix} + B_{\mathrm{dp}} \begin{pmatrix} \sin(\beta_2) \\ \cos(\beta_2) \end{pmatrix}. \tag{2.1.26}$$

Für eine gegensinnige Rotation der beiden Dipole um denselben Winkel $\beta_1 = -\beta_2 = \beta$ hat das resultierende Feld die Form

$$\vec{B}_{\mathrm{A}} = B_{\mathrm{dp}} \begin{pmatrix} 0 \\ 2\cos(\beta) \end{pmatrix}. \tag{2.1.27}$$

Für den Fall, dass nur ein Dipol rotiert wird und der andere fixiert bleibt ($\beta_1 = \beta$ und $\beta_2 = 0$), hat das Feld die Form

$$\vec{B}_{\mathrm{A}} = B_{\mathrm{dp}} \begin{pmatrix} \sin(\beta) \\ \cos(\beta) + 1 \end{pmatrix}. \tag{2.1.28}$$

Die Amplitude der Flussdichte kann damit angegeben werden mit

$$B_{\mathrm{A}} = \begin{cases} 2B_{\mathrm{dp}}\cos(\beta) \text{ für } \beta_1 = -\beta_2 = \beta \\ 2B_{\mathrm{dp}}\left|\cos(\frac{1}{2}\beta)\right| \text{ für } \beta_1 = \beta \text{ und } \beta_2 = 0. \end{cases} \tag{2.1.29}$$

Für den ersten Fall variiert die Amplitude zwischen $-2B_{\mathrm{dp}}$ und $+2B_{\mathrm{dp}}$, für den zweiten Fall zwischen 0 und $+2B_{\mathrm{dp}}$.

Dieses Feld soll in einem MPI-System später als Anregungsfeld verwendet werden. Da eine mechanische Rotation von Permanentmagneten deutlich langsamer ist als die Änderung elektromagnetisch erzeugter Felder, wird dieses Feld oft auch als dynamisches Fokusfeld bezeichnet. Das Signal-zu-Rausch-Verhältnis (englisch: Signal to noise ratio, SNR) ist bei niedrigen Frequenzen signifikant verringert und kann ggf. nicht durch die in MPI typischerweise verwendeten induktiven Empfangsspulen detektiert werden. Im Folgenden wird das homogene Magnetfeld mit oszillierender Amplitude trotzdem als Anregungsfeld bezeichnet, da es den FFP auf einer Trajektorie bewegt und dabei eine Änderung der Magnetisierung der Partikel hervorruft.

Ein idealer Halbach-Zylinder ist unendlich lang und zwischen dem inneren Radius r_{i} und dem äußeren Radius r_{a} mit sich kontinuierlich drehenden magnetischen Momenten gefüllt. Die magnetische Flussdichte eines idealen Halbach-Zylinders der Ordnung k kann berechnet werden mit [116]

$$B^{\mathrm{ideal}}(\vec{r}) = \left(\frac{\vec{r}}{r_{\mathrm{a}}}\right)^{k-1} B_{\mathrm{r}} \frac{k}{k-1}\left[1 - \left(\frac{r_{\mathrm{i}}}{r_{\mathrm{a}}}\right)^{k-1}\right]. \tag{2.1.30}$$

Diese Gleichung ist für alle Multipole außer für Dipole ($k = 1$) gültig. Für einen idealen Dipol gilt:

$$B^{\mathrm{ideal}}_{\mathrm{dp}} = B_{\mathrm{r}} \ln\left(\frac{r_{\mathrm{a}}}{r_{\mathrm{i}}}\right). \tag{2.1.31}$$

Dies stellt ein homogenes Magnetfeld dar, wobei B_{r} die remanente Flussdichte der Permanentmagnete ist. Die Magnetisierungsrichtungen der Magnete ändern sich in diesem idealen Fall kontinuierlich und der gesamte Ring ist zwischen r_{i} und r_{a} mit magnetischem Material gefüllt. Für einen realen Dipol hingegen, der aus N Stabmagneten besteht, die in einem Ring mit dem

Radius r angeordnet sind und die Länge L und die Kantenlänge a besitzen, verringert sich die im Innern des Halbach-Dipols erzeugte Flussdichte im Vergleich zum idealen Halbach-Dipol. Im Folgenden wird ein Korrekturfaktor für die analytische Berechnung hergeleitet. Dabei wird zunächst berücksichtigt, dass nicht der gesamte Ring zwischen r_i und r_a mit magnetischem Material gefüllt ist, sondern Stabmagnete mit quadratischer Grundfläche für den Aufbau eines Halbach-Zylinders verwendet werden. Dadurch reduziert sich die erzeugte magnetische Flussdichte gemäß [213]

$$B_{\mathrm{dp}}^{\mathrm{inf}} = \frac{Na^2}{\pi(r_a^2 - r_i^2)} B_{\mathrm{dp}}^{\mathrm{ideal}} \tag{2.1.32}$$

mit N der Anzahl der Magnete, a ihrer Kantenlänge und $B_{\mathrm{dp}}^{\mathrm{ideal}}$ der Flussdichte eines idealen Dipols aus Gleichung 2.1.31. Dabei ist Na^2 die Fläche, die die Magnete im Ring mit der Gesamtfläche von $\pi(r_a^2 - r_i^2)$ einnehmen. Werden Magnete anderer Grundfläche verwendet, so muss die Gesamtfläche der Magnete entsprechend berechnet und eingesetzt werden. Gleichung 2.1.32 berücksichtigt damit die Verwendung einer diskreten Anzahl an Magneten, geht aber weiterhin von unendlich langen Stabmagneten aus.

Deshalb wird weiter eine endliche Länge der Magnete berücksichtigt. Die magnetische Flussdichte im Zentrum eines Halbach-Dipols entlang seiner Zylinderachse z kann angegeben werden mit [237]

$$\vec{B}(z) = \frac{\mu_0 N}{8\pi} \frac{3mr^2}{(r^2 + z^2)^{5/2}} \vec{e}_y \tag{2.1.33}$$

mit N Dipolen mit ihren jeweiligen magnetischen Momenten m, die auf einem Kreis mit dem Radius r verteilt sind. Ein homogenes Magnetfeld senkrecht zur Zylinderachse wird erzeugt, hier beispielhaft in y-Richtung. Die Integration für einen unendlichen Zylinder ergibt die Proportionalität

$$B_{\mathrm{dp}}^{\mathrm{inf}}(z=0) \propto \int_{-\infty}^{\infty} \frac{\mathrm{d}z_0}{\left(r^2 + (z - z_0)^2\right)^{5/2}} = \frac{4}{3r^4}. \tag{2.1.34}$$

Wird nun eine endliche Länge L des Zylinders angenommen, so liefert die Integration von Gleichung 2.1.33

$$B_{\mathrm{dp}}^{\mathrm{real}}(z=0) \propto \int_{-L/2}^{L/2} \frac{\mathrm{d}z_0}{\left(r^2 + (z - z_0)^2\right)^{5/2}} = \frac{4L(6r^2 + L^2)}{3r^4(4r^2 + L^2)^{3/2}}. \tag{2.1.35}$$

Dieses Ergebnis zusammen mit den Ergebnissen eines idealen Dipols aus Gleichung 2.1.31 und eines unendlich langen, aber diskretisierten Dipols aus Gleichung 2.1.32 liefert die Gleichung zur Berechnung der magnetischen Flussdichte im Zentrum eines realen Dipols [3]:

$$B_{\mathrm{dp}}^{\mathrm{real}} = \underbrace{\frac{L(6r^2 + L^2)}{(4r^2 + L^2)^{3/2}}}_{\text{endliche Länge}} \underbrace{\frac{Na^2}{\pi(r_a^2 - r_i^2)}}_{\text{Diskretisierung}} \underbrace{B_\mathrm{r} \ln\left(\frac{r_\mathrm{a}}{r_\mathrm{i}}\right)}_{\text{idealer Dipol}}. \tag{2.1.36}$$

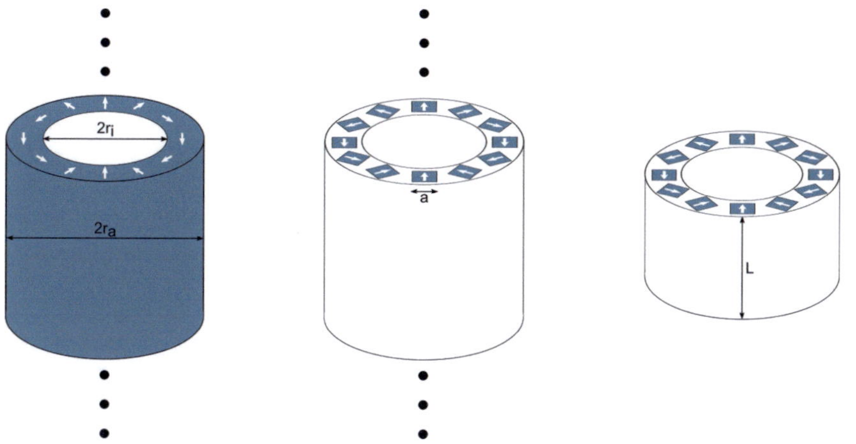

Abbildung 2.7: Schematische Darstellung von Halbach-Ringen. Ein idealer Halbach-Ring besteht zwischen seinem inneren Radius (r_i) und seinem äußeren Radius (r_a) aus magnetischem Material, dessen Magnetisierungsrichtungen sich kontinuierlich ändern, außerdem ist er unendlich lang (links). Ein diskretisierter Halbach-Ring besteht aus einzelnen Stabmagneten mit der Kantenlänge a, deren Länge aber als unendlich lang angenommen wird (Mitte). Ein realer Halbach-Ring besteht aus einzelnen Stabmagneten mit endlicher Länge L (rechts).

Eine schematische Zeichnung eines idealen, eines diskretisierten, aber unendlich langen sowie eines realen Halbach-Rings ist in Abbildung 2.7 dargestellt. Durch Variation der Parameter a, N und L können zwei Halbach-Dipole gefunden werden, die dieselbe Flussdichte erzeugen und ineinander geschachtelt werden können.

Variables Halbach-Quadrupolfeld

Ein Halbach-Quadrupol erzeugt ein Gradientenfeld und kann für das Selektionsfeld eines MPI-Systems eingesetzt werden. Er generiert eine FFL entlang der Zylinderachse. Die magnetische Flussdichte im Innern hat die Form

$$\vec{B}_{\text{qp}}(\vec{r}) = \begin{pmatrix} -G_{\text{qp}} & 0 & 0 \\ 0 & G_{\text{qp}} & 0 \\ 0 & 0 & 0 \end{pmatrix} \vec{r}. \tag{2.1.37}$$

Da in Kapitel 3.1 nur eine zweidimensionale Bildgebung in der xy-Ebene betrachtet wird, beschreibt der Schnittpunkt der FFL mit der Ebene einen FFP der Form

$$\vec{B}_{\text{qp}}(\vec{r}) = \begin{pmatrix} -G_{\text{qp}} & 0 \\ 0 & G_{\text{qp}} \end{pmatrix} \vec{r} \tag{2.1.38}$$

mit G_{qp} der Gradientenstärke des Quadrupols und $\vec{r}$ der Ortsposition. Ein zweiter Quadrupol wird nun konzentrisch in den ersten gelegt und gegeneinander rotierbar angebracht. Die Felder der beiden Quadrupole addieren sich, sodass die Gradientenstärke vom Rotationswinkel zwischen den beiden Halbach-Quadrupolen abhängt (siehe Abbildung 2.6b). Wird der erste Quadrupol um den Winkel $\frac{1}{2}\alpha_1$ und der zweite um den Winkel $-\frac{1}{2}\alpha_2$ gedreht, so kann der resultierende Gradient über die Rotationsmatrix $\boldsymbol{R}$ bestimmt werden [55]:

$$\begin{aligned}
\boldsymbol{G} &= \boldsymbol{R}(\tfrac{\alpha_1}{2})\begin{pmatrix} -G_1 & 0 \\ 0 & G_1 \end{pmatrix}\boldsymbol{R}^{-1}(\tfrac{\alpha_1}{2}) + \boldsymbol{R}(\tfrac{-\alpha_2}{2})\begin{pmatrix} -G_2 & 0 \\ 0 & G_2 \end{pmatrix}\boldsymbol{R}^{-1}(\tfrac{-\alpha_2}{2}) \\
&= \begin{pmatrix} \cos(\frac{\alpha_1}{2}) & \sin(\frac{\alpha_1}{2}) \\ -\sin(\frac{\alpha_1}{2}) & \cos(\frac{\alpha_1}{2}) \end{pmatrix}\begin{pmatrix} -G_1 & 0 \\ 0 & G_1 \end{pmatrix}\begin{pmatrix} \cos(\frac{\alpha_1}{2}) & -\sin(\frac{\alpha_1}{2}) \\ \sin(\frac{\alpha_1}{2}) & \cos(\frac{\alpha_1}{2}) \end{pmatrix} \\
&+ \begin{pmatrix} \cos(\frac{-\alpha_2}{2}) & \sin(\frac{-\alpha_2}{2}) \\ -\sin(\frac{-\alpha_2}{2}) & \cos(\frac{-\alpha_2}{2}) \end{pmatrix}\begin{pmatrix} -G_2 & 0 \\ 0 & G_2 \end{pmatrix}\begin{pmatrix} \cos(\frac{-\alpha_2}{2}) & -\sin(\frac{-\alpha_2}{2}) \\ \sin(\frac{-\alpha_2}{2}) & \cos(\frac{-\alpha_2}{2}) \end{pmatrix} \\
&= \begin{pmatrix} -G_1\cos(\alpha_1) & G_1\sin(\alpha_1) \\ G_1\sin(\alpha_1) & G_1\cos(\alpha_1) \end{pmatrix} + \begin{pmatrix} -G_2\cos(\alpha_2) & -G_2\sin(\alpha_2) \\ -G_2\sin(\alpha_2) & G_2\cos(\alpha_2) \end{pmatrix}.
\end{aligned} \tag{2.1.39}$$

Werden nun zwei Quadrupole verwendet, die die gleiche Gradientenstärke erzeugen $G_1 = G_2 = G_{\text{qp}}$, und es gilt außerdem $\alpha_1 = \alpha_2$ und $\frac{\alpha_1}{2} + \frac{\alpha_2}{2} = \alpha$ als der Winkel zwischen den Quadrupolen, dann hat der Gradient die Form

$$\boldsymbol{G} = \begin{pmatrix} -2G_{\text{qp}}\cos(\alpha) & 0 \\ 0 & 2G_{\text{qp}}\cos(\alpha) \end{pmatrix}. \tag{2.1.40}$$

Dabei bleibt die Richtung der magnetischen Flussdichte trotz Rotation der Magnete gleich, aber die Gradientenstärke ändert sich:

$$|G| = 2G_{\text{qp}}\left|\cos(\alpha)\right|. \tag{2.1.41}$$

Die magnetische Flussdichte des Selektionsfelds hat die Form

$$\vec{B}_{\text{sel}}(\vec{r}) = \begin{pmatrix} -2G_{\text{qp}} & 0 \\ 0 & 2G_{\text{qp}} \end{pmatrix}\left|\cos(\alpha)\right|\vec{r}. \tag{2.1.42}$$

Wenn also die Quadrupole parallel ausgerichtet sind ($\alpha = 0°$), erzeugt das Selektionsfeld die maximale Gradientenfeldstärke. Wenn die Quadrupole um je $\frac{1}{2}\alpha = 45°$ gegeneinander gedreht werden, dann löschen sich die Felder aus und das Selektionsfeld kann auf diese Weise „ausgeschaltet“ werden. So kann durch das Einstellen des Rotationswinkels jede Gradientenstärke zwischen null und $2G_{\text{qp}}$ eingestellt werden.

Die Flussdichte eines Quadrupols kann aus Gleichung 2.1.30 abgeleitet und daraus die Gradientenstärke eines idealen Quadrupols berechnet werden:

$$B_{\text{qp}}^{\text{ideal}}(\vec{r}) = 2B_{\text{r}}\frac{\vec{r}}{r_{\text{i}}}\left(1 - \frac{r_{\text{i}}}{r_{\text{a}}}\right) \tag{2.1.43}$$

$$G = \frac{\mathrm{d}B_{\text{qp}}^{\text{ideal}}(\vec{r})}{\mathrm{d}\vec{r}} = 2B_{\text{r}}\left(\frac{1}{r_{\text{i}}} - \frac{1}{r_{\text{a}}}\right). \tag{2.1.44}$$

Der in Gleichung 2.1.36 gefundene Korrekturterm kann auch auf die Berechnung der Gradientenstärke angewendet werden und ermöglicht es so, zwei Halbach-Quadrupole mit derselben Gradientenstärke zu finden.

Die Überlagerung von einem Quadrupolfeld mit einem Dipolfeld führt bei geringen Dipolstärken und/oder hohen Gradientenstärken zu einer Verschiebung des FFPs aus seiner Zentrumslage. Dies wird für ein MPI-System zur Erzeugung der FFP-Trajektorie genutzt. Bei sehr starken Dipolfeldern und/oder sehr schwachen Gradienten wird ein lineares Gradientenfeld erzeugt. Die Auslenkung des FFPs um R hängt von der Flussdichte des Dipols (Gleichung 2.1.29) sowie der Gradientenstärke (Gleichung 2.1.41) des Quadrupols ab:

$$R = \frac{B_\mathrm{A}}{|G|}. \tag{2.1.45}$$

2.1.5 Bildrekonstruktion

Wie in Abschnitt 2.1.2 beschrieben, wird die feldfreie Region zur Ortskodierung des Partikelsignals genutzt. Partikel innerhalb des FOVs induzieren ein Signal

$$u(t) = \mu_0 \int_\Omega \frac{\partial}{\partial t} M(r,t) p(r) \mathrm{d}r^3 \tag{2.1.46}$$

mit μ_0 der Vakuumpermeabilität, Ω dem FOV, $M(r,t)$ der orts- und zeitabhängigen Magnetisierung der Partikel und $p(r)$ der ortsabhängigen Spulensensitivität. Die räumliche Verteilung der Partikelkonzentration $c(r)$ hängt direkt mit der Magnetisierung zusammen

$$M(r,t) = \bar{\mu}(r,t) c(r), \tag{2.1.47}$$

wobei $\bar{\mu}(r,t)$ das mittlere magnetische Moment ist. So kann das induzierte Signal auf die gesamte Partikelkonzentration im FOV zurückgeführt werden. Es besteht eine lineare Abhängigkeit zwischen der Partikelkonzentration und dem induzierten Signal, sodass die Signale zweier einzeln gemessener Partikelkonzentrationen gleich dem Signal der kombinierten Partikelverteilung sind [144]. Leermessungen ohne Probenmaterial werden vom Partikelsignal abgezogen, um den statischen Signalhintergrund des Systems zu korrigieren [250].

Eine Möglichkeit, das induzierte Signal den Ortspunkten zuzuordnen, ist, das Aprioriwissen über die Trajektorie auszunutzen. Diese Methode wird X-Space-Rekonstruktion genannt, da sie im Ortsraum durchgeführt wird. Eine weitere Möglichkeit besteht in der Kalibrierung des Systems mittels einer Systemmatrix und einer Rekonstruktion im Zeit- oder Frequenzraum [111]. Diese beiden Möglichkeiten werden im Folgenden kurz dargestellt. Für die im weiteren Verlauf der Arbeit dargestellten Bilder wurde die systemmatrixbasierte Rekonstruktion verwendet.

X-Space-Rekonstruktion

Bei dieser Rekonstruktionsmethode wird das empfangene Zeitsignal den Ortspunkten zugeordnet, die von der Trajektorie des FFPs bekannt sind [100,101].

Wenn die Spulensensitivität $p(r)$ und die Anregungsfelder als homogen angenommen werden, kann Gleichung 2.1.46 zu

$$u(t) = -p\dot{B}_A\tilde{c}(r)|_{r=r_{\mathrm{FFP}}(t)} \tag{2.1.48}$$

vereinfacht werden und nach der Konzentration für den Ortspunkt r am Ort des FFPs ($r_{\mathrm{FFP}}(t)$) zum Zeitpunkt t umgeformt werden. $\dot{B}_A$ ist die zeitliche Änderung des Anregungsfelds und $\tilde{c}(r)$ die mit der Punktspreizfunktion gefaltete Partikelkonzentration [100].

Der Vorteil dieser Rekonstruktionsmethode ist, dass sie sehr schnell und damit echtzeitfähig ist. Ihr Nachteil ist, dass sehr viele Annahmen über die Feldsequenz und die Partikelrelaxation gemacht werden müssen. Außerdem liefert die X-Space-Rekonstruktion bisher nur für kartesische Trajektorien gute Rekonstruktionsergebnisse, für Lissajous-Trajektorien ist sie nicht gut geeignet [72, 101].

Systemmatrixbasierte Rekonstruktion

Die Rekonstruktion mittels Systemmatrix basiert darauf, dass jede Partikelverteilung als Linearkombination mehrerer einzelner Partikelkonzentrationen dargestellt werden kann. Wenn das Signal eines Tracers an jedem Ortspunkt bekannt ist, kann jede beliebige Kombination daraus berechnet werden. Das System wird kalibriert, indem das induzierte Signal auf definierten Ortspunkten in einer Systemmatrix gespeichert wird. Häufig werden dabei die Spektren der induzierten Signale $\hat{u}$ verwendet, sodass die Systemmatrix mit $S \in \mathbb{C}^{K\times R}$ darstellbar ist, wobei K die Anzahl der Frequenzkomponenten und R die Anzahl der Ortspositionen sind. Das induzierte Signal ist eine Linearkombination aller Partikelkonzentrationen, die über die Systemmatrix ein lineares Gleichungssystem

$$Sc = \hat{u} \tag{2.1.49}$$

bilden. Da S schlecht konditioniert ist, wird eine Regularisierung des inversen Problems zur Lösung von Gleichung 2.1.49 nach der Konzentration c benötigt. In MPI wird häufig die Tikhonov-Regularisierung verwendet. Um die Bildrekonstruktion zu verbessern, können verschiedene Wichtungen vorgenommen werden. Nach der Methode der kleinsten Fehlerquadrate hat die Formel zur Lösung von Gleichung 2.1.49 die Form

$$\|Sc - \hat{u}\|_W^2 + \lambda \|c\|_2^2 \to \underset{c}{\operatorname{argmin}} \tag{2.1.50}$$

mit W der Wichtungsmatrix und λ einem Regularisierungsparameter. Um eine Lösung zu erhalten, sind verschiedene Algorithmen möglich, wobei häufig das Kaczmarz-Verfahren verwendet wird [147].

Die Aufnahme einer Systemmatrix wird klassischerweise realisiert, indem eine Punktprobe mit einem Roboter an jeden Ortspunkt im Scanner gefahren wird und das Partikelsignal an jedem definierten Punkt aufgenommen wird. Der Vorteil dieser Methode ist, dass die Systemmatrix alle Informationen über die von der Magnetfeldsequenz sowie vom Probenmaterial abhängigen Partikelantwort enthält. Sie kann für alle Trajektorienarten, auch für dreidimensionale Lissajous-Trajektorien, angewandt werden. Die Systemmatrix enthält außerdem die für einen Scanner individuellen Sensitivitätsprofile der Empfangsspulen und mögliche Feldinhomogenitäten. Der Nachteil ist, dass die Aufnahme einer Systemmatrix sehr zeitaufwendig ist und sie für jedes Tracermaterial oder jede angewendete Sequenz neu aufgenommen werden muss [103, 117, 210, 211].

2.1.6 Magnetpartikelspektrometrie und hybride Systemmatrizen

Ein MPI-Scanner ohne Ortsauflösung ist ein Magnetpartikelspektrometer (MPS), weshalb es auch als nulldimensionales MPI bezeichnet wird. Eine Magnetisierungsänderung der Partikel im Probenvolumen wird durch ein Anregungsfeld hervorgerufen, wobei Empfangsspulen die Partikelantwort detektieren, wie schematisch in Abbildung 2.3a dargestellt. Mit einem MPS werden typischerweise Partikeleigenschaften bestimmt und auf ihre Signalqualität untersucht. Dafür wird oftmals zunächst eine eindimensionale Anregung verwendet [54]. Ein MPS mit mehrdimensionaler Anregung kann alle Feldsequenzen eines MPI-Scanners emulieren und so das Partikelsignal messen, wie es in einem Scanner erzeugt würde [64, 106]. Es wird darauf hingewiesen, dass sich hier die Angaben zur Dimension auf das Anregungssignal und nicht auf die Ortsauflösung beziehen. Bei mehrdimensionaler Anregung entstehen neben den Harmonischen der Grundfrequenzen auch Mischfrequenzen im Amplitudenspektrum.

Wird das Anregungsfeld mit einem homogenen Offset-Feld überlagert, so ist es außerdem möglich, mit einem MPS eine hybride Systemmatrix zu akquirieren [110, 262, 263]. Die Felder eines MPI-Scanners werden durch die homogenen Felder einer Ortsposition im Scanner emuliert. Dieses Verfahren ist im Gegensatz zur robotergestützten Akquisition einer Systemmatrix sehr viel schneller. Darüber hinaus ist ein MPS sensitiver, da der Probenraum im Vergleich zu einem Scanner deutlich kleiner und die Empfangsspulen damit näher an der Probe sind. Wenn Feldinhomogenitäten und Sensitivitätsprofile der Empfangsspulen eines Scanners bekannt sind, können diese bei der Aufnahme einer hybriden Systemmatrix berücksichtigt werden. Des Weiteren ist die Probengröße nicht durch die Voxelgröße der aufgenommenen Systemmatrix limitiert, wie es bei der robotergestützten Systemmatrix der Fall ist. Deshalb können größere Proben verwendet werden, die im Vergleich zu Punktproben eine höhere Signalintensität aufweisen, was besonders für feste Proben wie z.B. Beschichtungen vorteilhaft ist, wie sie in Kapitel 4.2 verwendet werden.

2.1.7 Applikationen und medizinische Relevanz von MPI

Wie bereits in Kapitel 2.1.1 beschrieben, werden SPIONs als Tracer eingesetzt und können in das Gefäßsystem als Bolus verabreicht werden, sodass der Blutfluss sichtbar gemacht werden kann. Als Tracer wird sehr häufig Resovist verwendet. Es wurde 2001 von der Bayer Pharma AG als Kontrastmittel für MRT-Untersuchungen auf den Markt gebracht. Seit 2009 ist es in Deutschland nicht mehr als Arzneimittel zugelassen, da die Nachfrage zu gering war. In Japan ist das dem Resovist identische Kontrastmittel Ferrocarbutran aber weiterhin zugelassen.

Die ersten In-vivo-Bilder wurden von Weizenecker et al. 2009 gezeigt [273]. Seither sind eine Vielzahl verschiedener Applikationen entwickelt worden, über die im Folgenden ein Überblick gegeben wird.

Diagnostische Applikationen

MPI eignet sich besonders für vaskuläre Anwendungen und stellt eine strahlungsfreie Alternative zur derzeit klinisch etablierten DSA dar [8,176]. Werden SPIONs, wie z.B. Resovist, direkt in den Blutfluss injiziert, ist die Zirkulationszeit sehr gering. Sie beträgt nur wenige Minuten, bevor sich die SPIONs in der Leber und Milz ansammeln [135,136]. Die Zirkulationszeit lässt sich durch die Größenverteilung der Partikel [136] und die Beschaffenheit der Partikelhülle verbessern [135]. Durch das Einbringen von SPIONs in Erythrozyten konnte die Zirkulationszeit auf einige Stunden erhöht werden [42, 43, 205].

Die Visualisierung des Gefäßsystems erlaubt es, z.B. Stenosen zu erkennen und darüber hinaus die Verengung des Blutgefäß zu quantifizieren [77, 123, 254]. Besonders interessant ist dies für Stenosen, die in einem Stent auftreten. Im Gegensatz zu anderen Bildgebungsverfahren entstehen bei MPI keine Artefakte durch Stents, sodass das Lumen im Stent mittels MPI quantifizierbar und Reokklusionen diagnostizierbar bleiben [270,271]. Die Echtzeitfähigkeit von MPI erlaubt es, Blutflussgeschwindigkeiten anhand von Bolus-Injektionen zu bestimmen [134, 261]. Außerdem konnten Flussmessungen an einem Aneurysma-Phantom gezeigt werden [227].

MPI eignet sich außerdem für die Detektion von Blutungen z.B. im Darm [290] oder Hirn [191, 247] sowie der Diagnostizierung von Schlaganfällen [105, 166]. Darüber hinaus können mit MPI Tumore visualisiert werden [289]. MPI-Scanner, deren Geometrie asymmetrisch ist, eignen sich besonders für die Stadienbestimmung von Mammakarzinomen. Dabei können die zur Zeit verwendeten radioaktiven Tracer oder Farbstoffe durch SPIONs ersetzt und im Wächterlymphknoten detektiert werden, in dem sich die SPIONs ansammeln, wenn sich Metastasen gebildet haben [107].

Da verschiedene SPIONs unterschiedliche Signaleigenschaften haben, lassen sich z.B. mit SPIONs markierte Katheter vom Gefäßlumen unterscheiden [115, 212]. Aufgrund der unterschiedlichen Farbkodierungen in den rekonstruierten Bildern wird dieses Verfahren Color-MPI genannt [207]. Da sich die Signaleigenschaften von SPIONs auch in Abhängigkeit vom umgebenden Medium ändern, erlaubt MPI ein Monitoring von Temperatur [75, 120, 220, 241] und Viskosität [175, 215, 275] des Mediums. Dies ermöglicht es, z.B. die Gerinnung von Blut darzustellen [181].

Um das Bild der Tracerverteilung mit der anatomischen Information überlagern zu können, wurden vielfältige Kombinationsmöglichkeiten mit anderen Bildgebungsmodalitäten vorgeschlagen. Es eignen sich u.a. MRT [92, 259], CT [260], US [153] oder optische Kohärenztomographie [154].

Theranostische Applikationen

Um MPI als interventionelle Bildgebungsmethode verwenden zu können, wurden Katheter und Führungsdrähte mit SPIONs beschichtet, sodass diese während einer Operation sichtbar sind [113–115, 212]. Außerdem konnte gezeigt werden, dass eine MPI-geführte Angioplastie mit einem Ballonkatheter durchgeführt werden kann [221] oder mit SPIONs beschichtete Stents gesetzt werden können [122].

Neben den zuvor genannten Erythrozyten lassen sich auch andere Zelltypen mit SPIONs beladen und so ein quantitatives Zelltracking realisieren [197, 228]. Besonders interessant sind dabei Stammzellen, die zur Stammzelltherapie eingesetzt werden können [296].

SPIONs lassen sich außerdem nicht nur als Tracermaterial, sondern auch zur Anwendung von Hyperthermie verwenden. Unter schnell wechselnden Magnetfeldern (im Bereich weniger Megahertz) erwärmen SPIONs das umliegende Gewebe und können so z.B. zur Tumortherapie eingesetzt werden. Ein Monitoring der Erwärmung ist mit dem bereits erwähnten Color-MPI möglich. Außerdem hat ein MPI-Scanner den Vorteil, dass durch das Selektionsfeld in Form eines FFPs eine Erwärmung gezielt durchgeführt werden kann. Nur Partikel in unmittelbarer Nähe des FFPs deponieren Wärme im umliegenden Gewebe, sodass das Erwärmen von nicht befallenen Organen, in denen sich SPIONs ansammeln, ausgeschlossen werden kann [120, 248]. Bereits die Erwärmung hat einen therapeutischen Effekt, dieser kann durch eine wärmeinduzierte Freisetzung von Wirkstoffen nochmals lokal erhöht werden [293, 298].

Die Möglichkeit, medizinische Geräte, Mikroschwimmer oder Partikel magnetisch zu steuern, um minimale Eingriffe noch schonender durchführen zu können und Medikamente gezielter zu applizieren, wird ausführlich in Kapitel 2.2 beschrieben. Auf das Potenzial der Kombination von magnetischer Manipulation mit MPI wird in Kapitel 2.3 eingegangen.

2.2 Magnetische Manipulation

Das Steuern medizinischer Geräte, Mikroschwimmer oder funktionalisierter Partikel durch äußere Magnetfelder ist zur Zeit im Fokus weltweiter Forschungsvorhaben und auch in der breiten Öffentlichkeit, wie Artikel bei Spiegel Online oder Spektrum und Beiträge auf 3Sat und im Deutschlandfunk zeigen [35, 74, 239, 240]. Es sollen so noch kleinere und damit schonendere Eingriffe ermöglicht und mit kleinsten Robotern schwer zugängliche Bereiche des Körpers erreicht werden. Außerdem ist es das Ziel, Wirkstoffe im Körper zu transportieren und gezielter zu applizieren (englisch: Drug Targeting), um die systemische Dosis zu verringern und so Nebenwirkungen zu reduzieren. Auch die Anwendung von Hyperthermie kann in Kombination mit magnetischer Manipulation präziser lokal angewendet werden, indem das bewegte Objekt oder die bewegten Partikel am Zielort erwärmt werden.

Grundsätzlich eignen sich sowohl ein magnetisches Gradientenfeld als auch ein homogenes Magnetfeld mit rotierendem Feldvektor für die magnetische Manipulation. Ein Gradientenfeld erzeugt eine Kraft auf ein magnetisches Objekt, wohingegen ein homogenes Feld ein Drehmoment erzeugt, sodass das Objekt der Rotation des Felds folgt. Im Folgenden werden zunächst diese beiden physikalischen Prinzipien beschrieben, bevor auf das Steuern von medizinischen Geräten, Mikroschwimmern und Partikeln näher eingegangen wird und Beispiele vorgestellt werden.

2.2.1 Magnetische Kraft

Magnetisches Material wird in inhomogenen Magnetfeldern in Richtung der größeren Magnetfeldstärke abgelenkt, wie es bei Permanentmagneten zu beobachten ist, die einen hohen Feldgradienten besitzen und deren maximale Feldstärke an den Polen vorliegt. Dabei wirken beide Pole gleichermaßen anziehend, wenn das magnetische Objekt selbst keine ausgeprägten Pole besitzt oder sich seine Magnetisierungsrichtung im angelegten Magnetfeld ausrichtet. Mathematisch lässt sich die Kraft in einem Gradientenfeld beschreiben mit

$$\vec{F}_{\mathrm{M}}(\vec{r}) = V\left(\vec{M}(\vec{r}) \cdot \nabla\right)\vec{B}(\vec{r}). \tag{2.2.1}$$

Die Magnetisierung $\vec{M}(\vec{r})$ ist abhängig von der Magnetfeldstärke $\vec{B}(\vec{r})$ und dem Material des Objektes. Die Kraft hängt neben der Magnetisierung auch vom Volumen des Objekts V und dem Feldgradienten $\nabla\left|\vec{B}(\vec{r})\right|$ ab. Bei großen Magnetfeldstärken ist die Magnetisierung gesättigt. Dann vereinfacht sich 2.2.1 zu

$$F_{\mathrm{M}}(\vec{r}) = V M_{\mathrm{S}} \nabla\left|\vec{B}(\vec{r})\right| \tag{2.2.2}$$

mit M_{S} der Sättigungsmagnetisierung. Die Kraft auf ein Objekt wird also durch den Feldgradienten, die Sättigungsmagnetisierung und das Volumen des Objekts bestimmt, wenn dieses sich in Sättigung befindet [36].

Für das magnetische Drug Targeting und die lokale Hyperthermie ist das Manipulieren von SPIONs interessant, die in Abschnitt 2.1.1 beschrieben wurden. Um die Geschwindigkeiten der Partikel abzuschätzen, werden die magnetische Kraft aus Gleichung 2.2.2 und die der Partikelbewegung entgegengesetzte Stokesschen Reibung F_{S} berechnet:

$$F_{\mathrm{M}} - F_{\mathrm{S}} = m\frac{\mathrm{d}^2x}{\mathrm{d}t^2} \tag{2.2.3}$$

mit m der Masse eines Partikels und x der Bewegungsrichtung. Die Stokessche Reibung berechnet sich für eine Kugel mit

$$F_{\mathrm{S}} = 6\pi R_h \eta v, \tag{2.2.4}$$

wobei R_h der hydrodynamische Radius eines Partikels, η die dynamische Viskosität des Fluids und $v = \frac{\mathrm{d}x}{\mathrm{d}t}$ die Relativgeschwindigkeit von Partikel und Fluid sind. Nach Einsetzen erhält man

$$\mu_{\mathrm{SPION}}\nabla|\vec{B}| - 6\pi R_h\eta\frac{\mathrm{d}x}{\mathrm{d}t} = m\frac{\mathrm{d}^2x}{\mathrm{d}t^2} \tag{2.2.5}$$

mit $\mu_{\mathrm{SPION}} = M_S^{\mathrm{Kern}}V^{\mathrm{Kern}}$ dem magnetischen Moment eines SPIONs (vgl. Gleichung 2.1.11 in Kapitel 2.1.1). Die Bewegungsgleichung eines SPIONs im Gradientenfeld hat dann die Form

$$\frac{\mathrm{d}^2x}{\mathrm{d}t^2} + \frac{6\pi R_h\eta}{m}\frac{\mathrm{d}x}{\mathrm{d}t} - \frac{\mu_{\mathrm{SPION}}}{m}\nabla|\vec{B}| = 0. \tag{2.2.6}$$

Mit dem Ansatz $\frac{\mathrm{d}x}{\mathrm{d}t} = \mathrm{C}(1 - e^{-\lambda t})$ und der Bedingung $\frac{\mathrm{d}x}{\mathrm{d}t} = 0$ für $t = 0$ kann eine Lösung gefunden werden:

$$\frac{\mathrm{d}x}{\mathrm{d}t} = \frac{\mu_{\mathrm{SPION}}\nabla|\vec{B}|}{6\pi R_h\eta}\left(1 - e^{-\frac{6\pi R_h\eta}{m}t}\right). \tag{2.2.7}$$

Für hinreichend große t kann die Geschwindigkeit eines magnetischen Partikels mit

$$v = \frac{\mu_{\mathrm{SPION}}\nabla|\vec{B}|}{6\pi R_h\eta} \tag{2.2.8}$$

angegeben werden.

Dabei ist zu beachten, dass die Kraft (Gleichung 2.2.2) entlang des Gradienten hin zu höheren Feldstärken zeigt. Daraus lässt sich ableiten, dass es nicht möglich ist, magnetische Partikel zu fangen oder eine Partikelwolke zu konzentrieren. Anders ausgedrückt: Es gibt kein Potenzialminimum zwischen Magneten, in dem ein magnetisches Objekt eine stabile Gleichgewichtslage hätte. Es gilt also zu beweisen, dass $\nabla^2U \leq 0$ mit U der potenziellen Energie, für die $\vec{F} = -\nabla U$ gilt. Aus Gleichung 2.2.1 kann

$$U = -V\vec{M}\vec{B} = -\kappa\left|\vec{B}\right|^2 \tag{2.2.9}$$

abgeleitet werden. Der letzte Ausdruck gilt für Dipole, die sich im Magnetfeld ausrichten können mit der Konstanten $\kappa > 0$ für paramagnetische und ferromagnetische Materialien. Damit gilt

$$\begin{aligned} \nabla^2 U &= -\kappa \nabla^2 \left|\vec{B}\right|^2 = -\kappa \nabla^2 \left(B_x^2 + B_y^2 + B_z^2\right)^2 \\ &= -2\kappa(|\nabla B_x|^2 + |\nabla B_y|^2 + |\nabla B_z|^2 + B_x \nabla^2 B_x + B_y \nabla^2 B_y + B_z \nabla^2 B_z). \end{aligned} \tag{2.2.10}$$

Nach den Maxwellgleichungen ist die Divergenz eines Magnetfelds null und für die Einzelkomponenten des Laplace-Operators gilt ebenfalls $\nabla^2 B_x = \nabla^2 B_y = \nabla^2 B_z = 0$, woraus $\nabla^2 U \leq 0$ folgt [184]. Dieses Gesetz geht auf Samuel Earnshaw von 1842 zurück [85]. Die physikalische Unmöglichkeit, Partikel an einem Ort zu konzentrieren, wird in Bezug auf die medzinische Anwendung ausführlicher in Kapitel 2.2.5 diskutiert.

2.2.2 Magnetisches Drehmoment

In einem homogenen Magnetfeld richtet sich ein magnetisches Moment $\vec{\mu}$ in Richtung des Magnetfeldvektors aus, sodass das magnetische Objekt ein Drehmoment

$$\vec{T} = \vec{\mu} \times \vec{B} = V\vec{M} \times \vec{B} \tag{2.2.11}$$

erfährt. Das auf ein Objekt ausgeübte Drehmoment lässt sich also über die von außen applizierte magnetische Flussdichte B beeinflussen sowie über das magnetische Moment μ des Objekts bzw. dessen Volumen V und Magnetisierung M. Damit das gesamte magnetische Objekt das Drehmoment erfährt, muss das magnetische Moment fest mit dem Objekt verbunden sein.

Für die Rotation eines Objekts im Raum muss der Magnetfeldvektor senkrecht zur Rotationsachse stehen, welche beliebig im Raum stehen kann:

$$\vec{n} = \begin{pmatrix} \cos\phi \sin\theta \\ \sin\phi \sin\theta \\ \cos\theta \end{pmatrix}, \tag{2.2.12}$$

mit ϕ dem Azimutwinkel und θ dem Polarwinkel (siehe Abbildung 2.8). Die auf der Rotationsachse $\vec{n}$ senkrecht stehenden Vektoren sind die Vektoren der Orthonormalbasis der Kugelkoordinaten. Die Rotationsebene des Magnetfeldvektors wird also durch die beiden Vektoren

$$\vec{B}_1 = B_{\text{rot}} \begin{pmatrix} -\sin\phi \\ \cos\phi \\ 0 \end{pmatrix} \text{ und } \vec{B}_2 = B_{\text{rot}} \begin{pmatrix} \cos\phi \cos\theta \\ \sin\phi \cos\theta \\ -\sin\theta \end{pmatrix} \tag{2.2.13}$$

mit B_{rot} der Magnetfeldamplitude aufgespannt.

Ein Feldvektor, der in der Ebene von $\vec{B}_1$ und $\vec{B}_2$ um die Rotationsachse $\vec{n}$ mit der Rotationsfrequenz $\omega = 2\pi f$ gedreht wird, hat die Form

$$\begin{aligned} \vec{B}_{\text{rot}}(t) &= \vec{B}_1 \cos(\omega t) + \vec{B}_2 \sin(\omega t) \\ &= B_{\text{rot}} \begin{pmatrix} -\sin\phi\cos(\omega t) + \cos\phi\cos\theta\sin(\omega t) \\ \cos\phi\cos(\omega t) + \cos\theta\sin\phi\sin(\omega t) \\ -\sin\theta\sin(\omega t) \end{pmatrix}. \end{aligned} \tag{2.2.14}$$

Ein solches Magnetfeld mit rotierendem Magnetfeldvektor kann z.B. durch drei orthogonal zueinander stehende Helmholtzspulen generiert werden, deren jeweilige Bestromung proportional zu den Komponenten B_x, B_y und B_z aus Gleichung 2.2.14 angelegt wird (siehe Abbildung 2.8). Für helikale Objekte wie Schrauben oder Schwimmer entsteht eine Bewegung in Richtung $\pm\vec{n}$ (vgl. Gleichung 2.2.12) je nach Drehsinn des Objektgewindes.

Gemäß der Gleichung 2.2.11 folgt das magnetische Moment und damit das Objekt der Feldrotation. In der Praxis jedoch gibt es abhängig von der Form des Objekts und dem umgebenden Medium eine Rotationsgeschwindigkeit, ab der das Drehmoment die Reibung nicht überwinden kann. Das magnetische Moment kann der Rotation des Feldvektors nicht mehr folgen, und es entsteht zunächst eine Schlupfbewegung und ab einer bestimmten, von den genannten Parametern abhängigen Austrittsfrequenz kann keine Bewegung mehr beobachtet werden.

2.2.3 Magnetische Führung medizinischer Geräte

Um Geräte für minimalinvasive Behandlungen noch präziser und schonender lenken zu können, sind medizinische Geräte entwickelt worden, die durch Magnetfelder von außen im Körper gesteuert werden können. Hierfür werden Gradientenfelder, wie sie in Kapitel 2.2.1 beschrieben wurden, oder homogene Felder mit rotierendem Feldvektor, wie sie in Kapitel 2.2.2 beschrieben wurden, verwendet. Dabei befinden sich magnetische Katheter und magnetische Endoskopkapseln bereits in der klinischen Anwendung. Weitere größere Objekte, die ungebunden in den Körper eingebracht und dort magnetisch gelenkt werden können, sind auf dem Weg zur medizinischen Anwendung und Gegenstand der Forschung.

Magnetische Katheter und Endoskopkapseln

Bereits in der klinischen Anwendung befinden sich magnetisch steuerbare Katheter. Ein Aktuationssystem aus Permanentmagneten ist kommerziell erhältlich (Stereotaxis Inc, St. Louis, USA). Es konnte anhand eines Phantoms gezeigt werden, dass ein magnetisch steuerbarer Katheter schneller und präziser durch eine cerebrale Gefäßstruktur manövrierbar ist als ein konventioneller Katheter. Dazu wurde ein Material aus magnetischen Partikeln für eine flexible Spitze des Katheter entwickelt [140].

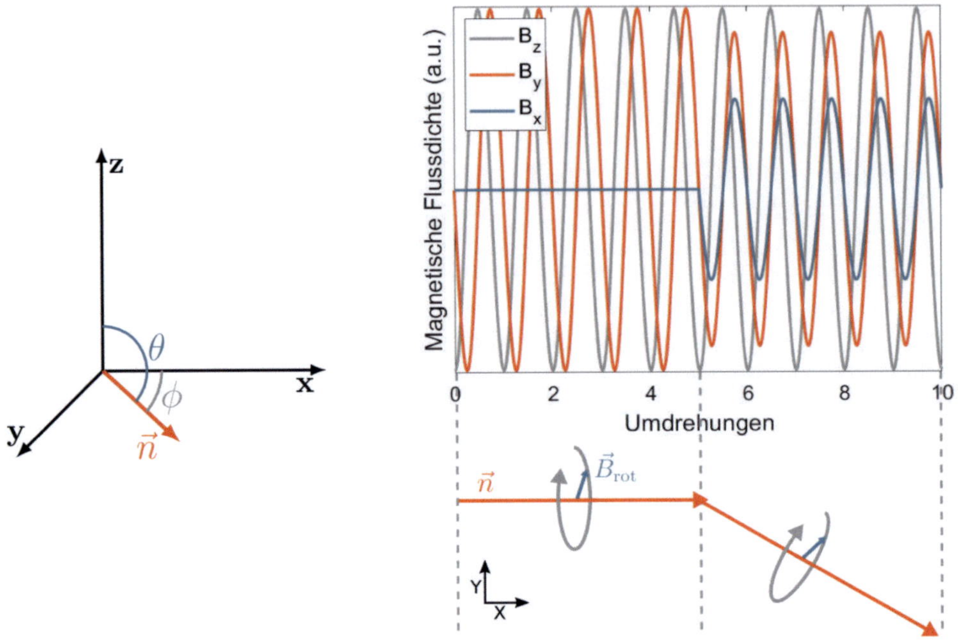

Abbildung 2.8: Erzeugung eines rotierenden Feldvektors. Die Rotationsachse $\vec{n}$ wird über die Winkel ϕ und θ festgelegt, woraus die dazu orthogonal stehende Rotationsebene des Magnetfeldvektors $\vec{B}_{\text{rot}}$ berechnet werden kann. Dieser kann durch drei orthogonal zueinander stehende, homogene Magnetfelder generiert werden, deren Amplituden mit einem Phasenversatz von 90° sinusoidal oszillieren.

Endoskopkapseln wurden im Jahr 2000 zur Inspektion des Dünndarms vorgestellt [126] und 2001 durch Given-Imaging (Jokne'am, Israel) auf den Markt gebracht [196]. Allerdings werden die etwa 3 cm langen und 1 cm breiten Kapseln ausschließlich durch die natürliche Peristaltik bewegt und nicht aktiv gesteuert. Das hat zur Folge, dass nicht alle Bereiche einsehbar sind und krankhaftes Gewebe übersehen werden kann. Außerdem sind diese Kapseln nicht für die Untersuchung des Magens geeignet [67]. Diese Untersuchung wird weiterhin durch eine für den Patienten sehr unangenehme Gastroskopie durchgeführt, bei der ein Endoskop über die Speiseröhre in den Magen eingeführt wird. Deshalb ist es vorteilhaft, eine Endoskopkapsel durch magnetische Felder zu steuern. Eine erste magnetisch steuerbare Endoskopkapsel wurde 2006 vorgestellt, bei der eine magnetische Hülle für eine kommerziell erhältliche Endoskopkapsel entwickelt wurde [60]. Das Steuern einer magnetischen Endoskopkapsel kann entweder über einen handgeführten Permanentmagneten erfolgen, was 2010 am Patienten demonstriert wurde [246] und seit 2015 von Intromedic (Seoul, Korea) kommerziell angeboten wird [67], oder über einen robotergestützten Permanentmagneten [61]. Eine magnetisch lenkbare Kapsel zusammen mit einem Aktuationssystem wurde 2010 von Olympus Medical Systems (Hamburg, Deutschland) in Kooperation mit Siemens Healthineers

(Erlangen, Deutschland) entwickelt [218]. Neben der Bewegung durch Permanentmagnete, die eine anziehende Kraft auf magnetische Kapseln ausüben, wurden auch rotierende Magnetfelder verwendet, um eine kontrolliertere Rollbewegung der Kapsel zu erreichen [159, 287].

Neben dem diagnostischen Einsatz von magnetischen Endoskopkapseln, die mit Videokameras Bilder des Gastrointestinaltrakts aufnehmen können, ist auch ein therapeutischer Einsatz möglich. Als erster Schritt wurden verschiedene Mechanismen für eine Biopsieentnahme mit einer lenkbaren Kapsel entwickelt [196, 234, 238, 286]. Des Weiteren können lenkbare Kapseln auch mit Sensoren ausgestattet werden, die z.B. den pH-Wert oder die Temperatur messen können [236]. Für lokale Therapien können Kapseln auch mit Wirkstoffen gefüllt werden, sodass durch das präzise Verabreichen am gewünschten Ort die systemische Dosis verringert werden kann [179, 288].

Neben ihrer Funktionalität ist die Ortung einer Endoskopkapsel ebenfalls von entscheidender Bedeutung, um Befunde präzise lokalisieren zu können. Dazu eignen sich zum einen herkömmliche Bildgebungsverfahren wie Röntgen, US und MRT oder aber Anordnungen von Hall-Sensorens, die Ort und Orientierung des in der Kapsel integrierten Permanentmagneten detektieren können [249].

Helikale Objekte

Zu den helikalen Objekten, die durch rotierende Magnetfelder bewegt werden, zählen Schrauben, die zum Beispiel durch Gewebe oder Gefäßokklusionen gebohrt werden können, und nur wenige Millimeter große Schwimmer, die sich in Flüssigkeiten durch eine Propellerbewegung fortbewegen können. So wurde eine spitze Schraube mit einem NdFeB-Magneten mit einer Magnetisierung quer zur Zylinderachse verbunden, die dann mithilfe eines rotierenden Magnetfelds durch ein Stück Rindfleisch gebohrt werden konnte [127]. Eine solche Schraube kann auch durch schnell wechselnde Magnetfelder erwärmt werden und zur Hyperthermieanwendung genutzt werden [223, 229].

Ähnlich wie die Schrauben mit einem Permanentmagneten ausgestattet wurden, können auch die Köpfe von Helices aus quer zur Achse magnetisierten Köpfen bestehen, welche durch rotierende Magnetfelder bewegt werden [124, 137, 170]. Diese millimetergroßen Schwimmer wurden durch hoch viskose Medien bewegt, sodass sie als Modell für die Entwicklung von mikrometergroßen Schwimmern dienen, da so die Bedingung kleiner Reynoldszahlen studiert werden konnte (siehe dazu Kapitel 2.2.4). Im Rahmen dieser Arbeit wurden zentimeter- und millimetergroße helikale Schwimmer entwickelt [2, 4], die deshalb ausführlicher in Kapitel 4 diskutiert werden.

Flexible Objekte

Eine weitere Möglichkeit, eine Fortbewegung zu induzieren, ist das Bewegen flexibler magnetischer Elemente durch ein oszillierendes Magnetfeld [141,152, 167, 283]. Ist das gesamte Objekt aus flexiblem Material, so kann es ganzheitlich verformt werden, und es lässt sich eine Fortbewegung durch eine quallenartige Bewegung [78, 167] oder eine Roll- bzw. Kriechbewegung hervorrufen [125]. Dies erlaubt eine flexible Fortbewegung, die auf die Anforderungen der Umgebung angepasst und durch das Anlegen von verschiedenen Magnetfeldern (rotierend, oszillierend oder statisch) ausgewählt werden kann.

2.2.4 Magnetische Mikroschwimmer

Mit seiner Rede „There is plenty of room at the bottom“ inspirierte Richard Feynman bereits 1959 mit der Idee der Miniaturisierung für die Medizin [90]. 1977 beschrieb Edward M. Purcell die besondere Physik der Fortbewegung von mikrometergroßen Objekten, die sich unter der Bedingung kleiner Reynoldszahlen bewegen und formulierte das „Scallop-Theorem“ [204]. Seit etwa Mitte der 2000er Jahre gibt es erste synthetisch hergestellte Mikroschwimmer [84, 95, 294], für die verschiedene Antriebsmöglichkeiten und Herstellungsverfahren entwickelt wurden. Es stellen sich drei offene Probleme, um die Anwendung von Mikroschwimmern für die Medizin realisieren zu können: Erstens benötigen die Mikroschwimmer eine zu ihrer Größe vergleichsweise hohe Geschwindigkeit, um zum Beispiel im Blutfluss gesteuert werden zu können. Zweitens muss eine tomographische und echtzeitfähige Bildgebung eine zuverlässige Lokalisierung der Mikroschwimmer gewährleisten. Und drittens müssen die Mikroschwimmer biokompatibel und ihr Verbleib im Körper oder ihre Abbaubarkeit sicher sein [94, 131, 171, 235].

Fortbewegung magnetischer Mikroschwimmer unter der Bedingung kleiner Reynoldszahlen

Mikrometergroße Objekte folgen einer anderen Physik bei ihrer Fortbewegung durch ein Fluid, als es aus der makroskopischen Welt bekannt ist, denn die Trägheit der Objekte wird vernachlässigbar und der Strömungswiderstand des Fluids dominiert. Dies kann durch die dimensionslose Reynoldszahl ausgedrückt werden, die das Verhältnis von Trägheit und Strömungswiderstand angibt. Die Trägheit ist proportional zu $\rho v^2 L^2$ und der Strömungswiderstand ist proportional zu $\eta v L$ [53]. Für ein Objekt mit der charakteristischen Länge L, das sich mit einer Geschwindigkeit v in einem Fluid mit der Dichte ρ und der dynamischen Viskosität η fortbewegt, kann die Reynoldszahl berechnet werden zu

$$\mathrm{Re} = \frac{vL\rho}{\eta}. \tag{2.2.15}$$

Ein Mensch hat in Wasser etwa eine Reynoldszahl von 10^4, ein kleiner Fisch von etwa 10^2, Mikroben von 10^{-5} bis 10^{-4} [204]. Für kleine Reynoldszahlen (Re $\ll 1$), die gleichermaßen für eine Bewegung eines makroskopischen Objekts in einem viskosen Medium als auch für mikroskopische Objekte in z.B. Wasser gelten, dominiert der Strömungswiderstand. Die Navier-Stokes-Gleichung vereinfacht sich durch den Wegfall der Trägheit, wenn Re $= 0$ angeommen wird, zur Stokes-Gleichung [156]

$$\eta\nabla^2\vec{v} = \nabla p \text{ und } \nabla\vec{v} = 0 \tag{2.2.16}$$

und wird damit linear und zeitunabhängig. p ist hier der Druck des umgebenden Mediums. Es kann also ein linearer Zusammenhang zwischen dem externen Drehmoment $\vec{T}$, der externen Kraft $\vec{F}$, der Winkelgeschwindigkeit $\vec{\omega}$ und der vorwärts gerichteten Geschwindigkeit v eines Schwimmers formuliert werden [53, 156, 202]:

$$\begin{pmatrix} \vec{v} \\ \vec{\omega} \end{pmatrix} = \begin{pmatrix} \boldsymbol{M} & \boldsymbol{N} \\ \boldsymbol{N^T} & \boldsymbol{O} \end{pmatrix} \begin{pmatrix} \vec{F} \\ \vec{T} \end{pmatrix}. \tag{2.2.17}$$

Die Matrix stellt die Mobilitätsmatrix dar und ihre transponierte Darstellung ist die Widerstandsmatrix, wobei die Einträge der Matrix über die Geometrie des Schwimmers und die Viskosität des umgebenden Mediums bestimmt werden. Für einen starren Körper ist die Matrix nicht zeitlich variabel. Sie analytisch zu bestimmen, ist nur für einfache Objektgeometrien möglich. Die Einträge werden aus dem im Bereich kleiner Reynoldszahlen dominanten Strömungswiderstand abgeleitet, sodass folgende Abhängigkeiten gelten: $\boldsymbol{M} \sim (\eta L)^{-1}$, $\boldsymbol{N} \sim (\eta L^2)^{-1}$ und $\boldsymbol{O} \sim (\eta L^3)^{-1}$, mit L der charakteristischen Größe des Objekts. Für eine Kugel mit einem Radius r, die eine isotrope Reibung durch Rotation und Translation erfährt, gilt: $\boldsymbol{M} = (6\pi\eta r)^{-1}\mathbf{1}$ und $\boldsymbol{O} = (8\pi\eta r^3)^{-1}\mathbf{1}$, mit $\mathbf{1}$ der Einheitsmatrix. Aufgrund der Symmetrie einer Kugel gilt $\boldsymbol{N} = \boldsymbol{N^T} = \mathbf{0}$ [156]. Wenn die Kreuzkopplungstherme $\boldsymbol{N}$ und $\boldsymbol{N^T}$ verschwinden, bedeutet das, dass keine Kopplung zwischen Rotation und Translation stattfindet. Damit durch die Rotation eines Schwimmers auch eine Translation induziert wird, müssen die Kopplungstherme ungleich null sein [53].

Daraus leitet sich das so genannte „Scallop-Theorem“ ab, das besagt, dass Schwimmen unter der Bedingung kleiner Reynoldszahlen nicht durch eine reziproke Bewegung möglich ist [204]. Die Geschwindigkeit, mit der eine Schwimmbewegung ausgeführt wird, ist nämlich im Bereich Re ≈ 0 irrelevant. Eine Bewegung, wie sie z.B. eine Muschel durch das Auf- und Zuklappen ihrer Schalen benutzt, würde bei einer mikrometergroßen Muschel zu keiner gerichteten Fortbewegung führen, da die Muschel beim Aufklappen ihrer Schalen dieselbe Strecke zurücklegt wie beim Zuklappen, nur in entgegengesetzte Richtung. Das Beispiel der Muschel zeigt, dass im Bereich kleiner Reynoldszahlen die über die Zeit gemittelte Geschwindigkeit für jeden Schwimmer mit nur einem geometrischen Freiheitsgrad null ist [155, 204]. Deshalb wird synthetischen Schwimmern entweder durch eine helikale Form oder über ein flexibles Flagellum eine Asymmetrie gegeben, die die Rotation an die Translation koppelt.

Darüber hinaus hängt die Geschwindigkeit vom Verhalten der Schwimmer in Abhängigkeit von der Rotationsfrequenz ab. Bei sehr kleinen Frequenzen taumeln sie (englisch: tumbling motion), d.h. sie richten sich mit ihrer Längsachse entlang des Magnetfelds aus und drehen sich um ihre kurze Achse. Es entsteht keine vorwärts gerichtete Bewegung. Bei größer werdenden Frequenzen folgt eine Präzessionsbewegung des Schwimmers (englisch: wobbling motion), bei der der Winkel zwischen der Rotationsachse und der Längsachse des Schwimmers mit steigender Frequenz kleiner wird und schließlich in eine Korkenzieherbewegung übergeht (englisch: cork-screw motion), bei der die höchsten Geschwindigkeiten erreicht werden. In diesem Bereich hängt die Geschwindigkeit linear von der Rotationsfrequenz ab: $v \sim \omega$. Wird die Rotationsfrequenz weiter erhöht, so überwiegt irgendwann die Stokessche Reibung gegenüber dem magnetischen Drehmoment. Die Geschwindigkeit des Schwimmers nimmt rapide ab, weil dieser der Rotation des Felds nicht mehr folgen kann und in eine asynchrone Bewegung übergeht. Diese Frequenz wird Austrittsfrequenz ω_0 (englisch: step-out frequency) genannt und ist für jeden Schwimmer unterschiedlich. Sie hängt von der Schwimmergeometrie, die den Reibungskoeffizienten γ beeinflusst, und dem magnetischen Moment μ ab [96, 177, 178, 255]:

$$\omega_0 = B\mu/\gamma \tag{2.2.18}$$

mit B der magnetischen Flussdichte. In diesem Bereich gilt der Zusammenhang

$$v \sim \omega - \sqrt{\omega^2 - \omega_0^2}. \tag{2.2.19}$$

Die Geschwindigkeit ist immer gekoppelt an die Größe des Mikroschwimmers und kann deshalb nicht beliebig skaliert werden [45, 173]. Um eine Vergleichbarkeit herzustellen, ist es sinnvoll, eine dimensionslose Geschwindigkeit einzuführen [193]:

$$u = \frac{v}{fl} \cdot 10^3 \tag{2.2.20}$$

mit f der Rotationsfrequenz, l der Länge des Mikroschwimmers und v seiner absoluten Geschwindigkeit.

Antrieb und Herstellung synthetischer Mikroschwimmer

Es gibt verschiedene Möglichkeiten, Antriebe synthetisch hergestellter Mikroschwimmer zu realisieren. Bei einem biologischen Antrieb werden lebende Mikroorganismen als Träger verwendet. Bei einem chemischen Antrieb sorgt eine chemische Reaktion für einen Vorschub. Bei einem akustischen oder optischen Antrieb wird Energie durch US oder Laser auf einen Mikroschwimmer übertragen. Bei einem magnetischen Antrieb werden von außen angelegte Magnetfelder verwendet [161, 171, 265]. Der Antrieb durch Magnetfelder ist deshalb vorteilhaft, da kein Treibstoff oder eine andere Energiequelle mitgeführt werden muss und keine toxischen Reaktionsprodukte entstehen. Außerdem ist die unbegrenzte Eindringtiefe von Magnetfeldern für eine spätere In-vivo-Anwendung essenziell. Es können magnetische Gradientenfelder sowie Magnetfelder mit rotierendem Feldvektor, wie sie in Kapitel 2.2.1 und 2.2.2 beschrieben wurden, verwendet werden. Dreyfus et al. [84] waren 2005 die ersten, die einen Mikroschwimmer entwickelten, dessen flexibles Flagellum aus magnetischen Nanopartikel besteht und so über externe Magnetfelder zum Schlagen angeregt werden konnte. Zhang et al. [294] und Ghosh et al. [95] entwickelten helikale Mikroschwimmer, die sich in einem rotierenden Magnetfeld mit einer Korkenzieherbewegung fortbewegen.

Es gibt verschiedene Methoden für die Herstellung von magnetischen Mikroschwimmern [65, 201, 265]. Es können mehrere dünne Schichten verschiedener Materialien verwendet werden, die sich beim Ablösen eines Bandes spiralisieren [51, 294, 295]. Eine weitere Möglichkeit ist die Glanzwinkeldeposition, bei der Material unter einem bestimmten Winkel abgeschieden wird und durch eine kontinuierliche Rotation der Objekte eine Helixstruktur entsteht [95, 131, 225, 264, 278]. Die Multiphotonenlithographie erlaubt es, Mikrometerstrukturen in einem Photopolymer zu erzeugen, indem ein fokussierter Femtosekundenlaser im Fokus das Polymer aushärtet. Einer so gewonnenen Struktur kann einerseits durch eine Beschichtung ein magnetisches Moment gegeben werden [44, 129, 162, 172, 230, 253]. Andererseits können magnetische Nanopartikel in das Photopolymer vor dem Druck gemischt werden und so am Ende ein magnetisches Moment des Objekts erzeugen [24,63,150,195,198,199,245,279]. Das letztgenannte Herstellungsverfahren wurde auch im Rahmen dieser Arbeit angewendet und wird deshalb im Detail in Kapitel 4.4 beschrieben.

Visualisierung

Für eine sichere Anwendung von Mikroschwimmern ist es essenziell, ihre Bewegung mit einer tomographischen und echtzeitfähigen Visualisierungsmethode zu verfolgen. Für In-vitro-Experimente werden oftmals optische Visualisierungsmethoden verwendet. In-vivo-Experimente oder gar die klinische Anwendung sind aber nur mit einer tomographischen Verfolgung der Bewegung möglich. Wichtige Kriterien bei der Wahl der Bildgebungsmodalität sind die örtliche und zeitliche Auflösung sowie die Eindringtiefe [62, 257]. Die Visualisierung von Mikroschwimmern durch MRT [152, 281] und US [125] bietet den Vorteil, dass keine ionisierende Strahlung verwendet wird. Mit zusätzlich am Mikroschwimmer angebrachten radioaktiven Markern wurde auch die Verfolgung mittels PET realisiert [258] und ebenso mittels fluoreszierender Marker mit In-vivo-Fluoreszenz-Bildgebung [230, 281]. Im Gegensatz zu PET ist bei der Fluoreszenz-Bildgebung die Eindringtiefe limitiert, jedoch wird anders als bei PET keine ionisierende Strahlung verwendet. Des Weiteren konnte ein optoakustisches Tracking realisiert werden, welches eine hohe Auflösung (~150 µm), aber nur eine geringe Eindringtiefe von wenigen Zentimetern hat [44]. Die Visualisierung von mikrometergroßen Schwimmern mit MPI ist bisher nicht bekannt. Die hier vorgelegte Arbeit zeigt hierzu Ergebnisse im Größenbereich von wenigen Millimetern (siehe Kapitel 4.2 und 4.3). Von Seiten der Mikrorobotik wird MPI als sehr interessante Modalität erachtet [194]. Erste Ergebnisse der Herstellung von Mikroschwimmern für die Kombination mit MPI sind in Kapitel 4.4 zu finden. Wie im vorherigen Abschnitt beschrieben, enthalten viele bisher vorgestellte Mikroschwimmer SPIONs, die den Schwimmern ihr magnetisches Moment geben [195, 198, 199, 245, 266, 279]. Mit MPI sollte es deshalb möglich sein, diese Mikroschwimmer als Schwarm direkt zu visualisieren.

Biokompatibilität und medizinische Anwendungsszenarien

Es ist offensichtlich, dass die Mikroschwimmer für einen In-vivo-Einsatz aus biokompatiblem Material hergestellt sein müssen. Darüber hinaus darf der Verbleib der Mikroschwimmer im Körper keine gesundheitliche Gefahr darstellen, weshalb auch über abbaubare Materialien nachgedacht wird [63, 81, 94, 200, 245, 266].

Es gibt eine Vielzahl verschiedener medizinischer Anwendungsszenarien für Mikroschwimmer [186, 236, 265]. Als erstes ist das Drug Targeting zu nennen. Mikroschwimmer werden mit einem Wirkstoff beladen, sodass dieser gezielt an seinen Wirkungsort gebracht und dort in konzentrierter Form appliziert werden kann. So kann die systemische Dosis verringert und die lokale Dosis erhöht werden [56, 63, 80, 195, 200, 253, 282]. Des Weiteren kann der Transport von Zellen durch magnetische Mikroschwimmer ermöglicht werden, sodass ein gezielter Transport von Stammzellen für die Stammzelltransplantation ermöglicht werden könnte. Dafür sind die Mikroschwimmer wie ein Scaffold aufgebaut, auf dem Zellen kultiviert werden können [81, 99, 129, 139, 162]. Es konnten außerdem immobile Spermien durch einen Mikroschwimmer in einem In-vitro-Experiment zu einer Eizelle bewegt werden [172] oder mit Wirkstoff und magnetischen Nanopartikeln beladene Spermien als biokompatible Transporter verwendet werden [168]. Darüber hinaus wurde die Anwendung von Mikroschwimmern im Auge gezeigt, durch die mikroskopische Punktionen an der Retina durchgeführt werden können, um kleinste Okklusionen in Kapillaren zu behandeln [80, 278].

2.2.5 Magnetische Mikro- und Nanopartikel

Magnetische Mikro- und Nanopartikel lassen sich durch die magnetische Kraft eines Gradientenfelds (siehe Kapitel 2.2.1) bewegen oder sie können durch ein rotierendes Feld (siehe Kapitel 2.2.2) auf Oberflächen rollen. So können mit Medikamenten beladene Partikel magnetisch an ihren Wirkungsort gebracht werden, um die lokale Dosis zu erhöhen bzw. die systemische Dosis zu verringern. Bereits 1960 beschrieben Freeman et al. [93] die Möglichkeit, magnetische Partikel, die mit Wirkstoffen oder radioaktiven Stoffen versehen sind, vaskulär zu injizieren und mit Hilfe eines Permanentmagneten am gewünschten Ort zu konzentrieren. 1969 zeigten Lübbe et al. [165] in einer klinischen Studie eine verringerte systemische Dosis bei der Behandlung von oberflächennahen Tumoren durch die Anwendung eines Permanentmagneten und eines Chemotheraputikums, das an magnetische Partikel gebunden war.

Wirkstoffe können entweder chemisch an die Beschichtung eines Nanopartikels gebunden werden [39, 130, 165] oder sie werden in einem größeren Verbund aus magnetischen Nanopartikeln eingekapselt. Das hat den Vorteil, dass sie gezielter freigesetzt werden können. Dies kann entweder durch eine zeitliche Verzögerung aufgrund des Abbaus der Kapseln [59, 298], durch eine Laser induzierte Freisetzung [243] oder durch die Anwendung von Hyperthermie [293] geschehen. So lässt sich die systemische Dosis nicht nur durch das Konzentrieren der beladenen Partikel im Tumor reduzieren, sondern zusätzlich auch durch die lokal hervorgerufene Freisetzung des Wirkstoffs.

Magnetische Kraft zur Manipulation von Partikeln

In Kapitel 2.2.1 wurde aus der magnetischen Kraft (Gleichung 2.2.2) die Geschwindigkeit eines Partikels durch ein Fluid hergeleitet (Gleichung 2.2.8). Zur Berechnung wird nun exemplarisch eine Sättigungsmagnetisierung von 300 kA/m, ein Partikelkerndurchmesser von 14 nm und ein hydrodynamischer Durchmesser von 72 nm angenommen, wie sie für Resovist angegeben werden [86, 136]. Unter Verwendung von Gleichung 2.1.11 kann die analytisch berechnete Geschwindigkeit eines SPIONs in Wasser mit einer Viskosität von 1 mPa · s und einem Feldgradienten von 2,5 T/m zu 0,8 nm/s berechnet werden. Dies entspricht 70 µm in 24 h. Um also eine möglichst große Kraft auf Partikel ausüben zu können und diese an einen Ort bringen oder dort halten zu können, ist ein hoher Feldgradient notwendig. Außerdem skaliert die Kraft mit der dritten Potenz des Partikeldurchmessers (vgl. Gleichung 2.2.2 in Kapitel 2.2.1), weshalb dies ein sehr entscheidender Parameter ist. Dabei ist jedoch zu beachten, dass oftmals beabsichtigt wird, Partikel durch eine Gefäßwand hindurch zu bewegen, sodass ein Kompromiss gefunden werden muss, der eine ausreichende Kraft erzeugt und die Passierbarkeit von Membranen ermöglicht [97, 182, 183]. Membranen sind nur für kleine Partikel (<400 nm) überwindbar [232]. Noch schwieriger ist das Überwinden von natürlichen Barrieren wie der Blut-Hirn-Schranke [40,79] oder der Innenohrmembran [41,233]. Mit Wirkstoff beladene magnetische Partikel werden intravaskulär verabreicht und gelangen über das Gefäßsystem in den Tumor. Wird eine magnetische Kraft im Bereich des Tumors angewendet, kann die Konzentration im Tumorgewebe und damit die lokale Dosis erhöht werden [38,39,130,251]. Auch das nichtinvasive Einbringen von an magnetische Partikel gebundenen Medikamenten in das Auge ist von großem Interesse zur Behandlung von im Auge liegenden Tumoren [233].

Wie schon in Kaptiel 2.2.1 durch das Herleiten von Earnshaw's Theorem (siehe Gleichung 2.2.11) gezeigt, können Partikel nur hin zu höheren Feldstärken bewegt werden und nicht zwischen Magneten konzentriert werden. Dies stellt eine Herausforderung für die Behandlung von tiefer im Körper liegenden Tumoren mit magnetischen Partikeln dar. Eine Möglichkeit, diesem Problem zu begegnen, ist, die Partikel im zeitlichen Mittel zu konzentrieren. Dies kann mit Hilfe zweier oder mehrerer gegenüberliegender Elektromagnete geschehen, die abwechselnd eine Kraft in entgegengesetzte Richtungen applizieren. So werden die Partikel zwischen den Magneten hin und her bewegt, sodass im zeitlichen Mittel eine erhöhte Partikelkonzentration zwischen den Magneten erreicht werden kann [203,231].

Magnetisches Drehmoment zur Manipulation von Partikeln

Auch auf magnetische Partikel kann ein Drehmoment ausgeübt werden, wie es in Kapitel 2.2.2 beschrieben wurde, wodurch die Partikel in Rotation versetzt werden. Um aufgrund ihrer Rotation aber auch eine gerichtete Vorwärtsbewegung zu erzielen, muss dem System ein weiterer Freiheitsgrad gegeben werden, damit aus der reziproken Drehbewegung eine Vorwärtsbewegung entsteht. Das geht aus dem Scallop-Theorem hervor, das im Rahmen der Mikroschwimmer in Kapitel 2.2.4 näher erläutert wurde. Ein solcher Freiheitsgrad wird durch die Oberfläche erzeugt, auf der die Partikel eine Rollbewegung ausführen. Das wiederum heißt, dass auf diese Art nur Partikel bewegt werden können, die in ihrem Medium instabil sind und sedimentieren. Dazu müssen die Partikel entweder relativ groß sein (einige hundert Nanometer bis wenige Mikrometer) oder ihre Beschichtung muss zur Instabilität führen. Nicht beschichtete magnetische Partikel sind ebenfalls in wässriger Lösung instabil und formen außerdem größere Agglomerate. Werden mehrere Partikel betrachtet, so stellen auch andere Partikel neben einer Oberfläche einen zusätzlichen Freiheitsgrad dar, durch den eine gerichtete Bewegung entstehen kann. So können durch das Bilden von Paaren [292], Ketten [280,284,285] und Wolken [291] aus Partikeln höhere Geschwindigkeiten erzielt werden als durch das Rollen einzelner Partikel. Darüber hinaus hängen die Kettenlänge und die Art der Bewegung von der Partikelgröße und Größenverteilung [214] sowie der angelegten Frequenz und Feldstärke ab, sodass diese Parameter eine angepasste Fortbewegung erlauben. Noch größere Geschwindigkeiten konnten durch ein kollektives Verhalten eines ganzen Partikelschwarms beobachtet werden [6]. Da dies Teil der vorliegenden Arbeit ist, wird es ausführlicher in Kapitel 5.1 diskutiert.

2.3 Magnetische Manipulation mit MPI

Die Verfolgung des Manipulationsprozesses von medizinischen Geräten (siehe Kapitel 2.2.3), Mikroschwimmern (siehe Kapitel 2.2.4) und Partikeln (siehe Kapitel 2.2.5) stellt verschiedene Anforderungen an die verwendete Bildgebungsmodalität. Eine Anforderung ist die zeitliche Auflösung, die eine Verfolgung des Prozesses in Echtzeit ermöglichen muss. Dies ist zum Beispiel bei MRT und PET nur bedingt realisierbar. Für zukünftige In-vivo- und klinische Anwendungen muss die Bildgebungsmethode eine dreidimensionale tomographische Visualisierung ermöglichen. Optische Visualisierungsverfahren eignen sich nicht, da sie eine limitierte Eindringtiefe haben. Das Nachverfolgen des Manipulationsprozesses bedarf einer interventionellen Bildgebung, weshalb es vorteilhaft ist, eine Bildgebungsmodalität zu wählen, die ohne ionisierende Strahlung auskommt. Bei einer längeren Manipulationszeit wäre die Strahlenbelastung sonst durch eine kontinuierliche Bildgebung sehr hoch, wenn zum Beispiel Röntgenstrahlung verwendet wird.

Die Visualisierung mit MPI ermöglicht eine dreidimensionale, tomographische Visualisierung und eine Darstellung des Manipulationsprozesses in Echtzeit. Darüber hinaus ist, wie bereits in Kapitel 2.1 beschrieben, die Bildgebungsmethode strahlungsfrei und kann daher unbedenklich als interventionelle Bildgebungsmodalität genutzt werden. Des Weiteren visualisiert MPI die Verteilung magnetischen Materials, weshalb ein zusätzliches Labeling nicht notwendig ist. Es können magnetische Nanopartikel verwendet werden, die sowohl in MPI sichtbar sind und sich auch für die magnetische Manipulation eignen. Ein Alleinstellungsmerkmal hat MPI im Vergleich zu anderen Bildgebungsmethoden auch, weil MPI-Scanner durch die Magnetfelder auch die Manipulation von Partikeln und Objekten erlauben, was eine theranostische Anwendung von MPI-Scannern ermöglicht. Bei anderen Bildgebungsmodalitäten müssen die Bildgebungs- und die Manipulationseinheit ineinander integriert werden, da diese auf unterschiedlichen physikalischen Prinzipien beruhen und deshalb eine Bildgebungseinheit keine für die magnetische Manipulation notwendigen Felder zur Verfügung stellt. MRT basiert auch auf magnetischen Feldern und erlaubt eine magnetische Manipulation [152], allerdings werden magnetische Nanopartikel als Auslöschung des Signals dargestellt, weshalb es zu Fehlinterpretationen kommen kann.

Mit einem MPI-Scanner kann sowohl eine magnetische Kraft, wie sie in Abschnitt 2.2.1 beschrieben wurde, durch das Selektionsfeld erzeugt werden als auch ein magnetisches Drehmoment (vgl. Abschnitt 2.2.2) durch die Fokusfelder generiert werden. Eine Überlagerung beider Felder erlaubt darüber hinaus eine selektive Manipulation, die bisher ausschließlich in MPI-Geräten gezeigt wurde.

2.3.1 Manipulation mit dem Selektionsfeld

Das Selektionsfeld (vgl. Abschnitt 2.1.2) ist ein magnetisches Gradientenfeld, das eine Kraft auf ein magnetisches Objekt erzeugt. Die Kraft zeigt von der feldfreien Region weg hin zu höheren Feldstärken. Wie in Abschnitt 2.2.1 beschrieben, hängt die Kraft von der Magnetisierung des Objekts ab, welche wiederum von der Magnetfeldstärke abhängt. Deshalb steigt die Kraft auf ein Objekt mit dem Abstand zur feldfreien Region an, bis das Objekt seine Sättigungsmagnetisierung erreicht hat [188, 274] und die ausgeübte Kraft in einem linearen Gradientenfeld konstant wird, wie in Gleichung 2.2.2 beschrieben.

Nothnagel et al. [188] konnten mit einem etwa 1 cm großen Objekt, das aus getemperten weichmagnetischen Kugeln und weichmagnetischen Nadeln besteht, die Manipulation mit einem MPI-Scanner demonstrieren. Es wurde auf die Kugeln eine Kraft im Selektionsfeld ausgeübt und die weichmagnetischen Nadeln erzeugten ein gutes MPI-Signal. Des Weiteren zeigten Rahmer et al. [212] in einem MPI-Scanner die Manipulation und gleichzeitige Visualisierung eines Katheters, der mit einer Stahlkugel an der Spitze und einer Beschichtung aus Nanopartikelpulver versehen war.

Die Kraftwirkung des Selektionsfelds auf magnetische Partikel konnte von Griese et al. [108] in einem präklinischen MPI-Scanner mit sequenzieller Bildgebung gezeigt werden. Sie zeigten, wie SPIONs als potenzielle Wirkstofftransporter in eine Gefäßabzweigung gelenkt werden können, um dort gezielt Stenosen behandeln zu können. Le et al. [158] und Kim et al. [138] entwickelten ein MPI-System, das abwechselnd Gradientenfeldmanipulations- und Bildgebungssequenzen schalten kann und zeigten damit ebenfalls die sequenzielle Bildgebung und Manipulation von Partikeln im Gradientenfeld. Le et al. [157] kombinierten dies außerdem mit der Möglichkeit zur Hyperthermie-Anwendung.

Im Rahmen dieser Arbeit ist ein Konzept für einen Aufbau eines MPI-Scanners aus Permanentmagneten, die in Halbach-Ringen angeordnet sind, entwickelt worden, das eine Kombination mit der Gradientenfeldmanipulation erlaubt [3]. Dieses Konzept wird in Kapitel 3.2 vorgestellt.

2.3.2 Manipulation mit rotierenden Fokusfeldern

Im homogenen Feld, das durch die Fokusfeldspulen erzeugt wird (vgl. Kapitel 2.1.2), erfahren magnetische Objekte ein Drehmoment und richten sich entlang der Feldrichtung aus. Werden die Fokusfeldspulen mit einem niederfrequenten sinusoidalen Strom betrieben, so kann ein rotierender Feldvektor (vgl. Gleichung 2.2.14) erzeugt werden. Das Drehen von magnetischen Schrauben, die einen Permanentmagneten mit einer Magnetisierungsrichtung quer zur Schraubenachse besaßen, konnte von Rahmer et al. [209] in einem MPI-Scanner demonstriert werden. Mögliche Anwendungsszenarien sind das Öffnen und Schließen radioaktiver Seeds oder das Festziehen von chirurgischen Schrauben. Die eigenen Arbeiten zur Manipulation von magnetischen Schwimmern [2, 4, 5, 7] wurden mit rotierenden Fokusfeldern in einem präklinischen MPI-System durchgeführt und werden ausführlich in Kapitel 4 diskutiert.

2.3.3 Selektive Manipulation

Durch die Superposition des Selektionsfelds in Form eines FFPs mit rotierenden Fokusfeldern entsteht die einzigartige Möglichkeit der örtlich selektiven Manipulation. Dies ist bisher ausschließlich in MPI-Scannern demonstriert worden [6,208]. Rahmer et al. zeigten anhand von vier zentimetergroßen Schrauben, dass diese durch die Positionierung des FFPs selektiv rotiert werden können [208].

Das in Gleichung 2.2.11 beschriebene Drehmoment wirkt auf alle magnetischen Objekte gleichermaßen, die sich innerhalb des in Gleichung 2.2.14 beschriebenen Magnetfelds befinden. Um eine Auswahl des zu bewegenden Objekts treffen zu können, kann das rotierende homogene Magnetfeld zusätzlich mit einem Gradientenfeld überlagert werden, wie es in Abschnitt 2.1.2, Gleichung 2.1.24 beschrieben wurde. Im Folgenden werden die zur selektiven Manipulation verwendeten Feldkonfigurationen hergeleitet.

Das Gradientenfeld eines FFPs lässt sich schreiben als

$$\vec{B}_{\mathrm{FFP}}(\vec{r}) = \boldsymbol{G}\vec{r} = \begin{pmatrix} -G_z/2 & 0 & 0 \\ 0 & -G_z/2 & 0 \\ 0 & 0 & G_z \end{pmatrix} \begin{pmatrix} x \\ y \\ z \end{pmatrix} \tag{2.3.1}$$

$$= \begin{pmatrix} -G_z/2 & 0 & 0 \\ 0 & -G_z/2 & 0 \\ 0 & 0 & G_z \end{pmatrix} \begin{pmatrix} r\cos\Phi\sin\Theta \\ r\sin\Phi\sin\Theta \\ r\cos\Theta \end{pmatrix}, \tag{2.3.2}$$

dessen Amplitude

$$\left|\vec{B}_{\mathrm{FFP}}(\vec{r})\right| = \frac{G_z r}{2}\sqrt{1+3\cos^2\Theta} \tag{2.3.3}$$

vom Abstand r vom FFP und dem Polarwinkel Θ abhängig ist [208]. Mit einem zusätzlichen statischen, homogenen Feld kann ein Objekt ausgewählt werden, das nicht nur eine beliebig im Raum stehende Rotationsachse hat, sondern auch an einem beliebigen Ort im Raum liegt. Mit $\vec{p} = (p_x, p_y, p_z)^T$, dem Ort des Objekts, wird der FFP des Gradientenfelds aus seiner Zentrumslage an den Ort $\vec{p}$ verschoben. Das statische Feld hat die Form

$$\vec{B}_{\text{Lage}} = -\boldsymbol{G}\vec{p} = \begin{pmatrix} \frac{1}{2}G_z p_x \\ \frac{1}{2}G_z p_y \\ -G_z p_z \end{pmatrix}. \tag{2.3.4}$$

Berücksichtigt man nun noch, dass das Objekt sich durch die Rotation fortbewegt, muss $\vec{p}$ entsprechend der Bewegungsrichtung und Geschwindigkeit v mit der Zeit angepasst werden. Für helikale Objekte wie Schrauben oder Schwimmer liegt die Bewegungsrichtung in Richtung der Rotationsachse (siehe Gleichung 2.2.12) und das statische Feld aus Gleichung 2.3.4 wird zeitabhängig:

$$\vec{B}_{\text{Lage}}(t) = -\boldsymbol{G}\vec{p}(t) = -\boldsymbol{G}(\vec{p} + vt\vec{n}) \tag{2.3.5}$$

$$= \begin{pmatrix} \frac{1}{2}G_z(p_x + vt\cos\phi\sin\theta) \\ \frac{1}{2}G_z(p_y + vt\sin\phi\sin\theta) \\ -G_z(p_z + vt\cos\theta) \end{pmatrix}. \tag{2.3.6}$$

Dieses Feld bewirkt, dass der FFP abhängig von der Geschwindigkeit des Objekts nachgefahren wird. Dabei hängt die Geschwindigkeit von der Rotationsfrequenz ab und lässt sich bei einer Schraube aus der Steigung des Gewindes berechnen.

Eine Superposition der Magnetfelder aus den Gleichungen 2.2.14, 2.3.2 und 2.3.6 ergibt das Magnetfeld zur selektiven Manipulation:

$$\vec{B}_{\text{selektiv}}(\vec{r}, t) = \vec{B}_{\text{rot}}(t) + \vec{B}_{\text{FFP}}(\vec{r}) + \vec{B}_{\text{Lage}}(t). \tag{2.3.7}$$

Dabei müssen $\vec{B}_{\text{rot}}$ und $\vec{B}_{\text{Lage}}$ nicht durch dedizierte Spulen erzeugt werden, sondern können durch eine entsprechende Bestromung derselben Spulen erzeugt werden, da es sich in beiden Fällen um homogene Felder handelt. Die entstehende Trajektorie des FFPs hat ihren Mittelpunkt am Ort des Objekts im Punkt $\vec{p}(t)$. Mit der Bedingung, dass am Ort des FFPs $\vec{B}_{\text{selektiv}} = (0, 0, 0)^T$ gilt, lässt sich die Trajektorie des FFPs bestimmen:

$$\vec{r}_{\text{FFP}}(t) = \begin{pmatrix} \frac{2B_{\text{rot}}}{G_z}(-\sin\phi\cos(\omega t) + \cos\phi\cos\theta\sin(\omega t)) + p_x(t) \\ \frac{2B_{\text{rot}}}{G_z}(\cos\theta\sin\phi\sin(\omega t) + \cos\phi\cos(\omega t)) + p_y(t) \\ \frac{B_{\text{rot}}}{G_z}(\sin\theta\sin(\omega t)) + p_z(t) \end{pmatrix}. \tag{2.3.8}$$

Die Herleitung ist im Anhang 7.1 zu finden. Betrachtet man $\vec{B}_{\text{Lage}} = (0, 0, 0)^T$, so beschreibt für die Rotationsachse $\vec{n} = (0, 0, 1)^T$ Gleichung 2.3.8 eine Kreisbahn in der x/y-Ebene. Für $\vec{n} = (1, 0, 0)^T$ und $\vec{n} = (0, 1, 0)^T$ bewegt sich der FFP auf einer elliptischen Trajektorie in der y/z- bzw. x/z-Ebene.

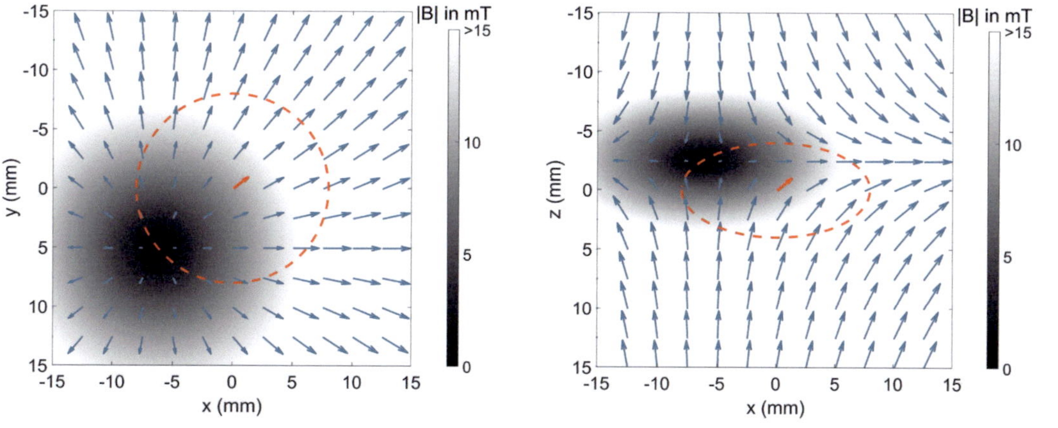

Abbildung 2.9: Selektive Manipulation für eine Rotationsebene in den Koordinatenebenen. Innerhalb der FFP-Trajektorie führen die Feldvektoren eine vollständige Rotation aus. Im Mittelpunkt der Trajektorie bleibt außerdem die Feldamplitude konstant und ist gleich der angelegten Rotationsfeldamplitude (orangener Pfeil). In der x/y-Ebene bewegt sich der FFP auf einer Kreisbahn. Feldvektor und FFP bewegen sich gleichsinnig (links). In der x/z-Ebene bewegt sich der FFP auf einer elliptischen Bahn. Feldvektor und FFP bewegen sich in entgegengesetzte Richtungen. Dies gilt analog auch für die y/z-Ebene (rechts). In den Koordinatenebenen liegen der rotierende Feldvektor und die FFP-Trajektorie in derselben Ebene. Beispielhaft sind hier eine Gradientenstärke von 1,25 T/m in x- und y-Richtung und 2,5 T/m in z-Richtung des Selektionsfelds und eine Amplitude von 10 mT des rotierenden Magnetfelds dargestellt. Die Animationen dieser Bilder sind in den Zusatzmaterialien zu finden.

Diese Spezialfälle sind ausführlicher im Anhang 7.2 beschrieben. Der Feldvektor und die FFP-Trajektorie liegen in diesen Fällen immer in derselben Ebene, allerdings gilt für die Trajektorien in der x/z- und der y/z- Ebene, dass sich der Feldvektor im Inneren der Trajektorie gegensinnig zur FFP-Bewegung dreht. In Abbildung 2.9 ist das Prinzip der selektiven Manipulation in den Koordinatenebenen dargestellt.

Soll ein Objekt um eine beliebige Achse gedreht werden, so steht der Feldvektor weiterhin senkrecht auf der Drehachse wie bei der Rotation ohne Selektionsfeld. Es ist aber zu beachten, dass die Ebene der FFP-Trajektorie in einem durch den Polarwinkel θ bestimmten Winkel zur Drehachse steht. Für diesen Winkel gilt

$$\psi = \cos^{-1}\left(\frac{3\cos^2\theta - 1}{\sqrt{3\cos^2\theta + 1}}\right). \tag{2.3.9}$$

Dass die Ebene der FFP-Trajektorie in der Rotationsebene des Feldvektors liegt, gilt nur für die Spezialfälle, wenn die Drehachse parallel zu einer der Koordinatenachsen steht. Für den Fall $\theta = 54,7°$ liegt die FFP-Trajektorie sogar in derselben Ebene wie die Rotationsachse [208]. Die Herleitung von Gleichung 2.3.9 ist im Anhang 7.3 zu finden. Abbildung 2.10 zeigt die Lage der Rotationsebenen für verschiedene Winkel θ und ϕ.

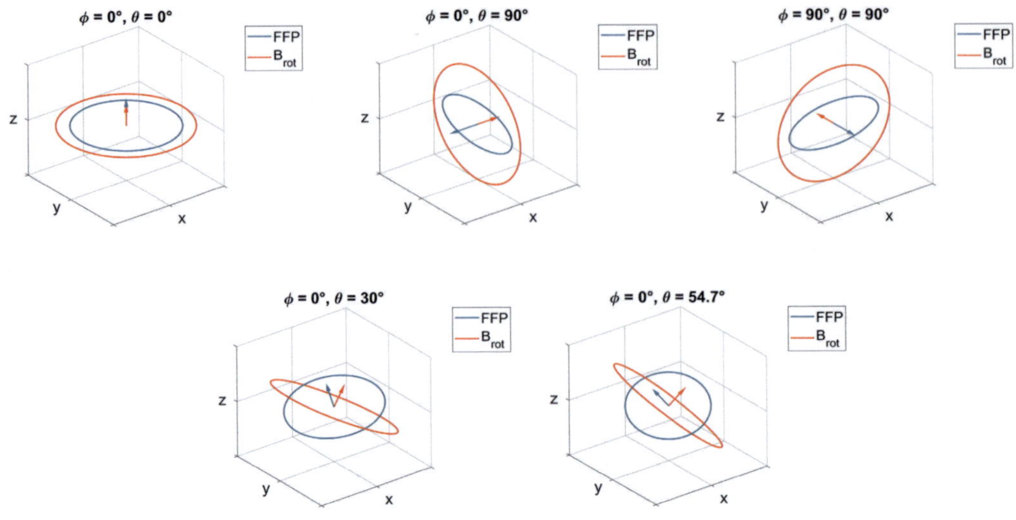

Abbildung 2.10: FFP-Trajektorie und rotierender Magnetfeldvektor für verschiedene Winkel ϕ und θ der Rotationsachse (vgl. Gleichung 2.2.12). Die Pfeile stellen die auf den Rotationsebenen bzw. auf der von der FFP-Trajektorie aufgespannten Ebene senkrecht stehenden Normalen dar, die den Winkel ψ (vgl. Gleichung 2.3.9) aufspannen. In der oberen Reihe sind die Spezialfälle bei einer Rotation in der Koordinatenebene gezeigt. Die Normalen sind parallel für die x/y-Ebene und antiparallel für die x/z- und die y/z-Ebene. Das heißt, dass der Feldvektor und die FFP-Trajektorie in derselben Ebene liegen, im Falle der x/z- und der y/z-Ebene rotieren sie aber gegensinnig. Für andere Winkel θ spannen die Normalen einen Winkel ψ ungleich 0° bzw. 180° auf. Für $\theta = 54.7°$ ist $\psi = 90°$.

Der Feldvektor in der Mitte der FFP-Trajektorie führt eine vollständige Umdrehung aus und hat die konstante Amplitude und Richtung von $\vec{B}_{\text{rot}}$. Auf ein an dieser Stelle liegendes magnetisches Objekt wirkt ein konstantes Drehmoment. Die Feldvektoren innerhalb der Trajektorie, die aber nicht auf dem Mittelpunkt liegen, rotieren ebenfalls vollständig, aber mit sich ändernder Amplitude. An diesen Orten wirkt auf ein magnetisches Objekt ein mit der Zeit variierendes Drehmoment. Die Feldvektoren außerhalb der FFP-Trajektorie führen keine vollständige Drehung aus. Nur ein Objekt, dessen Rotationsachse mit $\vec{n}$ übereinstimmt und sich innerhalb der FFP-Trajektorie befindet, würde vollständig rotieren.

Im Rahmen dieser Arbeit wurde die selektive Manipulation weiterentwickelt und anhand von Nanopartikeln [6] demonstriert sowie eine Sequenz zur gleichzeitigen Visualisierung geschaffen [27], was in Kapitel 5 beschrieben wird.

3. Manipulation im Gradientenfeld und MPI mit Halbach-Ringen

In diesem Kapitel wird ein Aufbau präsentiert, der mithilfe von Permanentmagneten, die in Halbach-Ringen angeordnet werden, MPI-Bildgebung ermöglicht. Darüber hinaus kann auf die vorgestellte Art eine hohe Gradientenstärke erzeugt werden, die eine Kraft auf Partikel ausübt, wie sie in Kapitel 2.2.1 hergeleitet wurde.

Es werden sowohl das Selektionsfeld als auch das Anregungsfeld durch Halbach-Ringe erzeugt. Die Theorie und analytische Berechnung von Halbach-Ringen wurde in Kapitel 2.1.4 gezeigt. Trotz der Verwendung von Permanentmagneten bietet das hier vorgestellte Konzept eine vergleichbare Flexibilität zu elektromagnetischen Systemen, da es das Einstellen der Gradientenstärke erlaubt, was die Größe des FOVs und die Auflösung beeinflusst. Das ermöglicht die Auswahl zwischen einem schnellen Überblickscan und einer detaillierten Bildaufnahme. Die mechanische Rotation von Halbach-Ringen ist außerdem eine Möglichkeit, den Leistungsverbrauch im Vergleich zu elektromagnetisch generierten Feldern zu reduzieren. Der Leistungsverbrauch stellt das zentrale Problem bei der Skalierung der vorhandenen MPI-Systeme für die humane Anwendung dar. Der Nachteil ist jedoch, dass die mechanische Rotation die Geschwindigkeit von elektromagnetischen Feldänderungen nicht erreichen kann. Bei einem elektromagnetischen MPI-System kann die Anregungsfrequenz nicht variiert werden. Das hier beschriebene Anregungsfeld ist vergleichbar mit dynamischen Fokusfeldern elektromagnetischer Systeme. Bei einem mechanischen System kann über die Wahl der Rotationsfrequenzen auch die Trajektoriendichte des FFPs bestimmt werden. Eine dichte Trajektorie hat eine längere Aufnahmezeit, es ist aber möglich, bis zu einer gewissen Grenze höhere Auflösungen zu erzielen. Mit einer groben Trajektorie wird eine Echtzeitfähigkeit des Systems erwartet.

Aufbauend auf dem Konzept für einen MPI-Scanner wird ein Konzept vorgeschlagen, das außerdem die magnetische Manipulation durch ein starkes Gradientenfeld erlaubt. Dazu werden die Flussdichten der Dipole erhöht, damit ein lineares Gradientenfeld entsteht. Sequenziell kann dann zwischen MPI-Bildgebung und Manipulation gewechselt werden. Die Geschwindigkeit hängt von der mechanischen Realisierung des Systems ab. Beide Konzepte werden zunächst numerisch simuliert.

3.1 Konzept für ein MPI-System

Das hier vorgestellte Konzept für einen MPI-Scanner aus zylindrischen Halbach-Anordnungen generiert das Selektionsfeld durch Quadrupole und das Anregungsfeld durch mechanisch rotierende Dipole (theoretische Beschreibung siehe Kapitel 2.1.4). Auch wenn die mechanische Rotation im Vergleich zu elektromagnetisch generierten Feldern langsam ist, wird im weiteren Verlauf das homogene Magnetfeld mit oszillierender Amplitude, das den FFP auf einer Trajektorie bewegt, Anregungsfeld genannt, da es auch eine Änderung der Magnetisierung von magnetischen Partikeln hervorruft. Ob diese Magnetisierungsänderung ausreicht, um induktiv detektiert zu werden, wird zu einem späteren Zeitpunkt diskutiert.

Wenn zwei Dipol-Ringe, deren Flussdichte in Gleichung 2.1.27 gezeigt wird, kontinuierlich gegeneinander gedreht werden, entsteht ein zeitabhängiges Feld, welches die Form

$$\vec{B}_{\mathrm{A}}^{1\mathrm{D}}(t) = 2B_{\mathrm{dp}} \begin{pmatrix} 0 \\ \cos(\omega^{1\mathrm{D}} t) \end{pmatrix} \tag{3.1.1}$$

und eine Amplitude von

$$B_{\mathrm{A}}^{1\mathrm{D}}(t) = 2B_{\mathrm{dp}} \cos(\omega^{1\mathrm{D}} t) \tag{3.1.2}$$

hat, wobei B_{dp} die Flussdichte eines Dipol-Rings und $\omega^{1\mathrm{D}}$ die Winkelgeschwindigkeit sind, mit der die Dipole gedreht werden. Wird dieses Anregungsfeld mit dem Selektionsfeld, das durch Quadrupole erzeugt wird (siehe Gleichung 2.1.41), überlagert, wird eine Trajektorie des FFPs erzeugt. Dies ist in Abbildung 3.1 dargestellt. Es entsteht zunächst eine Linientrajektorie, auf der sich der FFP zwischen $[+R, -R]$ (vgl. Gleichung 2.1.45) hin- und herbewegt.

Die zweite Möglichkeit, den FFP zu bewegen, ist, nur einen der beiden Dipole zu rotieren, während der andere fest bleibt. Dies ist in Abbildung 3.2 dargestellt. Analog zu Gleichung 2.1.28 hat das zeitabhängige Anregungsfeld die Form

$$\vec{B}_{\mathrm{A}}^{1\mathrm{D}}(t) = B_{\mathrm{dp}} \begin{pmatrix} \sin(\omega^{1\mathrm{D}} t) \\ \cos(\omega^{1\mathrm{D}} t) + 1 \end{pmatrix} \tag{3.1.3}$$

mit der Amplitude

$$B_{\mathrm{A}}^{1\mathrm{D}}(t) = 2B_{\mathrm{dp}} \left|\cos(\tfrac{1}{2}\omega^{1\mathrm{D}} t)\right| . \tag{3.1.4}$$

Dieses Anregungsfeld bewegt den FFP auf einer Kreistrajektorie, die den Durchmesser R hat (siehe Gleichung 2.1.45), wie es in Abbildung 3.2 gezeigt wird.

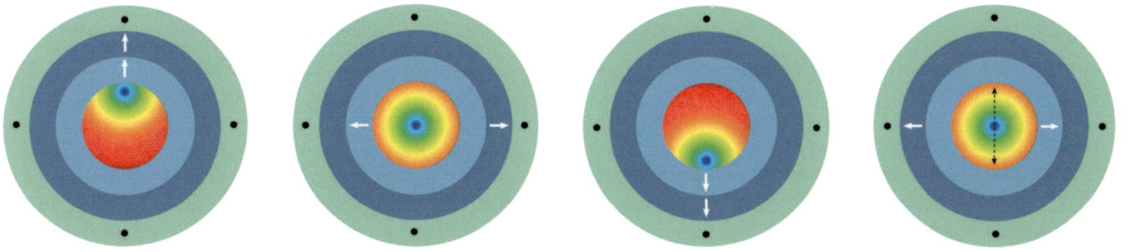

$\beta = 0°$ $\beta = 90°$ $\beta = 180°$ $\beta = 270°$

Abbildung 3.1: Eindimensionale Linientrajektorie. Durch die Superposition von Selektionsfeld (grün) und Anregungsfeld (blau) entsteht eine linienförmige Trajektorie, wenn die Dipole gegensinnig rotiert werden. Von links nach rechts werden die Dipole um je 90° gedreht. Die Pole des Quadrupoles sind durch die schwarzen Punkte illustriert und die weißen Pfeile in den Dipolen zeigen deren jeweilige Feldrichtung an. Insgesamt durchläuft der FFP eine eindimensionale Linientrajektorie, die im letzten Bild durch den gestrichelten Pfeil angedeutet ist. Die Flussdichte des Anregungsfelds hat immer dieselbe Richtung, aber mit oszillierender Amplitude zwischen $-2B_{\mathrm{dp}}$ und $+2B_{\mathrm{dp}}$.

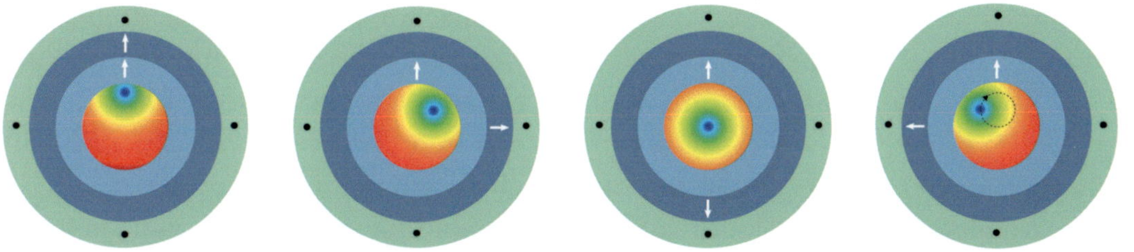

$\beta = 0°$ $\beta = 90°$ $\beta = 180°$ $\beta = 270°$

Abbildung 3.2: Eindimensionale Kreistrajektorie. Durch die Superposition von Selektionsfeld (grün) und Anregungsfeld (blau) entsteht eine kreisförmige Trajektorie, wenn nur einer der Dipole rotiert wird. Von links nach rechts wird einer der Dipole um je 90° gedreht. Die Pole des Quadrupoles sind durch die schwarzen Punkte illustriert und die weißen Pfeile in den Dipolen zeigen deren jeweilige Feldrichtung an. Nach einer vollen Umdrehung des Dipols hat der FFP eine volle kreisförmige Trajektorie durchlaufen, die im letzten Bild durch den gestrichelten Pfeil angedeutet ist. Die Amplitude oszilliert zwischen 0 and $+2B_{\mathrm{dp}}$, während sich die Richtung des Magnetfeldvektors ändert.

Bis hierhin durchläuft der FFP in beiden Fällen eine eindimensionale Trajektorie, was lediglich eine eindimensionale Bildrekonstruktion entlang der Trajektorie erlaubt. Wird zusätzlich der gesamte Aufbau mit einer Frequenz $\omega^{2\mathrm{D}}$ rotiert, wobei $\omega^{2\mathrm{D}} < \omega^{1\mathrm{D}}$ und $\omega^{1\mathrm{D}} = N\omega^{2\mathrm{D}}$ mit $N \in \mathbb{N}$ gilt, dann entstehen zweidimensionale Trajektorien. Im ersten Fall entsteht aus Gleichung 3.1.1 ein zweidimensionales Anregungsfeld der Form

$$\vec{B}_{\mathrm{A}}^{2\mathrm{D}}(t) = 2B_{\mathrm{dp}} \underbrace{\begin{pmatrix} \cos(\omega^{2\mathrm{D}}t) & \sin(\omega^{2\mathrm{D}}t) \\ -\sin(\omega^{2\mathrm{D}}t) & \cos(\omega^{2\mathrm{D}}t) \end{pmatrix}}_{\text{Rotationsmatrix}} \underbrace{\begin{pmatrix} 0 \\ \cos(\omega^{1\mathrm{D}}t) \end{pmatrix}}_{\text{1D-Anregungsfeld}} \tag{3.1.5}$$

$$= 2B_{\mathrm{dp}} \begin{pmatrix} \cos(\omega^{1\mathrm{D}}t)\sin(\omega^{2\mathrm{D}}t) \\ \cos(\omega^{1\mathrm{D}}t)\cos(\omega^{2\mathrm{D}}t) \end{pmatrix}, \tag{3.1.6}$$

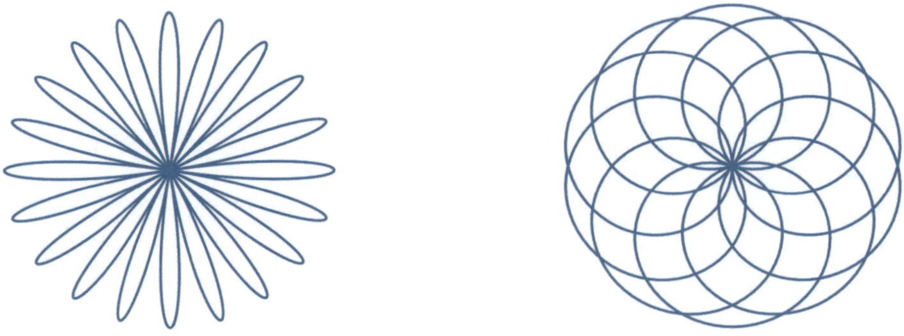

a) radiale Trajektorie b) blumenförmige Trajektorie

Abbildung 3.3: Zweidimensionale Trajektorien. a) Die radiale Trajektorie entsteht aus der eindimensionalen Linientrajektorie, wenn beide Dipole gegensinnig rotiert werden. b) Die blumenförmige Trajektorie entsteht aus der eindimensionalen Kreistrajektorie, wenn nur einer der beiden Dipole rotiert wird. Ein Frequenzverhältnis von $\omega^{1\mathrm{D}} = 10\omega^{2\mathrm{D}}$ ist hier dargestellt.

wobei $\vec{B}_{\mathrm{A}}^{1\mathrm{D}}(t)$ aus Gleichung 3.1.1 mit der sich im Uhrzeigersinn drehenden Rotationsmatrix gedreht wird. Die Superposition von $\vec{B}_{\mathrm{A}}^{2\mathrm{D}}(t)$ mit dem Selektionsfeld erzeugt eine zweidimensionale radiale Trajektorie des FFPs (siehe Abbildung 3.3a). Dieser Ansatz wurde auch von Bagheri et. al [46] in Kombination mit einem Selektionsfeld aus zwei Ringmagneten genutzt.

Dieselbe Rechnung kann auch für die eindimensionale Kreistrajektorie durchgeführt werden. Dann hat das Anregungsfeld die Form

$$\vec{B}_{\mathrm{A}}^{2\mathrm{D}}(t) = B_{\mathrm{dp}} \begin{pmatrix} \cos(\omega^{2\mathrm{D}}t) & \sin(\omega^{2\mathrm{D}}t) \\ -\sin(\omega^{2\mathrm{D}}t) & \cos(\omega^{2\mathrm{D}}t) \end{pmatrix} \begin{pmatrix} \sin(\omega^{1\mathrm{D}}t) \\ \cos(\omega^{1\mathrm{D}}t) + 1 \end{pmatrix} \tag{3.1.7}$$

$$= B_{\mathrm{dp}} \begin{pmatrix} \sin((\omega^{1\mathrm{D}} + \omega^{2\mathrm{D}})t) + \sin(\omega^{2\mathrm{D}}t) \\ \cos((\omega^{1\mathrm{D}} + \omega^{2\mathrm{D}})t) + \cos(\omega^{2\mathrm{D}}t) \end{pmatrix}. \tag{3.1.8}$$

Die bei der Superposition mit dem Selektionsfeld entstehende Trajektorie wird als „blumenförmig“ bezeichnet und ist in Abbildung 3.3b dargestellt.

Für beide Trajektorien hat das zweidimensionale FOV die Form eines Kreises mit dem Radius wie in Gleichung 2.1.45 angegeben. Dabei müssen B_{A} und G so gewählt werden, dass R gleich oder kleiner dem Innenradius des Scanners ist. Wenn die Rotationsgeschwindigkeit $\omega^{1\mathrm{D}}$ für beide Trajektorienarten gleich gewählt wird, dann ist das Scannen mit einer radialen Trajektorie doppelt so schnell wie das mit einer blumenförmigen Trajektorie, da die Relativgeschwindigkeit der Dipole zueinander für die radiale Trajektorie doppelt so hoch ist wie für die blumenförmige Trajektorie.

Das in diesem Kapitel präsentierte Konzept für ein Halbach-MPI-System wurde in einem Journalartikel [3] und weiteren Konferenzbeiträgen [22,23,30] publiziert.

3.1.1 Materialien und Methoden

Für eine numerische Simulation eines MPI-Systems aus je zwei ineinander genesteten Dipolen und Quadrupolen wurden zunächst mit Hilfe von Gleichung 2.1.31 und 2.1.44 aus Kapitel 2.1.4 die Parameter Anzahl, Länge, Breite, Abstand der einzelnen Magnete zueinander und Zylinderradius für die jeweiligen Halbach-Dipole und -Quadrupole analytisch bestimmt. Um vier Ringe zu finden, die ineinander passen und dieselbe magnetische Flussdichte bzw. Gradientenstärke erzeugen, wird die Länge der Magnete und ihre Breite variiert. Da einfache Magnete nur in bestimmten Größen kommerziell verfügbar sind, wurde die Länge der Magnete in Schritten von 1 cm und die Kantenlänge in Schritten von 1 mm variiert. Für den inneren freien Durchmesser wurden 10 cm gewählt, was vergleichbar mit anderen präklinischen MPI-Scannern ist. Standard N45-NdFeB-Magnete mit einer Remanenz von $B_\mathrm{r} = 1{,}32\,\mathrm{T}$ wurden angenommen, da sie einfach kommerziell erhältlich sind. Um später einen einfachen Aufbau zu ermöglichen, wurden quaderförmige Magnete mit quadratischer Grundfläche gewählt.

Die Ergebnisse der analytischen Berechnungen wurden dann für den Aufbau der Geometrie für eine numerische Simulation verwendet, die mit COMSOL Multiphysics (Version 5.4, COMSOL AB, Stockholm, Schweden) in einer dreidimensionalen Simulationsumgebung unter der Verwendung der „Magnetische Felder, keine Ströme“-Oberfläche durchgeführt wurde.

Es wurden zunächst zwei Dipole für verschiedene Rotationswinkel simuliert und die Ergebnisse mit den analytischen Berechnungen verglichen. Dann wurden zwei Quadrupole bei unterschiedlichen Rotationswinkeln simuliert und die entstehende Gradientenstärke in Abhängigkeit vom Rotationswinkel mit den analytischen Berechnungen verglichen. Zum Schluss wurde das gesamte MPI-System, bestehend aus zwei Dipolen und zwei Quadrupolen, für die maximale und die halbe Gradientenstärke in Abhängigkeit vom Rotationswinkel der Dipole simuliert. Die Auslenkung des FFPs von seiner Zentrumsposition wird mit der durch die analytischen Berechnungen erwarteten Auslenkung verglichen.

3.1.2 Ergebnisse

Tabellen 3.1 und 3.2 zeigen die Ergebnisse der analytischen Berechnung für zwei Dipole und zwei Quadrupole. Das vorgeschlagene MPI-System hat einen Innendurchmesser von 10 cm. Insgesamt hat der Aufbau einen Durchmesser von 22,4 cm und eine Höhe von 10 cm. Nach den analytischen Berechnung wird eine maximale Gradientenstärke von 2,3 T/m für das Selektionsfeld erwartet und eine Anregungsfeldamplitude von 67 mT. Der theoretisch erwartete Durchmesser des FOV beträgt dann 5,8 cm. Der errechnete Aufbau ist in Abbildung 3.4 zu sehen.

Tabelle 3.1: Errechnete Spezifikationen der Halbach-Dipole, die aus den analytischen Berechnungen der Gleichungen 2.1.31, 2.1.32 und 2.1.36 für einen idealen, einen diskretisierten und einen realen Halbach-Dipol gewonnen wurden.

	Dipol 1	Dipol 2
Radius r	5,70 cm	7,10 cm
innerer Radius r_i	5,10 cm	6,35 cm
äußerer Radius r_o	6,30 cm	7,85 cm
Länge der Magnete L	2 cm	3 cm
Breite der Magnete a	8 mm	9 mm
Anzahl Magnete N	32	32
Abstand zwischen Magneten d	1,6 mm	0,5 mm
Remanenz B_r	1,32 T	1,32 T
B^{ideal}	281 mT	281 mT
B^{inf}	133 mT	108 mT
B^{real}	34,1 mT	33,1 mT

Tabelle 3.2: Errechnete Spezifikationen der Halbach-Quadrupole, die aus den analytischen Berechnungen der Gleichung 2.1.44 und analog zu 2.1.32 und 2.1.36 für einen idealen, einen diskretisierten und einen realen Halbach-Quadrupol gewonnen wurden.

	Quadrupol 1	Quadrupol 2
Radius r	8,65 cm	10,33 cm
innerer Radius r_i	7,93 cm	9,47 cm
äußerer Radius r_o	9,37 cm	11,19 cm
Länge der Magnete L	7 cm	10 cm
Breite der Magnete a	9 mm	11 mm
Anzahl Magnete N	40	40
Abstand zwischen Magneten d	1,2 mm	1,2 mm
Remanenz B_r	1,32 T	1,32 T
G^{ideal}	5,14 T/m	4,31 T/m
G^{inf}	2,11 T/m	1,86 T/m
G^{real}	1,14 T/m	1,14 T/m

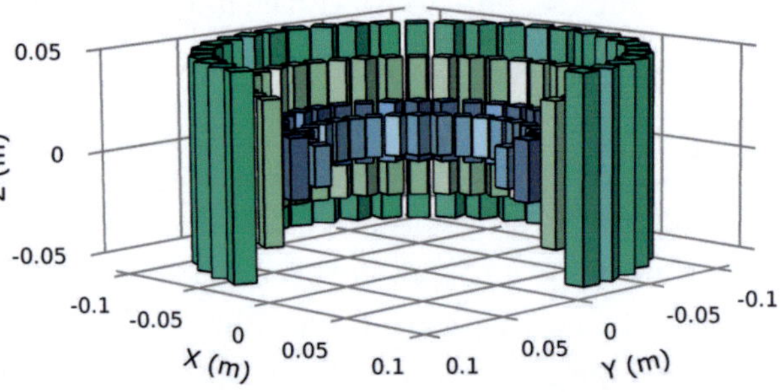

Abbildung 3.4: Die Geometrie für das vorgeschlagene MPI-System, bestehend aus vier ineinander genesteten Halbach-Ringen. Die beiden inneren Ringe sind die Dipole und bilden das Anregungsfeld (blau), die beiden äußeren Ringe sind Quadrupole und bilden das Selektionsfeld (grün). Der innere freie Bohrungsdurchmesser beträgt 10 cm. Der gesamte Aufbau hat einen Durchmesser von 22,4 cm und eine Höhe von 10 cm.

In Abbildung 3.5a-d sind die Simulationsergebnisse für eine Auswahl verschiedener Rotationswinkel der Dipole bei gegensinniger Rotation dargestellt. Dabei zeigt Abbildung 3.5a die parallele Ausrichtung der Dipole, sodass die maximale Flussdichte im Inneren erzeugt wird, welche im Zentrum 65 mT beträgt. Abbildung 3.5d zeigt die antiparallele Ausrichtung der Dipole, bei der sich idealerweise die Felder auslöschen. Ein Restfeld von 0,8 mT wurde im Zentrum gemessen. In Abbildung 3.5e und f sind die Auswertungen der Flussdichten entlang der x- und y-Achse dargestellt. Hier lassen sich die Abweichungen zu einem homogenen Magnetfeld, also einem Feld mit örtlich und zeitlich konstanter Flussdichte innerhalb der Dipole, erkennen. Diese Feldinhomogenitäten sind vor allem im äußeren Bereich in der Nähe der Magneten deutlich zu sehen. Abbildung 3.5g zeigt die Auswertung der Flussdichte im Zentrum des Aufbaus als Funktion des Rotationswinkels und vergleicht diese mit den erwarteten Werten aus der analytischen Berechnung. Ausgehend von Gleichung 2.1.29 wurde das Anregungsfeld für verschiedene Rotationswinkel berechnet. Für das analytische Ergebnis wurde die aus Gleichung 2.1.36 gewonnene Amplitude verwendet. Für das semi-analytische Ergebnis wurde die Amplitude aus der numerischen Simulation für die parallele Dipolstellung in Gleichung 2.1.29 eingesetzt, um den systematischen Fehler zwischen analytischer Berechnung und numerischer Simulation zu korrigieren. Es zeigt sich, dass die analytisch berechnete Flussdichte im Gegensatz zur numerischen Simulation im Mittel um 2,6 % größer ist, was als ein systematischer Fehler betrachtet werden kann. Die semi-analytische Auswertung zeigt, dass die Amplitude mit dem Cosinus des Rotationswinkels variiert werden kann, die Messwerte streuen mit einer Abweichung von 0,28 %, was einem statistischen Fehler entspricht.

In Abbildung 3.6a-d sind die Simulationsergebnisse für eine Auswahl verschiedener Rotationswinkel der Quadrupole dargestellt. Dabei zeigt Abbildung 3.6a die parallele Ausrichtung der Quadrupole, sodass die maximale Gradientenstärke erzeugt wird. Abbildung 3.6d zeigt die um 90° gegeneinander gedrehten Quadrupole, sodass idealerweise die Auslöschung der Felder erwartet wird. In Abbildung 3.6e und f sind die Auswertungen der Flussdichten entlang der x-Achse und der xy-Diagonalen gezeigt. Da die Quadrupole eine 90°-Rotationssymmetrie aufweisen, wird die größte Abweichung aufgrund von Feldinhomogenitäten entlang einer 45°-Achse erwartet. Die Gradientenstärke wurde mittels einer linearen Regression im Bereich des FFPs zu 2,7 T/m entlang der x-Achse bzw. 2,6 T/m entlang der Diagonalen bestimmt. Es ist zu erkennen, dass die Gradientenstärke in der Nähe des FFPs annähernd konstant ist, jedoch wird sie zum Rand hin größer, sodass in diesem Bereich die Flussdichte nicht mehr linear ansteigt. Eine lineare Regression am Rand der Scanneröffnung ergibt eine Gradientenstärke von 3,5 T/m. Die Gradientenstärke ist damit am Rand des Scanners 23 % größer als im Bereich des FFPs bei

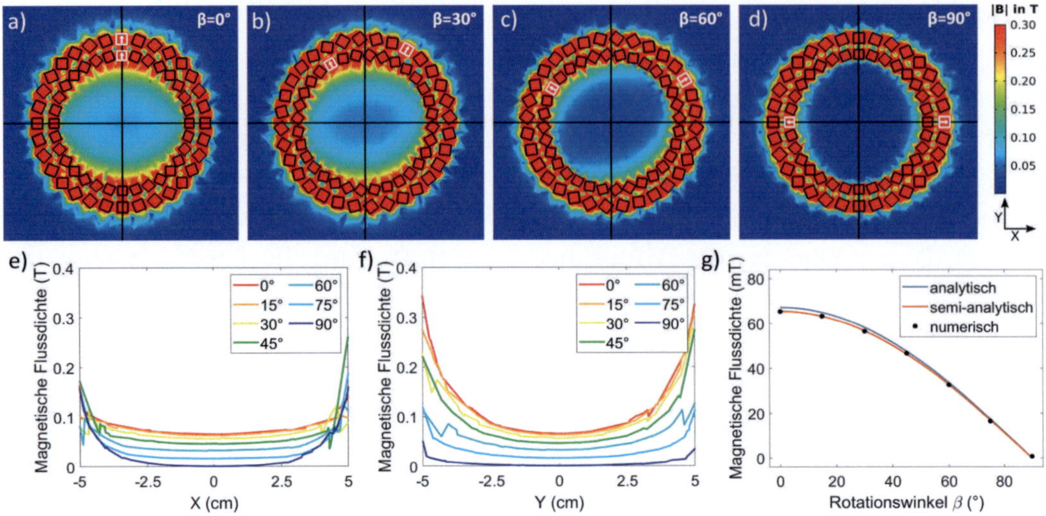

Abbildung 3.5: Numerische Simulationsergebnisse des Anregungsfelds. a-d) Flussdichten für verschiedene Rotationswinkel β. e) Magnetische Flussdichte entlang der x-Achse für verschiedene Rotationswinkel. f) Magnetische Flussdichte entlang der y-Achse für verschiedene Rotationswinkel. g) Magnetische Flussdichte im Zentrum für verschiedene Rotationswinkel im Vergleich zur analytisch und semi-analytisch berechneten Flussdichte.

voller Gradientenstärke. Wenn die Quadrupole um 90° gegeneinander gedreht sind und das Selektionsfeld damit „ausgeschaltet" ist, verbleibt eine Restgradientenstärke von 0,02 T/m bzw. 0,03 T/m. Die analytische Berechnung der Gradientenstärke ist 14 % geringer als die der numerischen Simulation, wenn die Gradientenstärke im Bereich des FFPs ausgewertet wird. Dies stellt einen systematischen Fehler zwischen analytischer Berechnung und numerischer Simulation dar. Die semi-analytische Darstellung, bei der die Ergebnisse um den systematischen Fehler korrigiert wurden, zeigt, dass die Gradientenstärke wie erwartet mit dem Cosinus des doppelten Rotationswinkels variiert werden kann. Die Abweichung zur numerischen Simulation beträgt 0,6 %.

In Abbildung 3.7a-d sind die Simulationsergebnisse für den gesamten Aufbau für verschiedene Rotationswinkel der Dipole und maximaler Gradientenstärke zu sehen. Es ist zu erkennen, dass sich der FFP wie erwartet auf einer Linientrajektorie bewegt (vgl. Gleichung 2.1.27 und Abbildung 3.1). Mit einer Anregungsfeldamplitude von 65 mT und einer Gradientenstärke von 2,7 T/m ist eine Ablenkung des FFPs um 24 mm zu erwarten. Die maximale Auslenkung des Feldminimums beträgt 29 mm. In Abbildung 3.7e ist die Auswertung der magnetischen Flussdichte entlang der y-Achse (Achse auf der sich der FFP bewegt) für verschiedene Rotationswinkel dargestellt. Es ist zu erkennen, dass für größere Ablenkungen des FFPs von seiner Zentrumslage die Gradientenstärke im Bereich des FFPs nicht mehr konstant ist und der Bereich der Niedrigfeldregion um den FFP breiter wird. Außerdem nimmt die verbleibende Feldstärke im Minimum zu, sie beträgt fast 20 mT bei maximaler

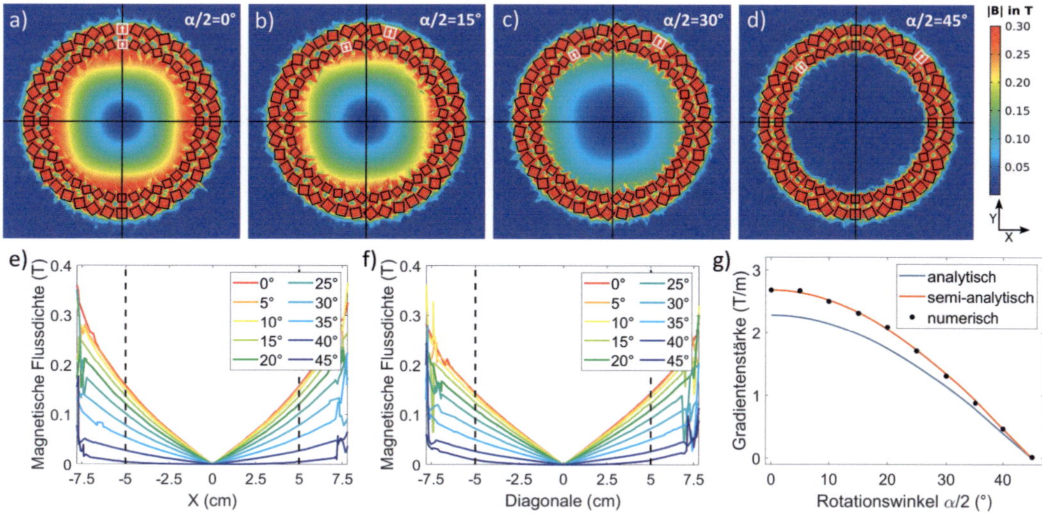

Abbildung 3.6: Numerische Simulationsergebnisse des Selektionsfelds. a)-d) Flussdichten für verschiedene Rotationswinkel $\alpha/2$ der Quadrupole. e) Magnetische Flussdichte entlang der x-Achse und f) entlang der Diagonalen für verschiedene Rotationswinkel. Die senkrecht gestrichelten Linien zeigen die Begrenzung der Scanneröffnung an. g) Gradientenstärke im Zentrum für verschiedene Rotationswinkel im Vergleich zur analytischen und semi-analytischen Gradientenstärke.

Auslenkung. In Abbildung 3.7f ist die Auslenkung des FFPs in Abhängigkeit vom Rotationswinkel der Dipole dargestellt. Die numerischen Simulationen zeigen, dass der Ort des FFPs sich mit dem Cosinus des Rotationswinkels ändert (vgl. Gleichung 2.1.45).

Abbildung 3.8a-d zeigt die Simulationsergebnisse des gesamten Aufbaus für jeweils um 30° rotierte Quadrupole, wodurch die halbe Gradientenstärke eingestellt wurde, und verschiedene Rotationswinkel der Dipole. In Abbildung 3.8e und f ist zu sehen, dass bereits für Rotationswinkel der Dipole von weniger als 70° der Bereich der geringsten Feldstärke breiter und die verbleibende Feldstärke im Minimum größer wird. Sie beträgt bei paralleler Ausrichtung der Dipole etwas mehr als 50 mT. Abbildung 3.8g zeigt, dass für große Rotationswinkel der Dipole, also kleine Auslenkungen des FFPs, dieser wie erwartet ausgelenkt wird. Für Rotationswinkel kleiner als 70° kann jedoch keine größere Auslenkung des FFPs als etwa 2 cm beobachtet werden, obwohl eine maximale Auslenkung von 5 cm erwartet wird. Die Änderung der Auslenkung mit dem Cosinus des Rotationswinkels ist nicht erkennbar.

3.1.3 Diskussion

Die analytische Berechnung der Dipole stimmt sehr gut mit der numerischen Simulation überein. Da die analytische Berechnung von einem homogenen Feld ausgeht, wurden die Berechnungen mit der Zentrumsposition der numerischen Simulation verglichen. Dieser Vergleich lässt deshalb keinen Schluss über Feldinhomogenitäten zu. Es zeigt sich, dass die analytische Berechnung

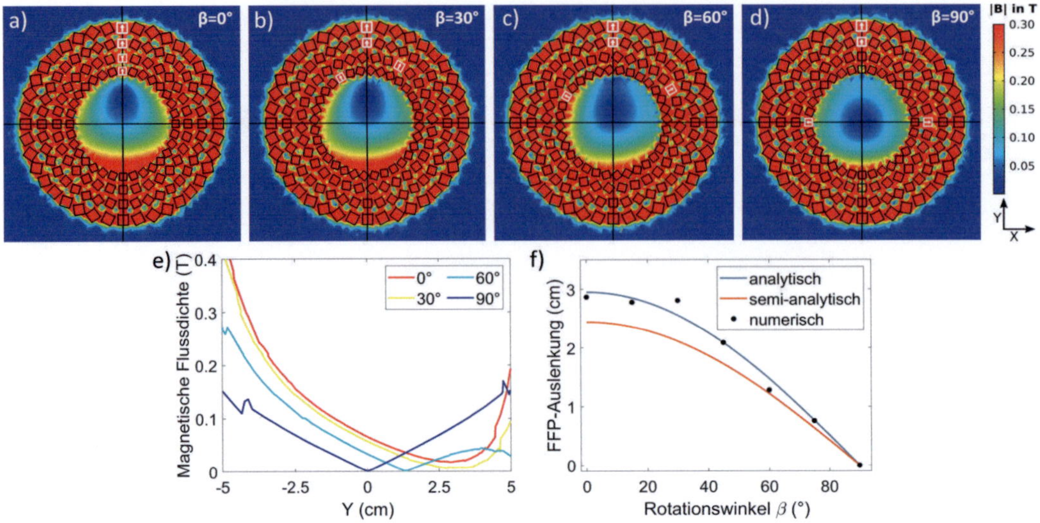

Abbildung 3.7: Numerische Simulationsergebnisse des gesamten MPI-Konzepts für maximale Gradientenstärke. a)-d) Magnetische Flussdichten für verschiedene Rotationswinkel β der Dipole. e) Magnetische Flussdichte entlang der y-Achse für verschiedene Rotationswinkel. f) Ablenkung des FFPs für verschiedene Rotationswinkel im Vergleich mit der analytisch und der semi-analytisch berechneten Ablenkung.

im Gegensatz zur numerischen Simulation die erzeugte Flussdichte im Mittel um 2,6 % überschätzt. Eine semi-analytische Auswertung, bei der die numerisch berechnete Amplitude in die Gleichung 2.1.29 eingesetzt wurde, zeigt, dass die Amplitude mit einer Abweichung von nur 0,28 % mit dem Cosinus des Rotationswinkels variiert werden kann. Abbildung 3.5 zeigt aber auch, dass die numerisch simulierten Felder eine deutliche Abweichung von einem theoretisch erwarteten homogenen Feld darstellen. Die Flussdichte des Anregungsfelds steigt aufgrund der real existierenden Feldinhomogenitäten nach außen hin an und erreicht bei paralleler Einstellung der Dipole am Rand Werte über 300 mT. Im Vergleich zum Wert im Zentrum stellt dies eine um den Faktor 4,6 erhöhte Flussdichte am Rand dar. Der größte Anstieg kann in Richtung der Pole beobachtet werden, sodass die entstehenden Feldinhomogenitäten nicht rotationssymmetrisch sind.

Die numerische Simulation des Selektionsfelds zeigt einen FFP in der Mitte des Aufbaus und einen annähernd linearen Gradienten. Die Gradientenstärke ist am Rand des Scanners 23 % größer als im Bereich des FFPs bei voller Gradientenstärke. Die analytische Berechnung der Gradientenstärke unterschätzt die numerische Simulation um 14 %, wenn die Gradientenstärke im Bereich des FFPs ausgewertet wird. Die semi-analytische Darstellung zeigt, dass die Gradientenstärke wie erwartet mit dem Cosinus des doppelten Rotationswinkels variiert werden kann. Die Abweichung zur numerischen Simulation beträgt lediglich 0,6 %.

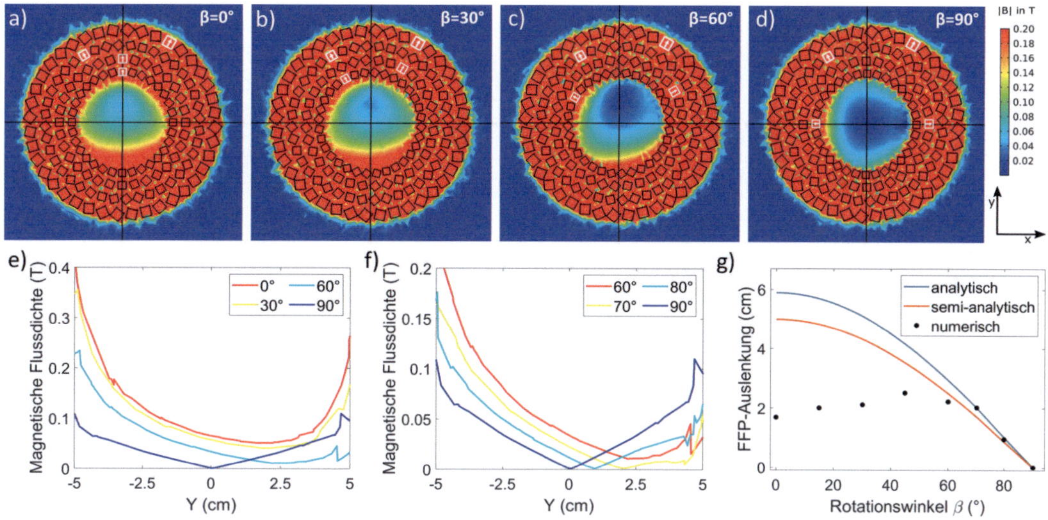

Abbildung 3.8: Numerische Simulationsergebnisse des gesamten MPI-Konzepts für halbe Gradientenstärke. a)-d) Magnetische Flussdichten für verschiedene Rotationswinkel β der Dipole. e)-f) Magnetische Flussdichte entlang der y-Achse für verschiedene Rotationswinkel. g) Ablenkung des FFPs für verschiedene Rotationswinkel im Vergleich mit der analytisch und der semi-analytisch berechneten Ablenkung.

Die Simulation des gesamten MPI-Aufbaus zeigt bei vollem Gradienten und gegenläufig rotierten Dipolen, dass sich der FFP wie erwartet auf einer Linientrajektorie bewegt. Jedoch ist auch zu beobachten, dass der FFP bei seiner Bewegung zum Rand zunehmend deformiert wird und keinen feldfreien Bereich mehr bildet, sondern eine Restfeldstärke im Minimum vorhanden ist. Auch ist zu sehen, dass sich der FFP über den theoretisch erwarteten Abstand zum Zentrum hinaus bewegt.

Dies ist auf die Inhomogenitäten der realen Halbach-Anordnung zurückzuführen. Vor allem die innen liegenden Dipole erzeugen an ihren Polen erhebliche Feldinhomogenitäten. Das hat zum einen Auswirkungen auf die Auflösung im Randbereich des rekonstruierten Bilds, zum anderen auf die Größe des FOVs. Zu erwarten ist deshalb, dass nicht der gesamte Bereich des 10 cm großen inneren Durchmessers für die Bilderstellung nutzbar ist. Der Effekt lässt sich wahrscheinlich mit runden Stabmagneten, die geringere Feldinhomogenitäten erzeugen, verringern. Extra angefertigte Magnete, die den gesamten Ring ausfüllen, würden nicht nur weniger Feldinhomogenitäten hervorrufen, sondern auch größere Feldstärken erzeugen, da der Füllfaktor (vgl. Gleichung 2.1.36) maximiert würde. Aufgrund des Füllfaktors halbiert sich in dem hier vorgestellten MPI-Scanner die erzeugte Flussdichte im Vergleich zu voll ausgefüllten Halbach-Ringen.

Im hier vorgestellten Konzept wurden die Dipole innen und die Quadrupole außen angeordnet, da bei einem späteren Aufbau eine möglichst hohe Rotationsfrequenz der Dipole erzeugt werden soll, für die es vorteilhaft ist, wenn der Radius des zu drehenden Objekts und sein Gewicht möglichst gering sind. Es wird erwartet, dass Rotationsfrequenzen von bis zu 200 Hz möglich sind, wobei diese von der Realisierung des mechanischen Aufbaus abhängig sind, insbesondere der präzisen Lagerung der Halbach-Ringe.

Um die zu erwartende Bildrate zu ermitteln, sind weitere Simulationsstudien und Experimente zur Ermittlung der minimalen Trajektoriendichte notwendig, die eine Bildrekonstruktion zulässt. Die Trajektoriendichte bestimmt dann die Rotationsfrequenz ω^{2D}, die der Bilrate entspricht. Ein Vergleich mit den Simulationsstudien zu Trajektoriendichten verschiedener Trajektorienformen von Knopp et al. [143] erlaubt die Annahme für eine radiale Trajektorie, dass eine Aufnahmedauer von 150 ms für ein Bild möglich sein sollte. Hierbei ist jedoch zu beachten, dass es sich um eine Simulationsstudie handelt und die beschriebenen Feldinhomogenitäten eines späteren Aufbaus voraussichtlich feinere Trajektorien notwendig machen, was zu einer geringeren Bildrate führen würde. Das Rauschen eines aufgebauten Systems wird ebenfalls zu längeren Aufnahmezeiten führen, da durch Mittelungen ein zur Bildaufnahme geeignetes SNR erreicht werden muss.

Aufgrund der vergleichsweise geringen Frequenzen können höhere Anregungsfeldamplituden als bei elektromagnetischen Systemen verwendet werden, ohne dass eine Nervenstimulation oder Erwärmung hervorgerufen wird. Die in der Simulation gezeigten Amplituden werden bei einer Frequenz von 200 Hz als sicher erachtet [82, 222].

Der Theorie nach sollte die Linientrajektorie bei vollem Gradienten einen Bereich von 5 cm um die Scannermitte und bei halbem Gradienten von 10 cm abdecken. Die simulierten Auslenkungen des FFPs (siehe Abbildungen 3.7 und 3.8) sind bei voller Gradientenstärke größer als erwartet, und bei halber Gradientenstärke konnten keine größeren Auslenkungen als 2 cm beobachtet werden. Aufgrund von Feldinhomogenitäten, vor allem wegen der zum Rand hin deutlich ansteigenden Amplitude der Dipolfelder, lässt sich für das hier vorgestellte MPI-System nicht grundsätzlich sagen, dass das FOV durch eine geringere Gradientenstärke vergrößert werden kann. Es konnte außerdem beobachtet werden, dass bei zunehmender Auslenkung des FFPs von seiner Mittelpunktposition kein FFP innerhalb der inneren Scanneröffnung zu identifizieren ist. Am äußeren Rand ist ein Feldstärkenminimum zu erkennen, in dessen Umfeld die Gradientenstärke im Vergleich zur Mittelpunktposition deutlich reduziert ist. Es wird deshalb erwartet, dass die Auflösung des Systems zum Rand hin schlechter wird. Bei halber Gradientenstärke wird dieses Phänomen bei einer noch geringeren Auslenkung des FFPs beobachtet als bei voller Gradientenstärke.

Für einen späteren Aufbau des Systems müssen diese Beobachtungen berücksichtigt werden. So kann eine größere maximale Gradientenstärke oder eine geringere Anregungsfeldamplitude die erhöhten Feldstärken in den Randbereichen kompensieren. Im Zusammenhang mit der Kombination dieses MPI-Systems mit magnetischer Manipulation wird außerdem die Möglichkeit diskutiert, dass eine deutlich höhere Anregungsfeldamplitude zwar zu Totzeiten führt, da die Auslenkung des FFPs größer ist als die Scanneröffnung, allerdings führt dies auch zu einem besser definierten FFP in den Randbereichen (siehe Kapitel 3.2).

So wie das System hier vorgestellt wurde, eignet es sich ausschließlich für eine zweidimensionale Bildgebung, da der FFP eigentlich eine in Richtung der Scanneröffnung verlaufende FFL ist. Deshalb können keine Unterschiede bei einem Signalempfang aus unterschiedlichen Höhen gemacht werden, sodass Projektionsbilder entstehen. Um eine dreidimensionale Bildgebung zu realisieren, wären zusätzliche Ringmagnete denkbar, die einen Gradienten in z-Richtung erzeugen, wie sie auch von Bagheri et al. ausschließlich verwendet werden [46]. Dieser Gradient ist allerdings dann nicht einstellbar. Denkbar wäre auch eine Ergänzung des Aufbaus um ein elektromagnetisch generiertes Gradientenfeld in z-Richtung. Eine einfache Maxwell-Spule, die keine hohen Feldstärken erzeugen muss, wäre hierfür ausreichend. Dies hätte den Vorteil, dass durch eine asymmetrische Bestromung der Spulenpaare eine Verschiebung des FFPs in z-Richtung ermöglicht werden könnte. Auch wäre es denkbar, die Ortskodierung in z-Richtung über eine Empfangseinheit mit sehr schmalem Sensitivitätsprofil zu ermöglichen. In diesem Fall müsste aber die Probe für eine dreidimensionale Bildgebung bewegt werden.

Ob die mechanische Rotation der Dipole und das daraus resultierende Verfahren des FFPs eine ausreichend hohe Geschwindigkeit hat, um gleichzeitig auch die Partikel so anzuregen, dass induktiv ein ausreichendes Signal empfangen werden kann, ist noch unklar. Aufgrund der sehr viel geringeren Frequenz im Vergleich zu elektromagnetischen Systemen ist ein 125-fach verringertes Signal-zu-Rausch-Verhältnis zu erwarten. Möglicherweise eignen sich hierfür andere Partikel als die für MPI typischerweise verwendeten SPIONs. Da bei diesem System auch höhere Anregungsfeldstärken verwendet werden, könnten deshalb Partikel besser geeignet sein, die eine größere Sättigungsmagnetisierung aufweisen. Auch wäre ein optisches Verfahren zur Detektion des Empfangssignals [71] oder die Verwendung supraleitenden Detektoren (SQUIDs) denkbar, die bei geringen Frequenzen sensitiver sind als die in MPI verwendeten induktiven Empfangsspulen. Sollten die empfangenen Signalamplituden dennoch zu gering sein, muss in das System eine elektromagnetische Anregung integriert werden. Dafür ist aber eine eindimensionale Anregung quer zur Trajektorienebene mit einer geringen Amplitude von wenigen Millitesla ausreichend. Dieses Feld würde deshalb keinen besonders hohen Leistungsverbrauch darstellen.

Die hier dargestellte Simulationsstudie zeigt einen möglichen Aufbau eines präklinischen MPI-Systems. Neben dem Vorteil der drastischen Leistungsreduzierung dieses Systems im Vergleich zu elektromagnetischen Systemen muss allerdings bedacht werden, dass das Hochskalieren dieses Konzepts mit einer massiven Gewichtszunahme des Aufbaus einhergeht. Die hier gezeigten Flussdichten und Gradientenstärken sind bei einer realistischen Größe der verwendeten Permanentmagnete nicht erreichbar. Um den Füllfaktor zu maximieren, sollten passgenau angefertigte Magnete und keine Stabmagneten verwendet werden. Auch die schnelle Rotation wird zu einer noch größeren Herausforderung, da deutlich schwerere Halbach-Ringe mit größerem Radius ohne Unwucht gelagert werden müssen.

3.1.4 Schlussfolgerung

Es wurde ein Konzept für einen MPI-Scanner entwickelt, das aus vier ineinander geschachtelten Halbach-Ringen besteht. Zwei Quadrupole erzeugen das Selektionsfeld, dessen Gradientenstärke durch gegensinnige Rotation eingestellt werden kann. Die maximale Gradientenfeldstärke wurde durch numerische Simulationen zu 2,7 T/m bestimmt. Zwei Dipole, deren Rotation den FFP auf einer Linie oder einem Kreis bewegt, erzeugen das Anregungsfeld. Die Anregungsfeldamplitude wurde zu 65 mT ermittelt. Das hier vorgestellte Konzept erlaubt eine zweidimensionale radiale oder eine blumenförmige Trajektorie.

Zur analytischen Berechnung des Konzepts wurde ein Korrekturfaktor zur Gleichung eines idealen Halbach-Rings entwickelt (Kapitel 2.1.4 Gleichung 2.1.36), der den Aufbau eines Halbach-Rings aus Stabmagneten endlicher Länge erlaubt. Die Vorausberechnung der magnetischen Flussdichte des Dipols stimmt sehr gut mit der numerischen Simulation überein (Abweichung von 2,6 %), die Berechnung der Gradientenstärke des Quadrupols wurde im Vergleich zur analytischen Berechnung um 14 % unterschätzt. Dennoch kann die entwickelte Berechnung als sehr guter Ausgangspunkt zur Konzeptionierung eines Halbach-Aufbaus dienen. Dabei muss berücksichtigt werden, dass die analytische Berechnung von einem homogenen Feld eines Dipols und von einem linearen Gradienten eines Quadrupols ausgeht, wohingegen die numerischen Simulationen Feldinhomogenitäten an den Rändern zeigen. Diese müssen bei einem zukünftigen Aufbau berücksichtigt werden und können durch eine Optimierung der Magnete verringert werden.

Das hier vorgeschlagene Konzept generiert eine mit anderen präklinischen Scannern vergleichbare Gradientenstärke, die darüber hinaus genauso wie bei elektromagnetisch betriebenen Scannern variiert werden kann. Der gesamte Feldgenerator hat lediglich einen Durchmesser von 22 cm und eine Höhe von 10 cm bei einem freien Innendurchmesser von 10 cm. Auch nach weiterer Integration eines Antriebs stellt dieser Scanner eine Verkleinerung seines gesamten Umfangs dar. Darüber hinaus kann eine enorme Leistungsreduzierung gegenüber elektromagnetisch betriebenen Systemen erwartet werden. Lediglich der mechanische Antrieb sowie gegebenenfalls die Integration eines zusätzlichen Anregungsfelds oder eines z-Gradienten müssten elektromagnetisch realisiert werden.

Darüber hinaus bietet das hier vorgestellte Konzept eines MPI-Scanners die Möglichkeit zur Kombination mit magnetischer Manipulation, was in Kapitel 3.2 gezeigt wird.

3.2 Konzept für ein Manipulations-MPI-System

In diesem Kapitel wird ein Konzept vorgestellt, das auf dem im vorherigen Kapitel 3.1 vorgestellten Konzept für ein Halbach-MPI beruht und darüber hinaus die Manipulation durch Gradientenfelder ermöglicht. Die Grundlagen zur magnetischen Kraft in einem Gradientenfeld wurde in Kapitel 2.2.1 beschrieben.

Das hier vorgestellte Konzept besteht aus zwei Dipolen und zwei Quadrupolen, wobei die Dipole eine deutlich größere Flussdichte generieren als für das MPI-Konzept. Das hat zur Folge, dass für große Rotationswinkel der Dipole, also kleine Flussdichten, der FFP innerhalb der Scanneröffnung bewegt wird und so MPI ermöglicht wird. Für kleine Rotationswinkel wird nach Gleichung 2.1.45 die erwartete Auslenkung des FFPs größer als der Öffnungssradius. Es entsteht idealerweise ein Gradientenfeld mit konstanter Gradientenstärke und konstanter Feldrichtung im Innern der Ringe. Dieses Feld kann für die magnetische Manipulation genutzt werden, da es an jedem Ort im Innern der Ringe eine konstante Kraft in derselben Richtung erzeugt. Dieses Konzept ist schematisch in Abbildung 3.9 dargestellt.

Es wurde bereits ein Aufbau zur magnetischen Manipulation, der aus einem Halbach-Dipol und zwei Halbach-Quadrupolen besteht, von Baun et al. vorgestellt [48]. Dieser Aufbau wurde als Grundlage für die Kombination mit MPI verwendet. Der dort vorgestellte Aufbau erlaubt durch das Drehen der Quadrupole die Einstellung der Richtung der ausgeübten Kraft. Die Gradientenstärke lässt sich über den Winkel zwischen den beiden Quadrupolen einstellen, wie es in Kapitel 2.1.4, Gleichung 2.1.41 beschrieben wurde. Die Stärke des Gradienten bestimmt die Kraft auf ein magnetisches Objekt (siehe Kapitel 2.2.1 Gleichung 2.2.2). Die Richtung der Kraft kann entweder über die Drehung der Quadrupole oder über die gleichsame Drehung der Dipole und der Quadrupole verändert werden. Bleiben die Dipole fest und nur die Quadrupole werden um einen Winkel δ gedreht, dann dreht die Richtung der Kraft um 2δ. Das heißt, dass eine halbe Umdrehung der Quadrupole bereits jede Richtungseinstellung der Kraft erlaubt. Wird der Dipol gleichsam mit den Quadrupolen gedreht, dann dreht sich die Richtung der Kraft um denselben Winkel.

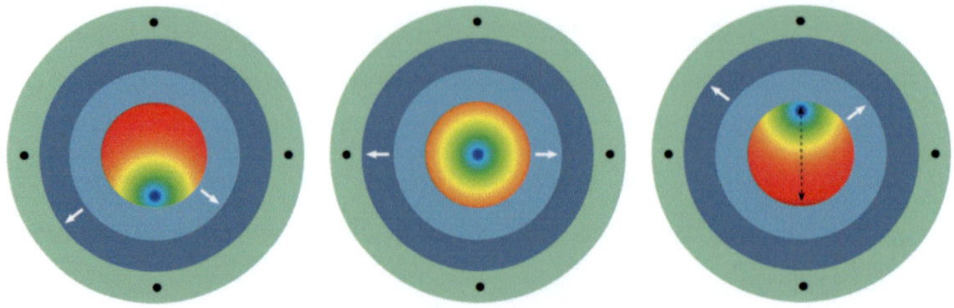

a) MPI-Modus

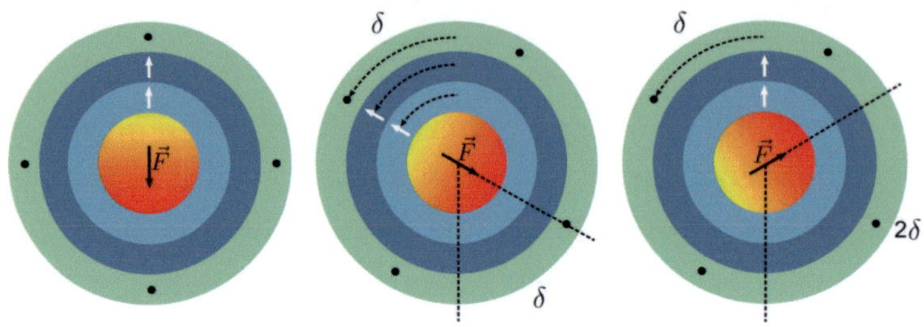

b) Manipulationsmodus

Abbildung 3.9: Konzept eines kombinierten MPI-Manipulations-Aufbaus aus Halbach-Ringen. a) Die Visualisierung erfolgt im MPI-Modus. Dabei steht der FFP im Zentrum der Scanneröffnung, wenn die Dipole antiparallel ausgerichtet sind, das heißt wenn $\beta = 90°$ ist. Für kleine Auslenkungen beider Dipole aus der antiparallelen Stellung verfährt der FFP in einer Linientrajektorie. b) Der Manipulationsmodus wird eingestellt, indem die Dipole parallel ausgerichtet werden, sodass $\beta = 0°$. Dann entsteht ein lineares Gradientenfeld, das zur Manipulation eingesetzt werden kann. Die Richtung der Kraft steht dabei der Feldrichtung entgegen. Werden beide Quadrupole und beide Dipole gleichermaßen um den Winkel δ rotiert, so folgt die Richtung der Kraft dieser Rotation. Werden nur die Quadrupole um δ rotiert, während die Dipole fest bleiben, dann rotiert die Richtung der Kraft um 2δ.

Die mechanische Realisierung ist anspruchsvoll, um zwischen dem Manipulationsmodus und dem MPI-Modus hin- und herschalten zu können, denn die schnelle Rotation der Dipole, wie sie für MPI benötig wird, muss für die Manipulation gestoppt werden. Für den MPI-Modus wäre es denkbar, die Dipole nicht voll rotieren zu lassen, sondern zwischen 90° und dem Winkel schwenken zu lassen, der eine Auslenkung des FFPs gleich der Scanneröffnung bewirkt. Für den Manipulationsmodus müsste der Winkel dann auf 0° gestellt werden. Allerdings lässt diese Art der Bewegung keine hohen Geschwindigkeiten zu.

Eine zweite Möglichkeit ist, die Dipole im MPI-Modus voll rotieren zu lassen, wie es auch in Kapitel 3.1 für das reine MPI-Konzept vorgeschlagen wurde, sodass im MPI-Modus das Anregungsfeld mit maximaler Amplitude oszilliert. Dabei läuft der FFP während jeder Linien- bzw. Kreistrajektorie aus der Scanneröffnung hinaus. Es entsteht eine abgeschnittene Trajektorie, wie sie in Abbildung 3.10 zu sehen ist. Dieses Prinzip ist voraussichtlich mechanisch einfacher umsetzbar. In Abbildung 3.11 sind schematisch die Auslen-

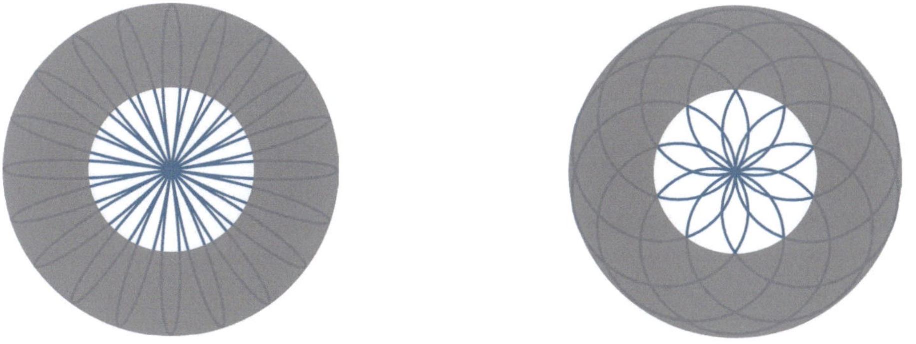

a) radiale Trajektorie b) blumenförmige Trajektorie

Abbildung 3.10: Zweidimensionale Trajektorien im MPI-Modus. a) Aufgrund der höheren Flussdichte der Dipole werden die Trajektorien durch den Öffnungsradius abgeschnitten. Die radiale Trajektorie entsteht aus der eindimensionalen Linientrajektorie, wenn beide Dipole gegensinnig rotiert werden. b) Die blumenförmige Trajektorie entsteht aus der eindimensionalen Kreistrajektorie, wenn nur einer der beiden Dipole rotiert wird. Es ist ein Frequenzverhältnis von $\omega^{1D} = 10\omega^{2D}$ dargestellt. Grau hinterlegt ist der theoretische Verlauf der Trajektorie, in dem sich der FFP außerhalb der Scanneröffnung von 10 cm befindet.

kung des FFPs, die wirkende Kraft sowie die Bewegung eines magnetischen Objekts für die sich abwechselnden Modi dargestellt.

3.2.1 Materialien und Methoden

Mit Hilfe von Gleichung 2.1.36 wurden auf dieselbe Weise wie in Kapitel 3.1 zwei Halbach-Dipole gefunden, die dieselbe Flussdichte im Innern erzeugen und ineinander genestet werden können. Dabei sollte aber im Vergleich zum Halbach-MPI-Konzept die Flussdichte deutlich höher liegen, sodass $B_A \gg Gr_i$ mit r_i dem Innenradius des Aufbaus erfüllt ist, damit die Kraft möglichst überall im Innern in dieselbe Richtung zeigt. Im Gradientenfeld eines Quadrupols zeigen die Richtungsvektoren der Kraft radial vom FFP weg. Je größer die Auslenkung des FFPs ist, desto größer wird der Krümmungsradius des Gradientenfelds und die Richtungsvektoren der Kraft nähern sich einer parallelen Ausrichtung an.

Es wurde hauptsächlich die Länge der Magnete geändert, um die bereits gefundene Geometrie beizubehalten. Die Abmessungen der Quadrupole sind identisch geblieben. Die so gefundene Geometrie wurde numerisch in COMSOL Multiphysics simuliert, zunächst nur die Dipole und dann das gesamte System aus zwei Dipolen und zwei Quadrupolen. Die Quadrupole wurden einmal auf maximale Gradientenstärke und einmal auf halbe Gradientenstärke eingestellt, dafür wurde gemäß Gleichung 2.1.41 der Winkel auf $\frac{1}{2}\alpha = 30°$ eingestellt. Es wurden verschiedene Winkeleinstellungen der Dipole simuliert.

Danach wurde bei maximaler Gradientenstärke und einem Rotationswinkel der Dipole von $\beta = 0°$ der Manipulationsmodus eingehender untersucht. Die Magnetisierung von SPIONs wurde unter der Annahme berechnet, dass

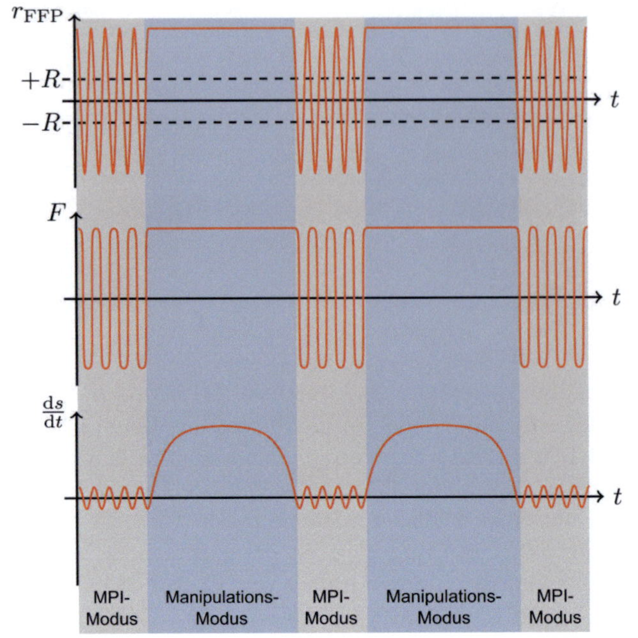

Abbildung 3.11: Schema des MPI- und Manipulationsmodus bei voller Rotation der Dipole im MPI-Modus. Dargestellt sind die Auslenkung des FFPs, wobei der Öffnungssradius R des Aufbaus eingezeichnet ist (oben), die auf ein magnetisches Objekt wirkende Kraft, wobei angenommen wird, dass die Kraft mit der Magnetisierung des Objekts skaliert bis seine Sättigungsmagnetisierung erreicht wird (Mitte) und die Geschwindigkeit eines magnetischen Objekts (unten). Hierbei wurde gemäß Gleichung 2.2.8 aus Kapitel 2.2.1 die Reibung im Medium berücksichtigt, sodass sich nach hinreichend großer Zeit eine konstante Geschwindigkeit einstellt. Das Verhältnis zwischen den Geschwindigkeiten im MPI- und Manipulationsmodus ist nicht maßstabsgetreu. Für Nano- und Mikropartikel wird aufgrund der Trägheit der Partikel keine merkliche Geschwindigkeit im MPI-Modus erwartet. Auch der Wechsel zwischen den Modi ist nicht maßstabsgetreu dargestellt, innerhalb des MPI-Modus sind mehr Umdrehungen der Dipole notwendig als dargestellt, um ein Bild zu generieren. Entsprechend länger ist auch der Manipulationsmodus.

diese sich in Sättigung befinden. Dabei wurde eine Sättigungsmagnetisierung von 300 kA/m angenommen. Des Weiteren wurde die Gradientenstärke berechnet und daraus die auf SPIONs wirkende Kraft. Diese wurde gemäß Gleichung 2.1.41 unter Verwendung eines Partikeldurchmessers von 30 nm berechnet. Um die Richtung der Kraft zu ändern, wurden zunächst die Dipole und Quadrupole gleichermaßen gedreht, dann nur die Quadrupole.

3.2.2 Ergebnisse

Die neuen Abmessungen der Dipole sind in Tabelle 3.3 zu finden. Die durch die analytische Berechnung gefundene reale Flussdichte beträgt 124 mT für jeden Dipol. Der Durchmesser der Scanneröffnung beträgt 9,9 cm, der Gesamtumfang weiterhin 22 cm und die Höhe 15 cm (siehe Abbildung 3.12).

Die numerischen Simulationen lieferten im Zentrum der Dipol-Ringe eine Feldstärke von jeweils 120 mT. Abbildung 3.13 zeigt das Simulationsergebnis

Tabelle 3.3: Errechnete Spezifikationen der Halbach-Dipole für das MPI-Manipulations-System, die aus den analytischen Berechnungen gemäß der Gleichungen 2.1.31, 2.1.32 und 2.1.36 für einen idealen, einen diskretisierten und einen realen Halbach-Dipol gewonnen wurden.

	Dipol 1	Dipol 2
Radius r	$5,54\,\mathrm{cm}$	$7,00\,\mathrm{cm}$
innerer Radius r_i	$4,95\,\mathrm{cm}$	$6,26\,\mathrm{cm}$
äußerer Radius r_o	$6,13\,\mathrm{cm}$	$7,74\,\mathrm{cm}$
Magnet Länge L	$11\,\mathrm{cm}$	$15\,\mathrm{cm}$
Magnet Breite a	$8\,\mathrm{mm}$	$10\,\mathrm{mm}$
Anzahl Magnete N	32	32
Abstand zwischen Magneten d	$0,3\,\mathrm{mm}$	$0,5\,\mathrm{mm}$
Remanenz B_r	$1,32\,\mathrm{T}$	$1,32\,\mathrm{T}$
B^{ideal}	$281\,\mathrm{mT}$	$281\,\mathrm{mT}$
B^{inf}	$140\,\mathrm{mT}$	$138\,\mathrm{mT}$
B^{real}	$124\,\mathrm{mT}$	$124\,\mathrm{mT}$

für den gesamten Aufbau für die volle Gradientenstärke. Es sind Dipolwinkel zwischen 60° und 90° sowie für 0° dargestellt. Bei paralleler Ausrichtung der Dipole ($\beta = 0°$) entsteht ein lineares Gradientenfeld, dessen Gradientenstärke durch eine lineare Regression zu 2,8 T/m bestimmt werden konnte. Bei antiparalleler Ausrichtung ($\beta = 90°$) ist die Flussdichte im Innern der Dipol-Ringe null, sodass sich der FFP in seiner Zentrumslage befindet.

Abbildung 3.14 zeigt die Simulationsergebnisse bei halber Gradientenstärke für Rotationswinkel der Dipole zwischen 70° und 90° sowie für 0°. Für $\beta = 0°$ wird wiederum ein linearer Gradient erzeugt, aber mit geringerer Steigung als bei vollem Gradienten. Eine lineare Regression liefert eine Gradientenstärke von 1,4 T/m.

In Abbildung 3.15 sind die numerischen Simulationen des Manipulationsmodus zu sehen. Es sind die magnetische Flussdichte, die Magnetisierung von SPIONs, das Gradientenfeld sowie die auf SPIONs wirkende Kraft dargestellt. Die magnetische Flussdichte und die Magnetisierung zeigen stets in dieselbe Richtung und werden durch die Lage der Dipole bestimmt. Die Richtung der Kraft wird vom Rotationswinkel der Quadrupole bestimmt. Werden Dipole und Quadrupole gleichermaßen gedreht, so dreht sich die Richtung des Gradienten und die Kraft um denselben Winkel. Werden nur die Quadrupole rotiert, dann rotiert die Richtung der Kraft um den doppelten Rotationswinkel.

3.2.3 Diskussion

Für das MPI-Manipulations-System werden sehr große Permanentmagnete vorgeschlagen, die beim Aufbau erhebliche Kräfte aufeinander ausüben. Dies bedeutet auch, dass der Aufbau ein hohes Gewicht hat und eine schnelle Rotation eine Herausforderung wird. Allein die verwendeten Magnete für den Dipol

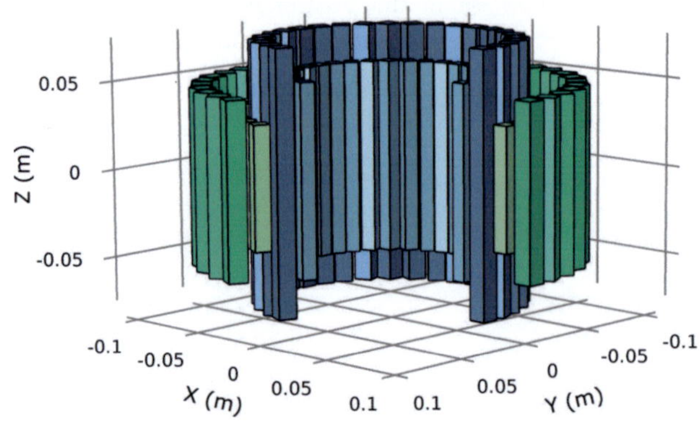

Abbildung 3.12: Geometrie für das vorgeschlagene MPI-Manipulations-System. Es besteht aus vier ineinander genesteten Halbach-Ringen, davon zwei in Dipol-Konfiguration (blau) und zwei in Quadrupol-Konfiguration (grün). Der Durchmesser der Scanneröffnung beträgt 9,9 cm und der gesamte Durchmesser des Aufbaus ist 22 cm. Die längsten Magnete sind die des zweiten Dipols, ihre Länge beträgt 15 cm.

haben ein Gesamtgewicht von über 5 kg. Um ein schnelles Schalten zwischen Manipulation und MPI zu ermöglichen, müsste außerdem die Rotation der Dipole schnell gestoppt und wieder schnell gestartet werden können.

Im MPI-Modus dürfte es schwierig werden, die Dipole mit hoher Geschwindigkeit hin- und herzubewegen. Bei voller Umdrehung der Dipole entsteht je nach verwendeter Gradienteneinstellung zu einem erheblichen Zeitanteil kein FFP. Bei vollem Gradienten sind es 60 % der Aufnahmezeit, sodass zu dieser Zeit kein Partikelsignal entsteht. Außerdem ist zu bedenken, dass zu Beginn und am Ende jeder Linientrajektorie kurzzeitig eine Kraft ausgeübt wird, sobald der FFP den Bereich der Scanneröffnung verlässt. Jedoch ist die Kraftwirkung zu Beginn einer Linientrajektorie diametral zur ausgeübten Kraft nach dem Durchgang einer Linientrajektorie, sodass die Kraft im zeitlichen Mittel null ist. Es wird von einer Trägheit des zu untersuchenden Objekts ausgegangen, sodass auch kein Hin- und Herbewegen während der Bildgebung erwartet wird. Wird zum Beispiel eine Rotationsfrequenz der Dipole von 200 Hz realisiert, dann beträgt die Zeit zwischen minimaler und maximaler Auslenkung des FFPs (vgl. Gleichung 2.1.45) 2,5 ms. Die Dauer der Kraftwirkung ist entsprechend kürzer abhängig vom Winkel, ab dem der Manipulationsmodus beginnt. Es ist davon auszugehen, dass Partikel und Partikelcluster, die mit diesem Aufbau bewegt werden sollen, keine merkliche Bewegung innerhalb dieser Zeit ausführen (vergleiche dazu die Rechnung in Kapitel 2.2.5). Nach dem Durchgang einer Kreistrajektorie stehen sich die Kräfte nicht gegenüber, sondern erst nach vollem Durchgang einer blumenförmigen Trajektorie beträgt das zeitliche Mittel der ausgeübten Kräfte null.

Werden diese Simulationen mit denen des MPI-Systems bei einer Position des FFPs nahe der Öffnungskante verglichen, so kann beobachtet werden, dass eine höhere Dipolstärke bzw. kleinere Rotationswinkel des Dipols, die

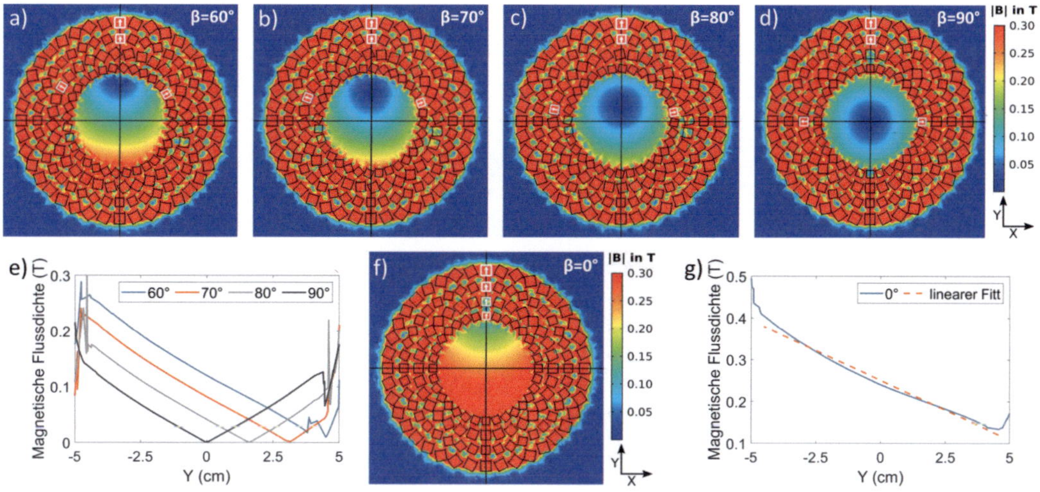

Abbildung 3.13: Numerische Simulationen des MPI-Manipulations-Systems bei maximaler Gradientenstärke. a)-d) Magnetische Flussdichten für Rotationswinkel der Dipole zwischen $\beta = 60°$ und $\beta = 90°$, für die sich das System im MPI-Modus befindet. e) Die magnetische Flussdichte entlang der y-Achse für verschiedene Rotationswinkel der Dipole im MPI-Modus. f) Bei einem Rotationswinkel der Dipole von $\beta = 0°$ befindet sich das System im Manipulationsmodus. g) Im Manipulationsmodus entsteht ein nahezu linearer Gradient, dessen Gradientenstärke mit einer linearen Regression zu 2,8 T/m bestimmt wurde.

zu einer maximalen Auslenkung des FFPs führen, zu einem deutlich besser definierten FFP geführt haben. Dies lässt die Schlussfolgerung zu, dass an den Rändern des FOV möglicherweise eine bessere Auflösung als beim MPI-System zu erwarten ist. Untersuchungen zeigten bereits, dass die Bildqualität an den Rändern auch deshalb abnimmt, da der FFP an dieser Stelle eine sehr geringe Geschwindigkeit hat [143], was zu berücksichtigen ist, wenn kein zusätzliches elektromagnetisches Anregungsfeld verwendet werden sollte. Dadurch, dass der Umkehrpunkt des FFPs in diesem Aufbau außerhalb des FOVs liegt, hat der FFP auch bei der radialen Trajektorie am Rand des Scanners eine hohe Geschwindigkeit. Auch dies könnte zu einer verbesserten Bildqualität im Vergleich zum vorgeschlagenen MPI-Konzept aus Kapitel 3.1 am Rand führen.

Nach Gleichung 2.1.45 befindet sich der FFP innerhalb der Scanneröffnung für Rotationswinkel zwischen 55° und 90° bei voller Gradientenstärke, bei halber Gradientenstärke zwischen 73° und 90°. Dabei wurde die numerisch bestimmte Gradientenstärke von 2,8 T/m bzw. 1,4 T/m und die bestimmte maximale Flussdichte der Dipole von zusammen 240 mT angenommen. In Abbildung 3.13 ist für die maximale Gradientenstärke zu sehen, dass bei einem Rotationswinkel von $\beta = 60°$ der FFP in der Nähe der Öffnungsskante bereits Feldinhomogenitäten der Ränder enthält. Abbildung 3.14 weist bei $\beta = 70°$ keinen FFP mehr auf. Wie bereits beim MPI-Konzept beobachtet, wird auch hier die Visualisierung aufgrund der Feldinhomogenitäten in den Randbereichen schlechter werden.

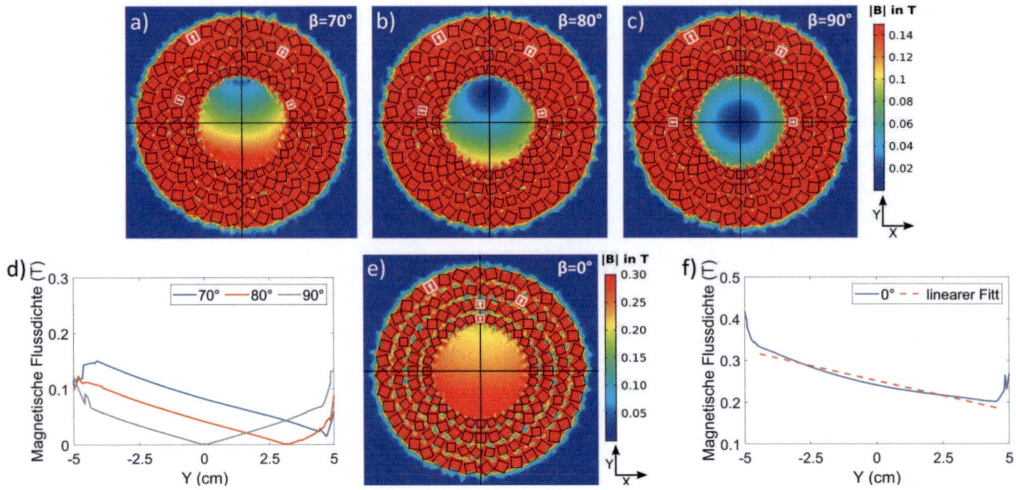

Abbildung 3.14: Numerische Simulationen des MPI-Manipulations-Systems bei halber Gradientenstärke. a)-c) Magnetische Flussdichten für Rotationswinkel der Dipole zwischen $\beta = 70°$ und $\beta = 90°$, für die sich das System im MPI-Modus befindet. d) Die magnetische Flussdichte entlang der y-Achse für verschiedene Rotationswinkel der Dipole im MPI-Modus. e) Bei einem Rotationswinkel der Dipole von $\beta = 0°$ befindet sich das System im Manipulationsmodus. f) Im Manipulationsmodus entsteht ein nahezu linearer Gradient, dessen Gradientenstärke mit einer linearen Regression zu 1,4 T/m bestimmt wurde.

Im Manipulationsmodus gibt es die Möglichkeit, entweder die Dipole zusammen mit den Quadrupolen zu drehen oder nur die Quadrupole. Die erste Möglichkeit bewirkt eine Ausrichtung der Magnetisierungsrichtung von SPIONs entlang der Kraftrichtung. Es ist aber eine Drehung um 360° erforderlich, um eine Kraft in eine beliebige Richtung einzustellen. Die zweite Möglichkeit erfordert lediglich eine Drehung um 180° der Quadrupole mit der alle beliebigen Kraftrichtungen eingestellt werden können, da Quadrupole 180°-rotationssymmetrisch sind. Dies ist analog zu Gleichung 2.1.39 in Kapitel 2.1.4 zur Berechnung der Gradientenstärke. Die Richtung der Magnetisierung ändert sich nicht mit der Richtung der Kraft, sondern bleibt konstant.

Die Vektorfelder zeigen an den Rändern Abweichungen von der idealen Richtung. Je weiter am Rand das zu bewegende Objekt liegt, desto größer sind die Abweichungen in der Proportionalität zwischen der Kraftrichtung und dem eingestellten Winkel. Der Bereich der Proportionalität ließe sich mit einem schwächeren Gradienten oder einem stärkeren Dipolfeld vergrößern. Die Kraft skaliert mit der Magnetisierung der Partikel bei Annahme einer konstanten Gradientenstärke (vgl. Kapitel 2.2 Gleichung 2.2.1). Durch die starken Dipolfelder kann auch bei größeren Partikeln die Sättigungsmagnetisierung und damit eine maximale Kraft erreicht werden.

3.2.4 Schlussfolgerung

Aufbauend auf dem Konzept für ein Halbach-MPI-System aus Kapitel 3.1 konnte durch höhere Flussdichten der Halbach-Dipole eine Geometrie gefunden werden, die sich auch zum Manipulieren von Partikeln eignet. Die Simulationsergebnisse zeigen eine Feldkonfiguration, die bei großen Rotationswinkeln der Dipole für die Bildgebung mit MPI geeignet ist. Bei paralleler Ausrichtung der Dipole entsteht ein Gradientenfeld mit konstanter Gradientenstärke und konstanter Feldrichtung, das zur Manipulation eingesetzt werden kann. Im Manipulationsmodus kann die Richtung der Kraft einerseits durch das Drehen des gesamten Aufbaus eingestellt werden, dann steht die Richtung der Kraft immer entgegengesetzt zur Richtung der Magnetisierung. Andererseits kann die Richtung der Kraft nur durch das gleichsinnige Drehen beider Quadrupole eingestellt werden, dann bleibt die Richtung der Magnetisierung konstant und nur die Richtung der Kraft ändert sich. Das System erlaubt das mechanische Umschalten zwischen MPI und Manipulation, wobei die mechanische Umsetzung ein eigenes Forschungsgebiet darstellt. Die im MPI-Modus gewonnenen Bilder sollen später als Feedback für die Einstellung der nächsten Manipulationssequenz dienen, sodass eine bildgeführte Steuerung ermöglicht werden kann.

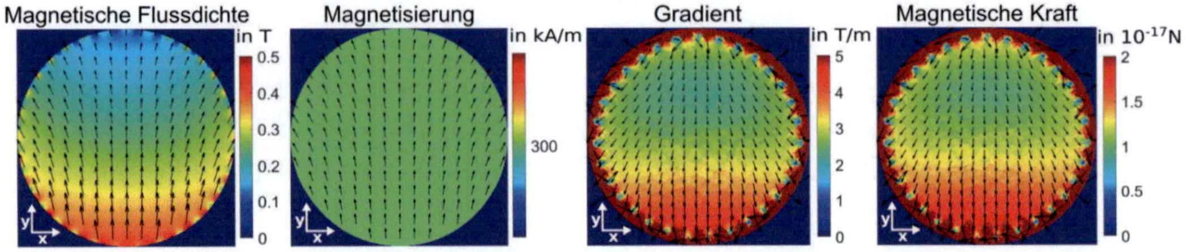

a) Rotation Dipole: $\delta = 0°$; Rotation Quadrupole: $\delta = 0°$

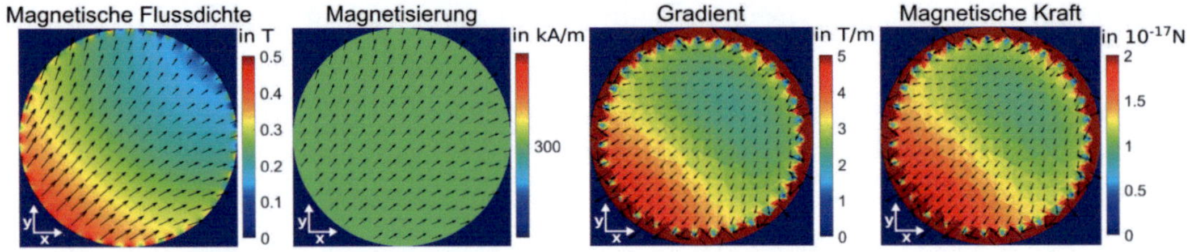

b) Rotation Dipole: $\delta = 45°$; Rotation Quadrupole: $\delta = 45°$

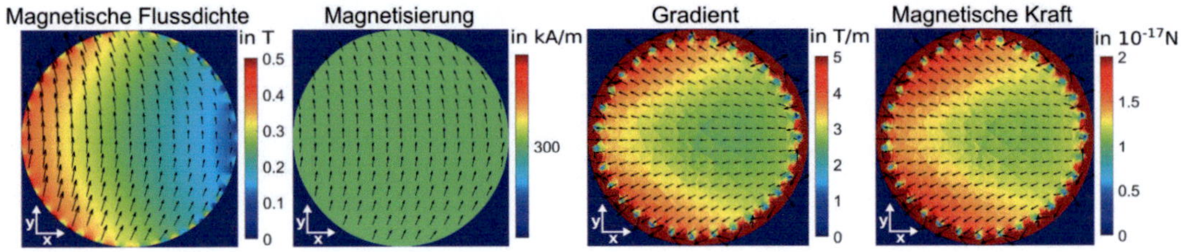

c) Rotation Dipole: $\delta = 0°$; Rotation Quadrupole: $\delta = 45°$

Abbildung 3.15: Numerische Simulation des Manipulationsmodus. Es sind von links nach rechts die magnetische Flussdichte, die Magnetisierung von SPIONs, das Gradientenfeld und die magnetische Kraft, die auf SPIONs wirkt, dargestellt. Dabei wurden SPIONs mit einem Durchmesser von 30 nm und einer Sättigungsmagnetisierung von 300 kA/m angenommen. Die Angaben der Rotationswinkel beziehen sich immer gleichermaßen auf beide Dipol- bzw. Quadrupol-Ringe. a) Stehen Dipole und Quadrupole bei einem Rotationswinkel von 0°, so zeigen die magnetische Flussdichte und die Magnetisierung in +y-Richtung, die Richtung des Gradienten und die der Kraft zeigen hin zu höheren Feldstärken in −y-Richtung. b) Werden Dipole und Quadrupole gleichermaßen rotiert, so rotieren die Flussdichte, die Magnetisierung, der Gradient und die Kraft entsprechend um denselben Winkel, hier um $\delta = 45°$. Magnetische Flussdichte und Magnetisierung zeigen weiterhin in entgegengesetzter Richtung zum Gradienten und zur Kraft. c) Werden nur die Quadrupole rotiert, dann stehen die magnetische Flussdichte und die Magnetisierung in dieselbe Richtung wie die Dipole, also hier in +y-Richtung. Der Gradient und die magnetische Kraft drehen sich um 2δ. Hier wurden die Quadrupole um $\delta = 45°$ gedreht, also zeigt nun die magnetische Kraft in −x-Richtung.

4. Schwimmer zur Manipulation mit rotierenden Feldern und MPI

In diesem Kapitel werden magnetische Schwimmer unterschiedlicher Größe vorgestellt, angefangen bei zentimetergroßen Schwimmern bis zu mikrometergroßen Schwimmern. Für diese wurden jeweils unterschiedliche Herstellungsverfahren angewendet sowie deren Manipulation und Visualisierung mit einem MPI-Scanner gezeigt. Schwimmer in der Größe weniger Zentimeter, die sich für eine gastroenterologische Anwendung eignen würden, wurden mit dem fused-filament 3D-Druckverfahren hergestellt, bei dem das Objekt durch schichtweises Auftragen eines geschmolzenen Polymerfilaments entsteht. Dabei enthielt das Druckmaterial Eisenpartikel, die dem Schwimmer ein magnetisches Moment geben und die Visualisierung mit MPI ermöglichen. Kleinere Schwimmer konnten mithilfe des Multi-Jet 3D-Drucks hergestellt werden, bei dem das Druckmaterial geschmolzen und mittels einer feinen Druckdüse ebenfalls schichtweise aufgetragen wird. Die Schwimmer erhielten anschließend durch eine Beschichtung aus magnetischen Nanopartikeln ihre magnetischen Eigenschaften für die Manipulation und die Visualisierung. Mit dem stereolithographischen Herstellungsverfahren konnten Schwimmer hergestellt werden, die eine Größe von nur wenigen Millimetern haben. Bei diesem Druckverfahren wird ein Photopolymer durch einen Laser schichtweise ausgehärtet. Für diesen Schwimmer wird als medizinische Anwendung vorgeschlagen, wie das zur Zeit mit Kathetern durchgeführte Aneurysma Coiling durch eine ungebundene Steuerung von Schwimmern ersetzt werden könnte. Diese Idee wird in einem Phantom der mittleren Cerebralarterie demonstriert. Eine weitere Miniaturisierung in den Mikrometerbereich konnte durch das Herstellungsverfahren der Multiphotonenlithographie erreicht werden, bei dem die Aushärtung eines Photopolymers nur im Fokus eines Femtosekunden-Lasers induziert wird.

Die Geometrie der in diesem Kapitel gezeigten Schwimmer ist an die Geometrie von Vertikalachswindturbinen angelehnt und wurde erstmals von Savonius beschrieben [224], weshalb solche Rotoren auch Savonius-Rotoren genannt werden. Es wurde eine zweiflüglige, helikale Geometrie mit $1,5$ Windungen gewählt.

Die Manipulation und Visualisierung der Schwimmer wurde mit einem präklinischen MPI-Scanner (25/20FF, Bruker BioSpin GmbH, Ettlingen,

Deutschland) durchgeführt. Dieser Scanner erlaubt das Einstellen einer maximalen Gradientenstärke von 2,5 T/m in z-Richtung (1,25 T/m in x- und y-Richtung) und einer maximalen Anregungsfeldamplitude von 12 mT in allen drei Raumrichtungen mit Frequenzen von $f_x = 24{,}5908$ kHz, $f_y = 26{,}0417$ kHz und $f_z = 25{,}2525$ kHz. Für die Manipulation wurden die Fokusfelder, wie in Kapitel 2.3.2 beschrieben, verwendet, um einen rotierenden Feldvektor zu generieren. Es können Amplituden von bis zu 18 mT eingestellt werden. Grundsätzlich ist das Einstellen von rotierenden Fokusfeldern beim genannten Scanner über zwei Möglichkeiten gegeben. Zum einen ermöglicht ein Demo-Programm des Herstellers, eine Feldamplitude, eine Rotationsfrequenz und die Rotationsachse durch die Eingabe des Azimut- und Polarwinkels auszuwählen. Zum anderen können einzelne Fokusfeldschritte eingelesen werden. Dies ermöglicht es, die Bewegungsrichtung innerhalb einer Sequenz zu ändern und so kompliziertere Pfade vorzugeben, die ein Schwimmer zurücklegen soll. Dazu wurde die Möglichkeit geschaffen, anhand von Punkten entlang eines intendierten Pfads die rotierenden Fokusfelder zu berechnen, die am Scanner eingelesen werden können und so die Steuerung eines Schwimmers erlauben.

4.1 Aus Eisen-PLA gefertigter Schwimmer

Wie in Kapitel 2.2.3 beschrieben, erlaubt das magnetische Lenken von 2-3 cm großen Kapseln die Inspektion des Magens und kann die Endoskop-gebundene Gastroskopie ersetzen. Grundsätzlich können im Gegensatz zu Kapseln, die ausschließlich durch die natürliche Peristaltik bewegt werden, Unregelmäßigkeiten bei der Gastroskopie besser entdeckt werden. Auch die lokale Applikation von Medikamenten und die Verwendung der Kapseln als Transporter sind denkbar.

Die dreidimensionale Lokalisierung dieser steuerbaren Kapseln ist von essenzieller Bedeutung, um die endoskopisch identifizierten Unregelmäßigkeiten für einen ggf. notwendigen Eingriff zu lokalisieren. MPI würde hier eine tomographische Echtzeitbildgebung und eine strahlungsfreie Verfolgung der Kapsel erlauben.

Im nachfolgenden Abschnitt wird ein Material auf seine Manipulierbarkeit und Visualisierbarkeit mit MPI untersucht, welches für die additive Fertigung verwendet wird. Dieses Material besteht aus einem Polylaktat (PLA) mit eingebetteten Eisenpartikeln. Es soll dazu verwendet werden, steuerbare Objekte herzustellen, die mit MPI visualisierbar sind. Das Material wird mit Hilfe von Lichtmikroskopie, Magnetometrie mit vibrierender Probe (englisch: Vibrating Sample Magnetometry, VSM) und MPS analysiert und hinsichtlich seiner magnetischen Eigenschaften untersucht. Aus diesem Material wird ein Schwimmer mit einer Größe von wenigen Zentimetern und der Savonius-Rotor-Geometrie additiv gefertigt. Seine Manipulierbarkeit durch rotierende

Fokusfelder sowie seine Visualisierbarkeit mit MPI werden im Folgenden untersucht.

Die Ergebnisse konnten in einem Journalartikel veröffentlicht [4] und auf Konferenzen präsentiert werden [18, 19].

4.1.1 Materialien und Methoden

Im Folgenden werden die Materialien und Methoden zur additiven Herstellung der Objekte sowie die Analysemethoden, mit denen das 3D-Druckmaterial untersucht wurde, vorgestellt. Des Weiteren wird beschrieben, wie die Manipulation und die Visualisierung der Objekte im MPI-Scanner durchgeführt wurden.

Herstellung der Objekte und Analyse des Materials

Das untersuchte Material ist ein PLA mit 44 wt% Eisenpulver (Iron PLA, Proto Pasta, Vancouver, Washington, USA). Es wird für den 3D-Druck unter Verwendung des „Fused Filament Fabrication“ Verfahrens verwendet (Ultimaker 3, Ultimaker, Geldermalsen, Niederlande). Dabei wird das auf einer Rolle aufgewickelte Druckfilament eingezogen, von einem Druckkopf geschmolzen und schichtweise zur Erstellung des Objekts aufgetragen.

Für die Untersuchung mit dem Lichtmikroskop (IX81, Olympus, Hamburg, Deutschland) wurde eine einzelne Schicht des Materials gedruckt. Um zu untersuchen, ob die Druckrichtung einen Einfluss auf die magnetischen Eigenschaften hat, wurden Zylinder hochkant und liegend gedruckt (vgl. Abbildung 4.1). Die Zylinder haben einen Durchmesser von 3 mm und eine Länge von 5 mm.

Die VSM-Messung (8607 VSM System, Lake Shore Cryotronics, Inc., Westerville, Ohio, USA) wurde mit einer magnetischen Flussdichte von bis zu 2,5 T durchgeführt. Beide Zylinderproben wurden mit angelegten Magnetfeldern parallel und senkrecht zur Zylinderachse gemessen. Für die liegend gedruckte Probe wurde das Magnetfeld senkrecht zur Zylinderachse einmal parallel mit der Druckrichtung und einmal senkrecht mit der Druckrichtung angelegt.

Des Weiteren wurden die Zylinderproben mit einem MPS untersucht, das eine eindimensionale Anregung der Proben ermöglicht, um die dynamische Magnetisierungskurve aufzunehmen [54]. Ein Anregungsfeld mit einer Amplitude von 12 mT und einer Frequenz von 25 kHz wurden appliziert. Die Zylinderproben wurden in Richtung ihrer Achse angeregt. Eine Anregungsrichtung quer zur Achse war aufgrund der zu kleinen Probenkammer nicht möglich. Deshalb wurde darüber hinaus eine Messung mit einem MPS durchgeführt, das eine Anregung in alle drei Raumrichtungen erlaubt [64]. Die Zylinderproben wurden nacheinander entlang und senkrecht zur Zylinderachse mit einem Anregungsfeld von 12 mT bei etwa 25 kHz angeregt. Dieses MPS erlaubte eine

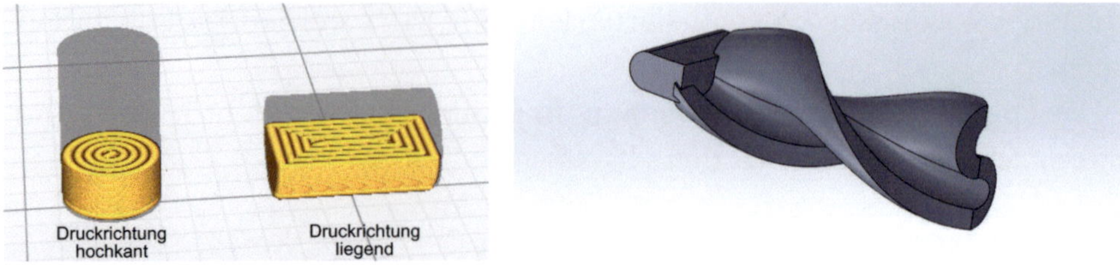

Abbildung 4.1: Die aus Eisen-PLA additiv gefertigten Objekte. Die Zylinderproben, die für die VSM- und MPS-Messungen sowie zur Akquirierung der Systemmatrix verwendet wurden. Es wurden Proben in unterschiedlicher Druckrichtung hergestellt (links). Das CAD-Modell des Schwimmers in Form eines helikalen Savonius-Rotors mit einem rechteckigen Kopf. Der Schwimmer ist 18 mm lang und hat einen Durchmesser von 6 mm (rechts).

Auswertung der Amplitudenspektren, nicht aber der dynamischen Hysteresekurven, da die Grundfrequenz zu stark gefiltert wird.

Für das zur Manipulation und Visualisierung hergestellte Objekt wurde die helikale, zweiflüglige Savonius-Rotor-Geometrie mit einem zusätzlichen rechteckigen Kopf gewählt. Dieser soll für ein größeres magnetisches Moment sorgen. Die Modellzeichnung ist in Abbildung 4.1 zu sehen. Der Schwimmer hat eine Länge von 18 mm und einen Durchmesser von 6 mm.

Manipulation im MPI-Scanner

Der Schwimmer wurde in einen mit Wasser gefüllten Silikonschlauch mit einem Durchmesser von 7 mm platziert. Der Schlauch wurde im Zentrum in Richtung der Längsachse der Scanneröffnung (x-Achse) positioniert. An die Fokusfeldspulen wurden sinusoidale Ströme mit einem Phasenversatz von 90° angelegt, die ein homogenes Magnetfeld mit rotierendem Feldvektor in der y/z-Ebene generieren. Dafür wurden Polar- und Azimutwinkel auf $\theta = 90°$ und $\phi = 0°/180°$ eingestellt (wie in Kapitel 2.2.2 beschrieben). Es wurde die maximal applizierbare Fokusfeldamplitude von 18 mT und Rotationsfrequenzen von 1 Hz, 2 Hz and 3 Hz angelegt. Die Bewegung des Schwimmers wurde mit einer Videokamera, die in der Scanneröffnung unterhalb des Experiments angebracht war, beobachtet und aufgezeichnet.

Visualisierung mit MPI

Die Visualisierbarkeit mit MPI wurde mit dem präklinischen MPI-Scanner untersucht, indem zunächst ein Amplitudenspektrum bei dreidimensionaler Anregung aufgezeichnet wurde. Der Schwimmer wurde dazu auf einem Probenstab mit der Längsachse in x-Richtung befestigt und im Zentrum des Scanners platziert. Für eine bessere Sensitivität des Empfangssignals wurde eine zusätzliche Gradiometerspule installiert, die anstelle des x-Empfangskanals verwendet wurde [104]. Für einen qualitativen Vergleich der Signalqualitäten des Eisen-PLAs und SPIONs, die typischerweise in MPI verwendet werden (siehe Kapitel 2.1.1), wurde ein Amplitudenspektrum mit denselben Einstellungen von 10 µl unverdünntem Perimag (8,5 mg Fe/ml, Micromod, Rostock, Germany) aufgenommen. Es wurden ein Anregungsfeld von 12 mT in alle drei Raumrichtungen sowie eine Gradientenstärke von 2,5 T/m in z-Richtung (1,25 T/m in x- und y-Richtung) eingestellt. Die Empfangssignale wurden 500 mal gemittelt und eine Hintergrundmessung vom empfangenen Signal abgezogen.

Für die Bildaufnahme wurden eine Gradientenstärke von 2 T/m in z-Richtung (1 T/m in x- und y-Richtung) sowie Anregungsfeldamplituden von 12 mT angelegt. Daraus ergibt sich ein FOV von $24 \times 24 \times 12\,\mathrm{mm}^3$. 500 Mittelungen des Empfangssignals führten zu einer Bildaufnahmezeit von 10 s. Dreidimensionale Bilder wurden mittels einer $29 \times 15 \times 15$ Systemmatrix rekonstruiert (siehe Kapitel 2.1.5). Dazu wurde eine robotergestützte Systemmatrix mit einem der in 4.1.1 beschriebenen Zylinderproben aufgenommen, die als Punktprobe verwendet wurde. Für die Rekonstruktion wurden Frequenzkomponenten der Systemmatrix $\geq$80 kHz verwendet, welche ein SNR $\geq$ 3 haben. Es wurde ein regularisierter Kaczmarz-Algorithmus mit einem Regularisierungsparameter von 10^{-3} mit einer Iteration angewandt.

Um zu zeigen, dass mit MPI eine Bewegung des Schwimmers verfolgt werden kann, wurde dieser mittels eines Roboters mäandrisch in x-, y- und z-Richtung jeweils um 3,33 mm entlang eines $3 \times 3 \times 3$ Gitters bewegt (siehe Abbildung 4.7). Nach jeder Bewegung wurde ein Bild aufgenommen. Aus den Bildern wurde der Massenschwerpunkt der Intensitäten gemäß

$$\vec{r}_\mathrm{s} = \frac{\sum_{i=1}^{n} I(\vec{r}_i) \cdot \vec{r}_i}{\sum_{i=1}^{n} I(\vec{r}_i)} \tag{4.1.1}$$

berechnet. Dabei ist I der Grauwert an Position $\vec{r} = (x, y, z)^T$ eines Pixels und n die Gesamtzahl der Pixel im Bild. Ein Intensitäts-Grenzwert von 25 % der Maximalintensität wurde vor der Bildrekonstruktion und der Massenschwerpunktsberechnung angewandt.

4.1.2 Ergebnisse

Im Folgenden werden die Ergebnisse der Analyse des 3D-Druckmaterials vorgestellt, die aus einer Mikroskopieaufnahme des Druckmaterials, einer VSM- sowie MPS-Messungen bestehen, um die magnetischen Eigenschaften des hier vorgestellten Schwimmers besser zu verstehen. Anschließend wird die Manipulierbarkeit und die Visualisierung des Schwimmers in einem MPI-Scanner gezeigt.

Analyseergebnisse des Eisen-PLA

In Abbildung 4.2 sind die Lichtmikroskopaufnahmen des Eisen-PLAs dargestellt. Die im PLA homogen verteilten Eisenpartikel, die unterschiedliche

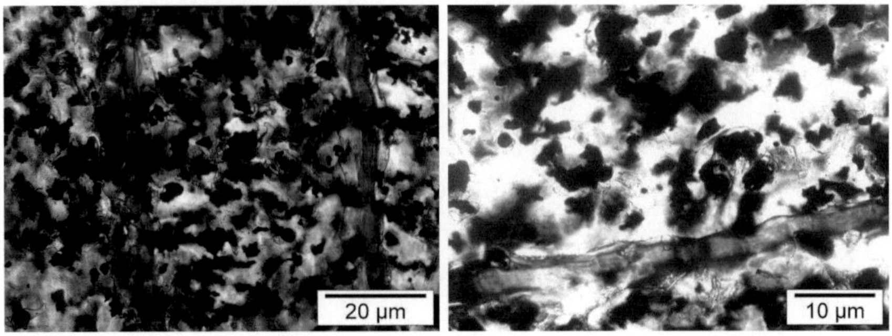

Abbildung 4.2: Lichtmikroskopiebilder einer Monolage des gedruckten Eisen-PLAs

Größe und Struktur im µm-Bereich haben, sind sichtbar. Außerdem ist zu erkennen, wie zwei nebeneinanderliegende Druckreihen miteinander verschmolzen sind.

Die Ergebnisse der VSM-Messungen werden in Abbildung 4.3 gezeigt. Die Magnetisierungskurven zeigen für beide Zylinder keine Hysterese. Die Sättigungsmagnetisierung wird bei einer angelegten Flussdichte von 0,8 T (80 % der maximal gemessenen Magnetisierung) erreicht. Es kann beobachtet werden, dass sich die Steigungen der Magnetisierungskurven je nach Richtung des angelegten Magnetfelds unterscheiden.

Abbildung 4.4 zeigt die MPS-Messungen. Die dynamischen Magnetisierungskurven beider Zylinderproben weisen ein Hystereseverhalten auf. Ihr Magnetisierungsverhalten ist nahezu linear innerhalb der applizierten Magnetfeldstärke. Der liegend gedruckte Zylinder weist eine steilere Magnetisierungskurve auf. Die Amplitudenspektren zeigen, dass bei einem Anregungsfeld in Richtung der Zylinderachse die liegend gedruckte Zylinderprobe eine höhere Signalamplitude aufweist. Wenn das Anregungsfeld senkrecht auf der Zylinderachse steht, so kann für den hochkant gedruckten Zylinder eine höhere Amplitude beobachtet werden. Höhere Harmonische sind bis nach der fünfzigsten Harmonischen vom Hintergrund unterscheidbar.

Manipulation im MPI-Scanner

Wenn die maximale Fokusfeldstärke von 18 mT angelegt wird, rotiert der Schwimmer bei angelegten Frequenzen von 1 Hz und 2 Hz. Bei 3 Hz kann keine gleichmäßige Rotation mehr beobachtet werden. Die entsprechenden Videos sind in den Zusatzmaterialien zu finden. Eine Geschwindigkeit von etwa 0,8 mm/s in axialer Richtung konnte für eine Rotationsfrequenz von 2 Hz beobachtet werden (siehe Abbildung 4.5). Bei einer angelegten Frequenz von 1 Hz konnte lediglich eine Rotation beobachtet werden, die axiale Fortbewegung war kaum sichtbar. Bei geringeren Fokusfeldstärken oder höheren Frequenzen konnte keine Rotation des Schwimmers beobachtet werden.

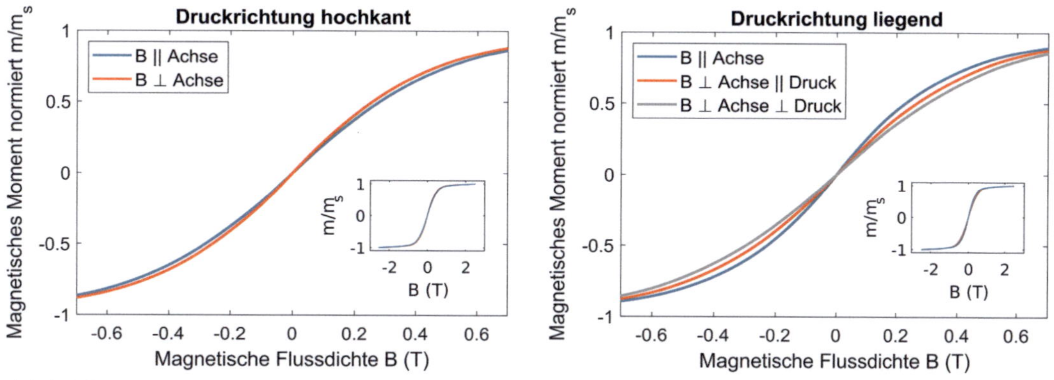

Abbildung 4.3: VSM-Messungen der zwei zylinderförmigen Proben. Es sind die hochkant gedruckte Probe (links) und die liegend gedruckte Probe (rechts) dargestellt. Das gemessene Magnetische Moment wurde mit dem Sättigungsmoment normiert. Ein maximales Magnetfeld von 2,5 T wurde parallel oder senkrecht zur Zylinderachse der Probe angelegt.

Visualisierung mit MPI

In Abbildung 4.6 ist das Amplitudenspektrum des Schwimmers im Vergleich zu einer Perimag-Probe dargestellt. Das Hintergrundsignal wird durch die Subtraktion zweier Leermessungen berechnet. Die Signalamplitude des Schwimmers ist geringer als die der Perimag-Probe, aber auch für den Schwimmer können Mischfrequenzen bis etwa 600 Hz vom Hintergrund unterschieden werden. Außerdem kann beobachtet werden, dass jede zweite Mischfrequenzkomponente eine geringere Amplitude hat.

Abbildung 4.7 zeigt die rekonstruierten Bilder als sagittales, coronales und transversales Projektionsbild für drei verschiedene Positionen des Schwimmers. Für insgesamt 27 Bilder wurde der Massenschwerpunkt berechnet. Zu erwarten war eine Verschiebung von rechnerisch je 3,33 Pixel zwischen jedem Bild in eine der drei Raumrichtungen, da die Roboterbewegung 3,33 mm beträgt und die Systemmatrix mit einer Diskretisierung von 1 mm aufgenommen wurde. Die durchschnittliche Abweichung von der erwarteten Position beträgt 0,75 mm und die maximale Abweichung 1,7 mm.

4.1.3 Diskussion

Die mikroskopische Untersuchung des Materials weist eine homogene Verteilung der Eisenpartikel auf, welche eine Größe von einigen Mikrometern haben und eine unregelmäßige Form aufweisen. Es kann davon ausgegangen werden, dass die im PLA eingebetteten Partikel groß genug sind, um mehrere magnetische Domänen auszubilden. Eine Multimetermessung ergab, dass das Material nicht leitfähig ist, obwohl die Partikel aus leitfähigem Eisen bestehen. Es kann also geschlussfolgert werden, dass die Partikel keinen durch das gesamte Material verlaufenden Kontakt haben.

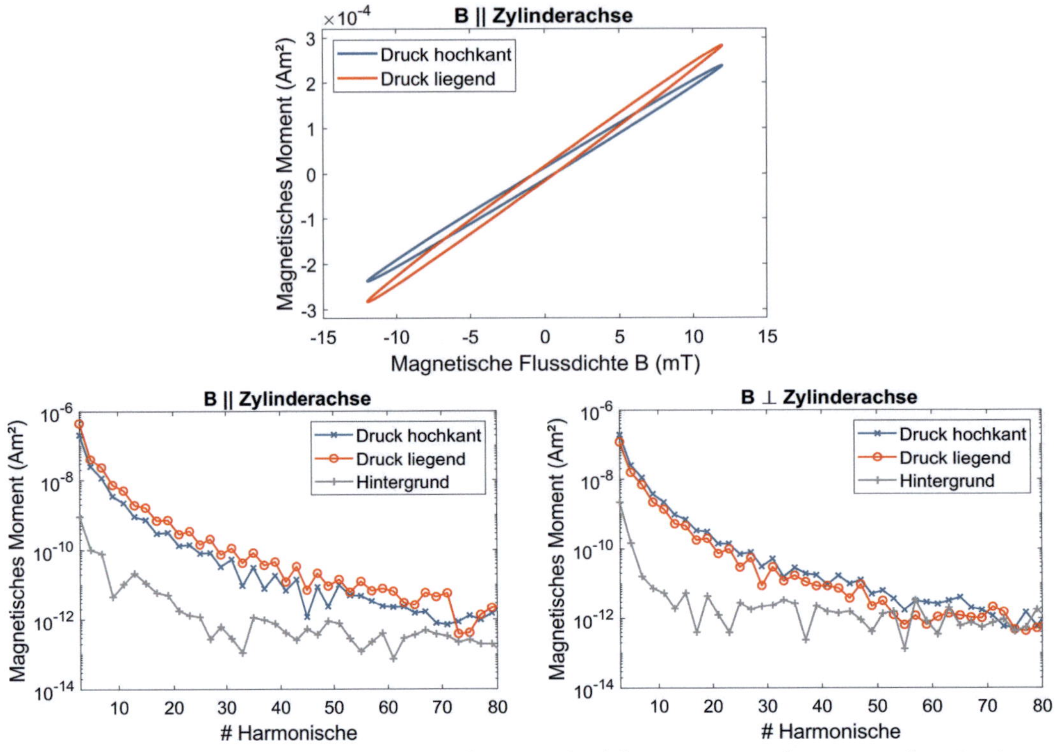

Abbildung 4.4: MPS-Messungen. Die dynamische Magnetisierungskurve wurde mit einem MPS mit eindimensionaler Anregung aufgenommen (oben). Die Amplitudenspektren mit angelegtem Magnetfeld parallel und senkrecht zur Zylinderachse wurden mit einem MPS, das über eine dreidimensionale Anregung verfügt, aufgenommen (unten).

Die VSM-Messungen zeigen keine Hystereseeffekte, allerdings kann aus den leicht unterschiedlichen Steigungen der Magnetisierungskurven gefolgert werden, dass eine durch die Druckrichtung hervorgerufene Anisotropie im Material vorliegt. Diese könnte auch dazu ausgenutzt werden, um die Orientierung des Schwimmers mit Hilfe von Color-MPI darzustellen [174].

Die dynamischen Magnetisierungskurven hingegen weisen ein deutliches Hystereseverhalten auf. Im Vergleich zu SPIONs sind die im Material verarbeiteten Partikel sehr groß und zudem in eine feste Matrix eingebettet, was zu langsameren Relaxationszeiten führt. Die Brownsche Relaxation ist unterdrückt, da sich die Partikel nicht frei bewegen können. Eine steilere Magnetisierungskurve ist für die Zylinderprobe, die liegend gedruckt wurde, zu erkennen. In diesem Fall ist das Anregungsfeld entlang der Druckrichtung angelegt worden, was offenbar zu einem besseren Anregungsverhalten führt.

Wie in der VSM-Messung beobachtet, erreicht das Material seine Sättigungsmagnetisierung erst bei Flussdichten oberhalb von etwa 0,8 T. Deshalb wird bei der Anregung im MPS die Sättigungsmagnetisierung bei weitem nicht erreicht und die dynamischen Magnetisierungskurven weisen einen annähernd linearen Verlauf auf. Dies führt zu der Erwartung, dass im Gegensatz zu SPI-

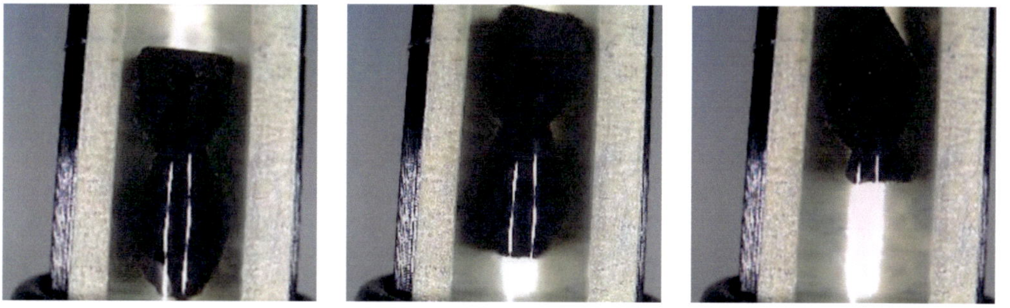

Abbildung 4.5: Vorwärtsbewegung des Schwimmers im MPI-Scanner bei angelegten Fokusfeldern mit rotierendem Feldvektor. Der Schwimmer befindet sich in einem wassergefüllten Schlauch innerhalb des MPI-Scanners. Links ist die Ausgangsposition zu sehen, rechts die Position nach 20 Umdrehungen, die eine Fortbewegung von etwa 8 mm bei einer angelegten Frequenz von 2 Hz hervorgerufen hat, sodass eine Geschwindigkeit von etwa 0,8 mm/s angegeben werden kann. Das Video ist in den Zusatzmaterialien zu finden.

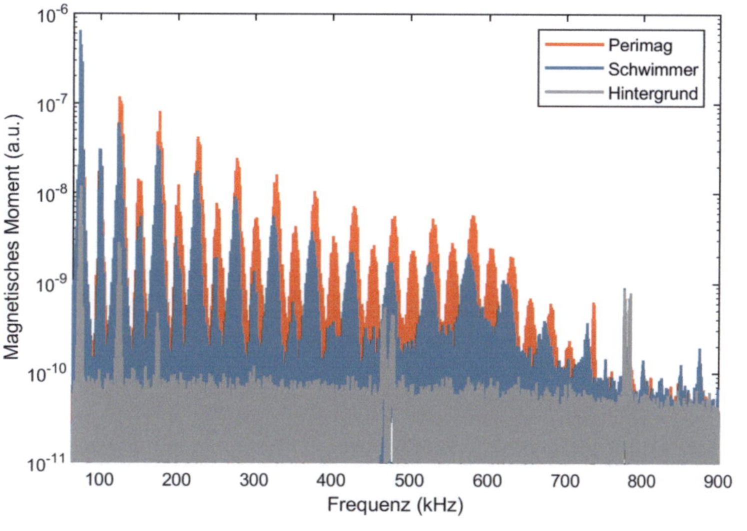

Abbildung 4.6: Das Amplitudenspektrum des Schwimmers im Vergleich zu einer 10 µl Probe unverdünnten Perimags. Gezeigt ist das Empfangssignal des x-Kanals, an dem die Gradiometerspule angeschlossen war. Die Daten wurden mit einer Anregungsfeldstärke von 12 mT in x-, y- und z- Richtung aufgenommen.

ONs weit weniger höhere Harmonische im Amplitudenspektrum zu beobachten sind. Die Amplitudenspektren zeigen, dass die Signalamplitude höher ist, wenn das Anregungsfeld in Richtung der Druckschichten angelegt wird, was sich mit der Beobachtung für die dynamische Magnetisierung deckt.

Es konnte gezeigt werden, dass das magnetische Drehmoment im verwendeten MPI-Scanner ausreichend ist, um eine kontinuierliche Rotation des Schwimmers bei 1 Hz und 2 Hz hervorzurufen. Bei größeren Frequenzen ist entweder die Stokessche Reibung größer als das magnetische Drehmoment oder das magnetische Moment des Schwimmers kann der Rotation des Magnetfelds nicht mehr folgen. Die gewählte Form des Schwimmers führte au-

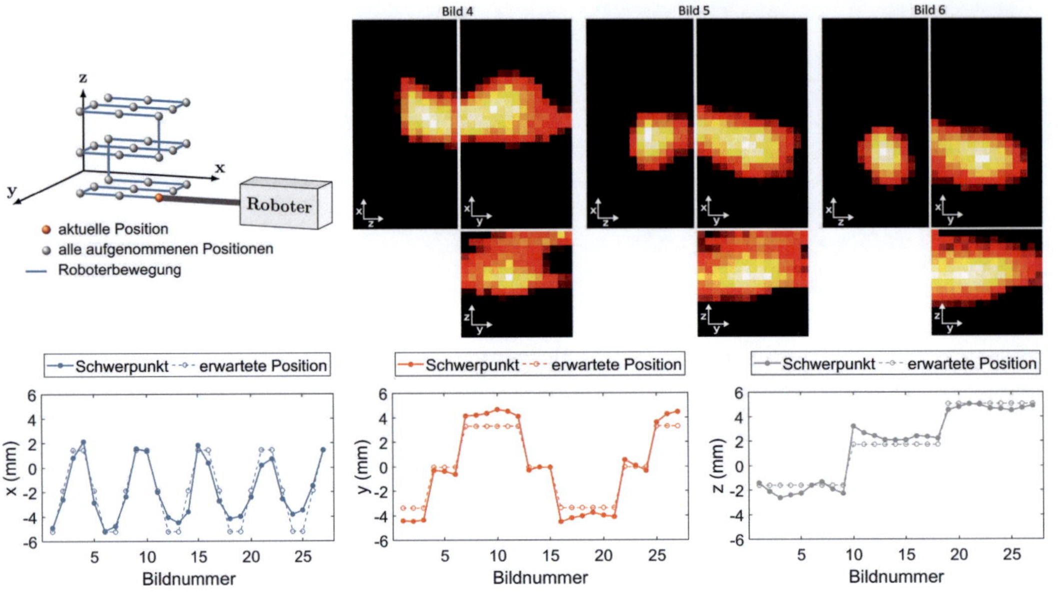

Abbildung 4.7: Visualisierung des Schwimmers mit MPI. Mithilfe eines Roboters wurde der Schwimmer mäandrisch an 27 Positionen bewegt (oben links). Es sind drei rekonstruierte Projektionsbilder für beispielhafte Positionen des Schwimmers (oben rechts) und die Bestimmung der Massenschwerpunkte anhand der rekonstruierten Bilder im Vergleich zur erwarteten Position (unten) zu sehen.

ßerdem erfolgreich zu einer Vorwärtsbewegung des Schwimmers, auch wenn die fluiddynamischen Eigenschaften des Schwimmers noch nicht weiter optimiert wurden. Es wird erwartet, dass die hier gewählte Form besonders für große Objekte vorteilhaft ist, da die Savonius-Geometrie von großen Turbinen und Rotoren bekannt ist, die bei turbulenten Strömungen, also unter der Bedingung großer Reynoldszahlen, arbeiten.

Das Amplitudenspektrum des Schwimmers, das im MPI-Scanner aufgenommen wurde, zeigt unter Verwendung einer zusätzlichen gradiometrischen Empfangsspule ein deutliches Signal oberhalb des Rauschlevels, jedoch auch ein gegenüber der SPION-Probe geringeres SNR. In den rekonstruierten Bildern lässt sich eindeutig die Position des Schwimmers abbilden, allerdings ist die Form des Schwimmers nicht erkennbar. Rekonstruktionsartefakte können beobachtet werden, die in y-Richtung eine verkippte Verzerrung zeigen. Es ist nicht ganz klar, woher diese Artefakte stammen, es ist aber möglich, dass diese mit der Aufnahme der Systemmatrix zusammenhängen. Die Systemmatrix wurde nicht mit dem Schwimmer, sondern mit einer der Zylinderproben aufgenommen. Da sich herausgestellt hat, dass das Empfangssignal von der Anregungs- und Druckrichtung abhängt (siehe Abbildung 4.4), könnte die Zylinderprobe trotz Verwendung desselben Materials nicht dasselbe Antwortverhalten haben. Außerdem stellt die Zylinderprobe eine ausgedehnte Punktprobe dar, die für die Aufnahme einer Systemmatrix sehr groß ist, sogar die Größe eines Bildvoxels übersteigt. Die Massenschwerpunktsbestimmung zeigt jedoch die Möglichkeit, die Position des Schwimmers zu ermitteln. Das Ergebnis zeigt, dass die Massenschwerpunktsbestimmung eine verlässliche Bestimmung der Position des Schwimmers zulässt. Es wurde lediglich eine durchschnittliche Abweichung von der erwarteten Position im Submillimeter-Bereich festgestellt, wobei die Auflösung der Systemmatrix bei 1 mm lag.

4.1.4 Schlussfolgerung

Es konnte ein Schwimmer aus einem Material mit eingebetteten Eisenpartikeln hergestellt werden, der eine Größe im Zentimeterbereich hat. Das Material wurde eingehend auf seine magnetischen Eigenschaften untersucht. Es konnte gezeigt werden, dass der Schwimmer durch das Anlegen von Fokusfeldern mit rotierendem Feldvektor im Bereich niedriger Frequenzen und mit maximaler Feldamplitude von 18 mT gedreht werden kann. Die gewählte Geometrie ist geeignet, um eine vorwärts gerichtete Bewegung des Schwimmers in Wasser durch eine Rotation zu erzeugen. Das Material ist für die Visualisierung mit MPI geeignet, jedoch ist die Signalstärke im Vergleich zu der von SPIONs geringer, die Harmonischen fallen im Amplitudenspektrum schneller ab. Dies führte zu einer geringen Bildqualität, die die Form des Schwimmers nicht erkennen lässt. Außerdem konnte festgestellt werden, dass die Signalantwort von der Druckrichtung des Objekts abhängt. Jedoch ist nicht die Bildqualität, sondern die Positionsbestimmung mit MPI von entscheidender Bedeutung. Eine Massenschwerpunktsbestimmung aus den rekonstruierten Bildern zeigte, dass eine Bewegung des Objekts darstellbar ist. Eine Verfolgung des Objekts ist mit einer Genauigkeit von unter 1 mm z.B. für die Lokalisierung im Gastrointestinaltrakt möglich. Die verwendete Drucktechnologie und das Material sind nicht geeignet, um kleinere Objekte herzustellen, jedoch ist die verwendete Größe des Schwimmers sinnvoll für eine zukünftige Anwendung im Gastrointestinaltrakt.

4.2 Mit Nanopartikeln beschichteter Schwimmer

Die nicht an Katheter gebundene Manipulation von millimetergroßen Objekten ist für eine Vielzahl von medizinischen Anwendungen interessant. Beispielsweise können sie als Transporter für Medikamente im Gefäßsystem zum Einsatz kommen, um Therapeutika lokal an schwer erreichbaren Orten zu applizieren. Auch das Öffnen von okkludierten Gefäßen oder die lokale Anwendung von Hyperthermie ist mit magnetisch steuerbaren Schwimmern denkbar.

In diesem Kapitel wird ein mit einem additiven Multi-Jet-Verfahren hergestellter und mit magnetischen Nanopartikeln beschichteter Schwimmer präsentiert. Es wird demonstriert, dass sich dieser Schwimmer in einem MPI-Scanner durch das Anlegen rotierender Fokusfelder aufgrund seiner Form in Wasser vorwärts bewegt. Er kann in beliebige Richtungen durch ein Gefäßphantom gesteuert werden und ist darüber hinaus für die Bildgebung mit MPI geeignet, was ein Tracking des Schwimmers ermöglicht. Die Geschwindigkeit des Schwimmers wird außerdem für verschiedene Viskositäten des umgebenden Mediums sowohl experimentell als auch durch numerische Simulationen untersucht.

Es wurden der in diesem Kapitel vorgestellte Schwimmer, seine Herstellung, Manipulation und Visualisierung [2] sowie die Untersuchung der Geschwindigkeit in Abhängigkeit von der Viskosität des Mediums [5] in Journalartikeln veröffentlicht. Außerdem wurden die Ergebnisse auf Konferenzen präsentiert [20, 21, 25, 29].

4.2.1 Materialien und Methoden

Im Folgenden werden die Herstellung mittels eines additiven Druckverfahrens sowie die magnetische Beschichtung des Schwimmers beschrieben. Der Schwimmer wird anschließend im MPI-Scanner manipuliert und visualisiert. Seine Geschwindigkeit wird in Abhängigkeit von der Viskosität des umgebenden Mediums numerisch simuliert und experimentell bestimmt.

Herstellung des Schwimmers

Der Schwimmer wurde mit dem Multi-Jet-Verfahren (Projet 3510 HD+, 3D Systems, Rock Hill, USA) unter Verwendung des Druckmaterials VisiJet®X (3D Systems), welches ein Polymerharz ist, 3D-gedruckt. Es wurden sechs Schwimmer stehend auf einer Platte mit Wachs als Stützmaterial gedruckt. So fixiert können sie beim Herausschmelzen des Wachses nicht verloren gehen. Außerdem wurden gleich mehrere gedruckt, falls Schwimmer beim Druck abbrechen oder mehrere Beschichtungsversuche notwendig sind. Für die Form des Schwimmers wurde wie im vorangegangenen Kapitel 4.1 die Savonius-Form gewählt, allerdings ohne Kopf, da dieser sowohl für den Druck als auch für die spätere Beschichtung zu filigran gewesen wäre. Der Schwimmer hat einen Durchmesser von 1,8 mm und eine Länge von 4,5 mm und wurde mit mehreren Schichten einer Acrylfarbe (Lukas-Nerchau GmbH, Nürnberg, Deutschland) überzogen, die mit magnetischen Nanopartikeln gemischt wurde. Es wurden unverdünntes Perimag (8,5 mg Fe/ml, Micromod) mit einem Massenverhältnis von 7:5 von Farbe zu Partikelsuspension gewählt. So konnte so viel Partikelsuspension wie möglich verwendet werden, um ein möglichst gutes MPI-Signal zu erhalten, ohne dass die Partikel-Farb-Mischung zu dünnflüssig wurde, sodass sie sich gut auf die Schwimmer auftragen ließ. Es wurden mehrere Schichten aufgetragen. Um die Kraftwirkung auf den Schwimmer zu erhöhen, wurde eine letzte Schicht aus Akrylfarbe aufgetragen, die mit 25 wt% Eisen(II,III)-Oxidpulver (50–100 nm, Sigma Aldrich, St. Louis, USA) gemischt war. Experimentelle Erfahrungen, bei denen Schwimmer nur

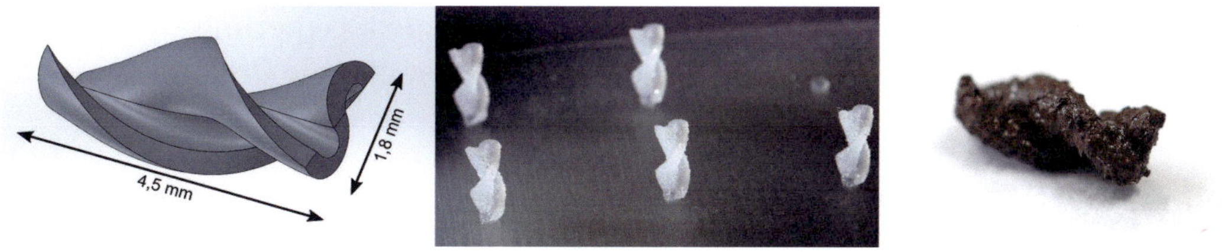

Abbildung 4.8: Herstellung des Schwimmers. Es sind das CAD-Modell eines Schwimmers (links), die 3D-gedruckten Schwimmer ohne Beschichtung, wobei einer der sechs Schwimmer im Druck abbrach (Mitte) und ein mit Nanopartikel-Farbe beschichteter Schwimmer dargestellt (rechts).

mit dieser Partikelsorte beschichtet wurden, haben gezeigt, dass diese Partikel eine gute Kraftwirkung erzeugen. MPS-Messungen dieser Partikel zeigten aber kaum Signal. Das Mischungsverhältnis wurde so gewählt, dass das Partikelpulver in die Farbe eingerührt werden konnte, ohne dass diese zu fest wurde. In Abbildung 4.8 sind die Herstellungsschritte vom CAD-Modell bis zum fertig beschichteten Schwimmer zu sehen.

Manipulation im MPI-Scanner

Zur Beobachtung der Schwimmerbewegung in Abhängigkeit von der Rotationsfrequenz wurde der beschichtete Schwimmer in ein mit Wasser gefülltes Glasröhrchen mit einer Länge von 5 cm und einem Innendurchmesser von 8,6 mm gelegt und in der Mitte des Scanners in Richtung der Längsachse der Scanneröffnung (x-Richtung) positioniert. Es wurden Rotationsfrequenzen bis 20 Hz und die maximale Fokusfeldamplituden von 18 mT angelegt. An den Fokusfeldspulen des präklinischen MPI-Scanners wurden sinusoidale Ströme mit einem Phasenversatz von 90° angelegt, sodass ein rotierender Feldvektor entsteht. Dabei wird die y/z-Ebene als Rotationsebene bzw. die x-Achse als Rotationsachse eingestellt ($\theta = 90°$, $\phi = 0°/180°$, siehe Definition von Polar- und Azimutwinkel in Kapitel 2.2.2).

Anschließend wurde der Schwimmer in einem Y-förmigen Gefäßphantom bewegt, welches mit demselben 3D-Drucker hergestellt wurde wie der Schwimmer. Jeder Arm des Phantoms hat eine Länge von 1,5 cm und einen Durchmesser von 4 mm. Das Phantom wurde mit Wasser gefüllt und mit einer Plexiglasplatte verschlossen, damit die Bewegung des Schwimmers beobachtet werden kann. Es wurde eine Rotationsfrequenz von 10 Hz und eine Amplitude von 18 mT angelegt, da sich diese Parameter im ersten Experiment als gut geeignet erwiesen hatten. Um den Schwimmer in verschiedene Richtungen zu lenken, wurde eine Manipulationssequenz entsprechend der intendierten Bewegung des Schwimmers durch die Abzweigungen des Phantoms appliziert. Dabei wurde ein Ablauf verschiedener Azimutwinkel ϕ von 180°, 210°, 30°, 135°, 315° und 360° bei konstantem Polarwinkel von $\theta = 90°$ eingestellt.

Die Bewegung des Schwimmers wurde in beiden Experimenten mit einer Videokamera beobachtet, die oberhalb des jeweiligen Phantoms in der Scanneröffnung platziert wurde.

Manipulation in Abhängigkeit der Viskosität

Die Geschwindigkeit des Schwimmers wurde numerisch unter Verwendung von COMSOL Multiphysics simuliert. Es wurden zwei Simulationsumgebungen, „Laminarer Fluss“ und „Festkörpermechanik“, verwendet. Dazu wurde die Geometrie des Schwimmers über eine Schnittstelle zu SolidWorks (Dassault Systèmes SolidWorks Corp., Vélizy-Villacoublay, Frankreich) eingelesen. Der Schwimmer wurde in einem wassergefüllten Zylinder simuliert, wobei die Viskosität des Fluids ausgehend von der Viskosität von Wasser erhöht wurde. Die Simulationen wurden bei einer Rotationsfrequenz von 10 Hz durchgeführt. Die Fortbewegung des Schwimmers wurde in einem Zeitintervall von 1 s mit einer Diskretisierung von 0,01 s simuliert. Innerhalb der ersten 0,3 s musste die Rotationsfrequenz entsprechend einer Sigmoidfunktion bis zum Zielwert erhöht werden, bevor die Geschwindigkeit über ein Zeitintervall von dann verbleibenden 0,7 s bzw. über 7 Umdrehungen des Schwimmers gemittelt werden konnte.

In einem Experiment wurde die Viskosität des den Schwimmer umgebenden Fluids durch das Mischungsverhältnis von Glycerol und Wasser verändert, dabei wurde die Viskosität anhand des Mischungsverhältnisses sowie der Temperatur nach Cheng et al. berechnet [66]. Die Viskosität wurde zwischen 1 mPa · s (reines Wasser) und 1255 mPa · s (reines Glycerol) variiert. 23 verschiedene Mischungsverhältnisse wurden in das bereits zur Beobachtung der Schwimmerdynamik verwendete Glasröhrchen eingefüllt. Die Temperatur wurde vor und nach einer Manipulationssequenz gemessen und der Mittelwert zur Berechnung der Viskosität verwendet. Zur Manipulation wurden rotierende Fokusfelder des MPI-Scanners mit maximaler Amplitude von 18 mT und einer Frequenz von 10 Hz für 5 s angelegt. Die Manipulation des Schwimmers wurde viermal für jede Viskosität durchgeführt, je zwei in $+x$- und zwei in $-x$-Richtung. Die Experimente wurden wieder mit einer Videokamera in der Scanneröffnung aufgezeichnet. Die jeweils zurückgelegte Strecke wurde anschließend in den Aufnahmen anhand eines am Glasröhrchen angebrachten Maßstabs ausgewertet, der Mittelwert aus den vier einzelnen Streckenlängen berechnet und daraus die Geschwindigkeit ermittelt.

Visualisierung mit MPI

Ein Amplitudenspektrum mit dreidimensionaler Anregung wurde mit dem präklinischen MPI-Scanner aufgenommen, um die Visualisierbarkeit des Schwimmers mit MPI zu verifizieren. Die x-, y- und z-Anregungsfeldstärken betrugen jeweils 12 mT. Um das Signal des Schwimmers mit einer üblichen

Partikelprobe zu vergleichen, wurde ein Amplitudenspektrum von 10 µl unverdünntem Perimag mit derselben Anregungsfeldstärke gemessen. Da die gemessenen Spektren von Hintergrundstörungen des Systems beeinflusst werden, wurde eine Messung des leeren Scanners mit denselben Einstellungen durchgeführt. Das Hintergrundsignal wurde von den gemessenen Spektren abgezogen, um den stationären Hintergrund aus den Messungen zu entfernen. Alle Messungen wurden 500 mal gemittelt.

Für die Visualisierung der Bewegung des Schwimmers im Glasröhrchen wurde ein zweidimensionales MPI-Bild des Schwimmers nach jeweils zehn Umdrehungen von insgesamt 100 Umdrehungen aufgenommen. Die Anregungsfeldstärke in x- und y-Richtung betrug 12 mT und der Gradient 1,5 T/m in z-Richtung und damit 0,75 T/m in x- und y-Richtung. Diese Einstellungen führen zu einem FOV von $32{\times}32\,\text{mm}^2$. Die Aufnahmezeit für ein Bild betrug 3,246 s bei 5000 Mittelungen des Empfangssignals. Das Bild wurde mit einer hybriden Systemmatrix mit 57×57 Pixeln rekonstruiert, die mit einem MPS mit dreidimensionaler Anregung aufgenommen wurde (siehe dazu Kapitel 2.1.6) [64]. Der für die Rekonstruktion ausgewählte Frequenzbereich lag zwischen 80 kHz und 1,25 MHz. Mit einem SNR-Schwellwert von 20 wurden 91 Frequenzkomponenten für die Rekonstruktion verwendet. Für den regularisierten Kaczmarz-Rekonstruktionsalgorithmus wurde die Zahl der Iterationen auf drei und der Regularisierungsparameter auf $0,05$ gesetzt. Es muss noch angemerkt werden, dass es eine zeitliche Verzögerung von 30 s zwischen einer Manipulationssequenz und einem Bild gibt. Das ist die Zeit, die der Scanner benötigt, um die Anregungsfelder hochzuregeln, was eine derzeitige Limitation des Systems ist und keine schnellere Bildabfolge erlaubt. Außerdem wurde eine Berechnung der Massenschwerpunkte der Bilder durchgeführt (siehe Kapitel 4.1, Gleichung 4.1.1), wobei ein Intensitäts-Grenzwert von 30 % der Maximalintensität angewandt wurde.

Um zu zeigen, dass durch den Einsatz einer Gradiometerspule eine verbesserte Signalintensität erzielt werden kann, wurde ein Bild des Schwimmers mit Hilfe einer dreidimensionalen Gradiometerspule aufgenommen. Diese wird als Einsatz in die Scanneröffnung eingeführt. Die Anregungsfeldstärke betrug 12 mT und die Gradientenstärke 2 T/m in z-Richtung. Die Rekonstruktion wurde mit einer robotergestützten Systemmatrix der Größe $50 \times 50 \times 39$ Voxel in einem Messvolumen von $19,6 \times 19,6 \times 10,14\,\text{mm}^3$ durchgeführt. Als Punktprobe wurde eine getrocknete Perimag-Punktprobe verwendet (4 µl, 2,4 mg Fe/ml, die Angaben beziehen sich auf den flüssigen Zustand der Probe), die den Eigenschaften der Beschichtung des Schwimmers sehr ähnlich sein sollten. Das Messsignal wurde 100 mal gemittelt. Diese Messungen sollen zeigen, dass eine potenzielle Ortung des Schwimmers durch den Einsatz einer Gradiometerspule verbessert werden kann, weshalb hier keine Manipulationsexperimente mit Gradiometerspule durchgeführt wurden.

4.2.2 Ergebnisse

Durch das Anlegen rotierender Fokusfelder konnte der Schwimmer erfolgreich im MPI-Scanner bewegt und eine sequenzielle Visualisierung realisiert werden.

Manipulation im MPI-Scanner

Der Schwimmer dreht sich bei Rotationsfrequenzen bis zu 14 Hz. Eine axiale Vorwärtsbewegung kann in einem Frequenzbereich zwischen 4 Hz und 14 Hz beobachtet werden. Im Frequenzbereich zwischen 8 Hz und 14 Hz bewegt sich der Schwimmer in einer „Korkenzieher-Bewegung" fort und erreicht so die höchste Geschwindigkeit. Für Frequenzen größer als 14 Hz kann keine Rotation des Schwimmers mehr beobachtet werden. Bei Frequenzen kleiner als etwa 8 Hz führt der Schwimmer eine „Taumelbewegung" aus. Videos der Schwimmerbewegungen für verschiedene Frequenzen können in [2] und in den Zusatzmaterialien eingesehen werden.

Darüber hinaus konnte der Schwimmer durch das Y-förmige Gefäßphantom bei einer Rotationsfrequenz von 10 Hz navigiert werden. In Abbildung 4.9 sind Standbilder der Videos zu sehen. Durch das Ändern der Rotationsebene kann der Schwimmer in beliebige Richtungen durch die Arme des Gefäßphantoms gelenkt werden. Das Video ist in [2] und in den Zusatzmaterialien zu finden.

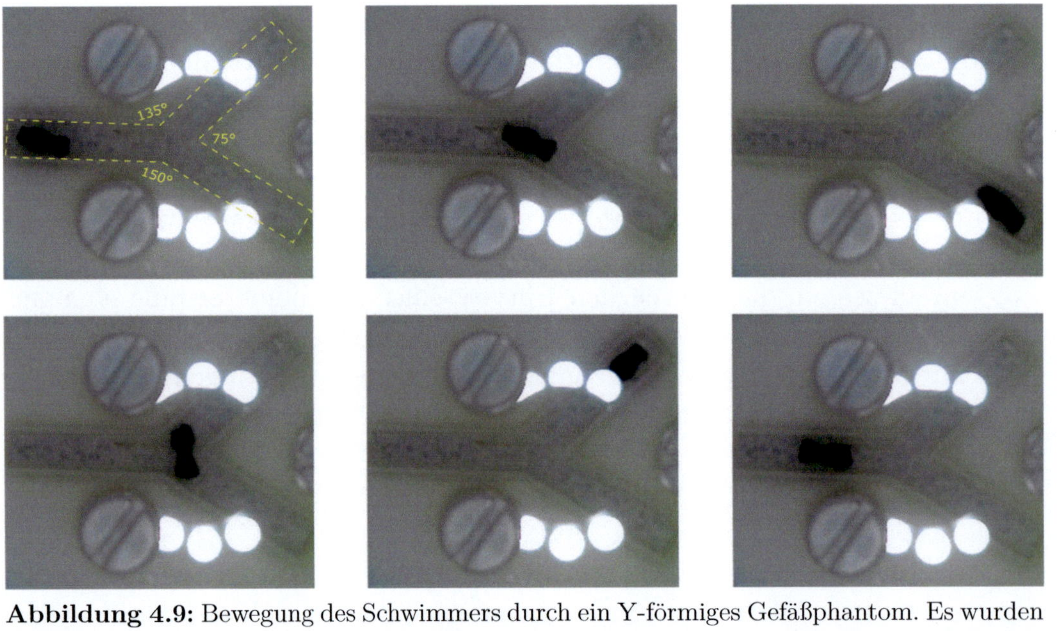

Abbildung 4.9: Bewegung des Schwimmers durch ein Y-förmiges Gefäßphantom. Es wurden eine Rotationsfrequenz von 10 Hz und eine Fokusfeldamplitude von 18 mT appliziert. Das Video zu den Bildern kann in [2] und den Zusatzmaterialien gefunden werden.

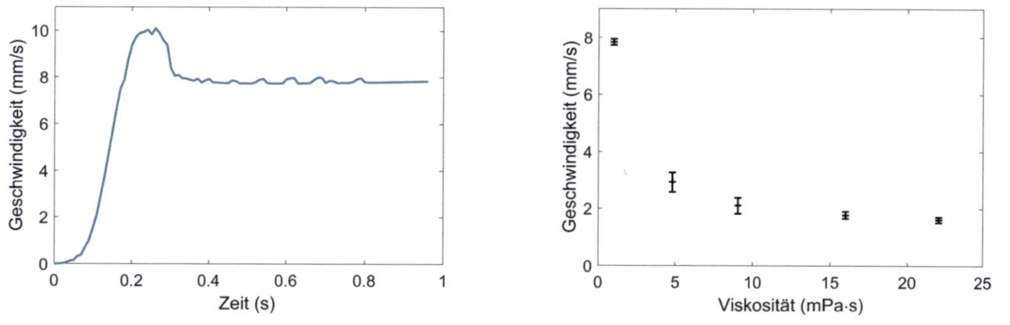

Abbildung 4.10: Numerische Simulation der Geschwindigkeit des Schwimmers in Abhängigkeit der Viskosität. Die simulierte Geschwindigkeit des Schwimmers wurde über eine Zeit von knapp 1 s mit einer Diskretisierung von 0,01 s ermittelt. In den ersten 0,3 s wurde die Rotationsfrequenz auf 10 Hz hochgeregelt. Beispielhaft ist das Simulationsergebnis für Wasser (0,98 mPa · s) dargestellt (links). Die gemittelten Geschwindigkeiten im Zeitintervall ab 0,3 s für verschiedene Viskositäten bis 22 mPa · s sind rechts dargestellt. Die eingezeichneten Fehler repräsentieren die Standardabweichung.

Manipulation in Abhängigkeit der Viskosität

In Abbildung 4.10 sind die Simulationsergebnisse der Schwimmergeschwindigkeiten in Abhängigkeit von der Viskosität des umgebenden Mediums dargestellt. In Wasser wurde eine Geschwindigkeit von $(7,83 \pm 0,11)$ mm/s ermittelt. Es ist außerdem ein Überschwinger in der Geschwindigkeit zu erkennen, bevor die Geschwindigkeit bei konstanter Rotationsfrequenz konstant bleibt, was auf die Trägheit des Systems nach dem sigmoiden Erhöhen der Rotationsfrequenz zurückzuführen ist. Mit zunehmender Viskosität nimmt die Geschwindigkeit des Schwimmers ab.

Experimentell wurde eine mit dem Feld synchrone Rotation und eine daraus resultierende Fortbewegung des Schwimmers bis zu einer Viskosität von 22 mPa · s beobachtet (siehe Abbildung 4.11). Die Geschwindigkeit liegt in Wasser bei etwa 2 mm/s und nimmt mit steigender Viskosität zu. Im Bereich zwischen 26 mPa · s und 83 mPa · s führt der Schwimmer eine mit dem Feld asynchrone Schlupfbewegung aus, er dreht sich also nicht mehr vollständig. Bei noch höheren Viskositäten war keine Bewegung des Schwimmers mehr zu beobachten.

Visualisierung mit MPI

In Abbildung 4.12 ist das Amplitudenspektrum des beschichteten Schwimmers im Vergleich zu einer Partikelprobe dargestellt. Es kann davon ausgegangen werden, dass der Schwimmer mit MPI visualisiert werden kann, da Harmonische bis etwa 350 kHz oberhalb des Rauschlevels erkennbar sind, auch wenn dies deutlich weniger Harmonische sind als bei der Perimag-Probe erkennbar sind. Hier sind Harmonische bis etwa 600 kHz erkennbar. Aufgrund der unterschiedlichen Eisenkonzentrationen ist ein Vergleich nur bedingt mög-

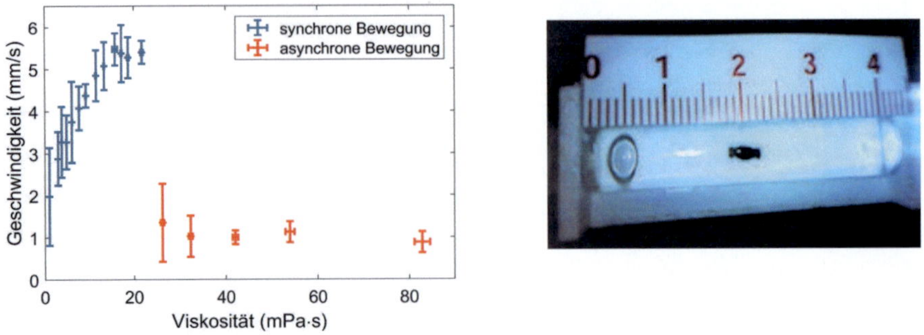

Abbildung 4.11: Experimentell ermittelte Geschwindigkeit des Schwimmers in Abhängigkeit von der Viskosität. Es wurden eine Frequenz von 10 Hz und eine Amplitude von 18 mT angelegt. Links ist die Geschwindigkeit in Abhängigkeit von der Viskosität dargestellt. Die eingezeichneten Fehler entsprechen der Standardabweichung aus vier Einzelmessungen und der Genauigkeit der Temperatur- und Volumenmessungen von Glycerol und Wasser. Die beobachtete Schwimmerdynamik lässt sich in zwei Bereiche unterteilen, in eine mit dem Feld synchrone Bewegung aus der eine Korkenzieher-Bewegung des Schwimmers resultiert (bis 22 Pa · s) und eine mit dem Feld asynchrone Bewegung, in der der Schwimmer eine Schlupfbewegung ausführt (zwischen 26 Pa · s und 83 Pa · s). Für höhere Viskositäten wurde keine Bewegung des Schwimmers mehr beobachtet. Rechts ist der Aufbau zur Geschwindigkeitsmessung zu sehen. Der Schwimmer wurde in einem Glasröhrchen mit einem Wasser-Glycerol-Gemisch bewegt, welches sich im MPI-Scanner befand.

lich. Es ist aber zu erkennen, dass die Harmonischen des Schwimmersignals schneller abfallen als die des Perimag-Signals. Außerdem sind Störfrequenzen erkennbar, die durch einen Defekt im MPI-System zustande kamen. Die rekonstruierten Bilder des Schwimmers sind in Abbildung 4.13 zu sehen. Die genaue Form des Schwimmers ist in den MPI-Bildern aufgrund der geringen Signalstärke nicht zu erkennen. Die Vorwärtsbewegung ist deutlich von Bild zu Bild erkennbar und ermöglicht damit das Verfolgen der Schwimmerbewegung. Das bestätigt auch die Berechnung der Massenschwerpunkte, hier ist eine Bewegung in x-Richtung erkennbar, während die y-Richtung nahezu konstant bleibt. In den Bildern und noch besser in der Auswertung der Massenschwerpunkte ist zu sehen, dass sich der Schwimmer offenbar zwischen dem 4. und 7. Bild nicht bewegte.

Abbildung 4.14 zeigt die Projektionsbilder der drei Ebenen des dreidimensionalen Bilds, das mit einer dreidimenionalen Gradiometerspule aufgenommen wurde. Hier ist deutlich zu erkennen, dass die Längsachse des Schwimmers in z-Richtung orientiert war. Die Breite des Schwimmers wurde in x- und y-Richtung über die Bestimmung der Halbwertsbreite zu jeweils 2,35 mm und die Länge zu 3,64 mm bestimmt.

4.2.3 Diskussion

Der hier gezeigte Schwimmer hat Schwimmeigenschaften mit drei dynamischen Bereichen gezeigt, wie sie schon bei Mikroschwimmern beobachtet und

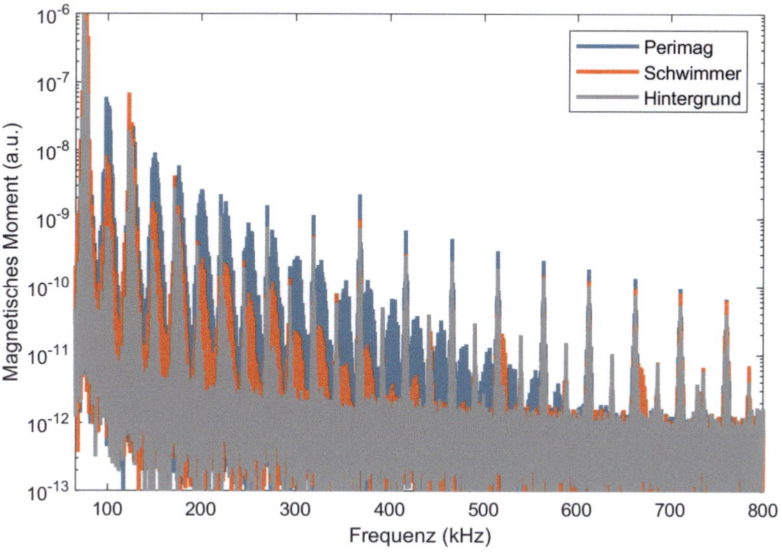

Abbildung 4.12: Das Amplitudenspektrum des Schwimmers im Vergleich zu einer 10 µl Probe unverdünnten Perimags. Die Daten wurden mit einer Anregungsfeldstärke von 12 mT in x-, y- und z- Richtung aufgenommen. Es muss beachtet werden, dass ein quantitativer Vergleich zwischen dem Schwimmer und der Perimagprobe nicht möglich ist, da weder die Eisenkonzentration noch die genaue Menge der Beschichtung bekannt sind.

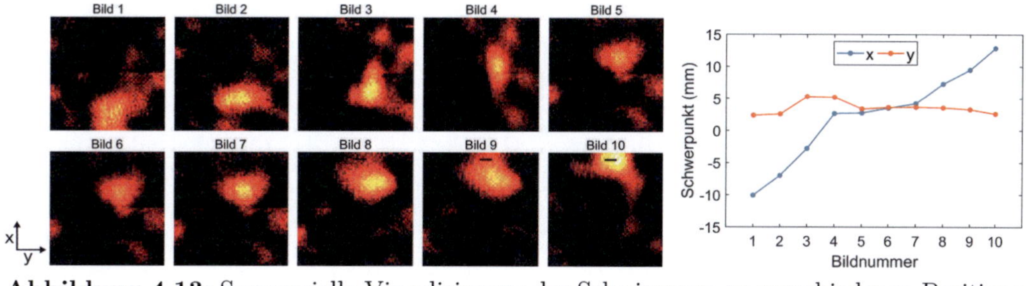

Abbildung 4.13: Sequenzielle Visualisierung des Schwimmers an verschiedenen Positionen. Es sind die rekonstruierten Bilder (links) und die Massenschwerpunkte der Bilder (rechts) dargestellt. Es wurde alle 10 Umdrehungen des rotierenden Fokusfelds ein Bild von insgesamt 10 Positionen des Schwimmers aufgenommen. Der Schwimmer bewegt sich in x-Richtung. Während der Manipulationssequenz wurden eine Rotationsfrequenz von 10 Hz und eine Magnetfeldstärke von 18 mT angelegt. Während der MPI-Sequenz wurde eine Anregungsfeldstärke von 12 mT in x- und y-Richtung sowie ein Gradient von 0,75 T/m in x- und y- Richtung eingestellt, woraus ein FOV von $32 \times 32 \text{mm}^2$ resultiert. Die Bilder wurden mit einer hybriden 57×57 Systemmatrix rekonstruiert. Die schwarzen Streifen, die in den Bildern 8, 9 und 10 im oberen Bereich zu erkennen sind, sind Artefakte, die durch eine fehlerhafte Systemmartixakquisition zustande kommen. Zwischen den ersten vier und den letzten vier Bildern ist eine Verschiebung des Massenschwerpunkts in x-Richtung zu erkennen.

studiert werden konnten [96, 177]. Die Bereiche der „Taumelbewegung", der „Korkenzieher-Bewegung" und die „Austrittsfrequenz" sind für jeden Schwimmer individuell und abhängig vom magnetischen Moment des Schwimmers. Dieses hängt nicht nur von der verwendeten Partikelsorte ab, sondern auch

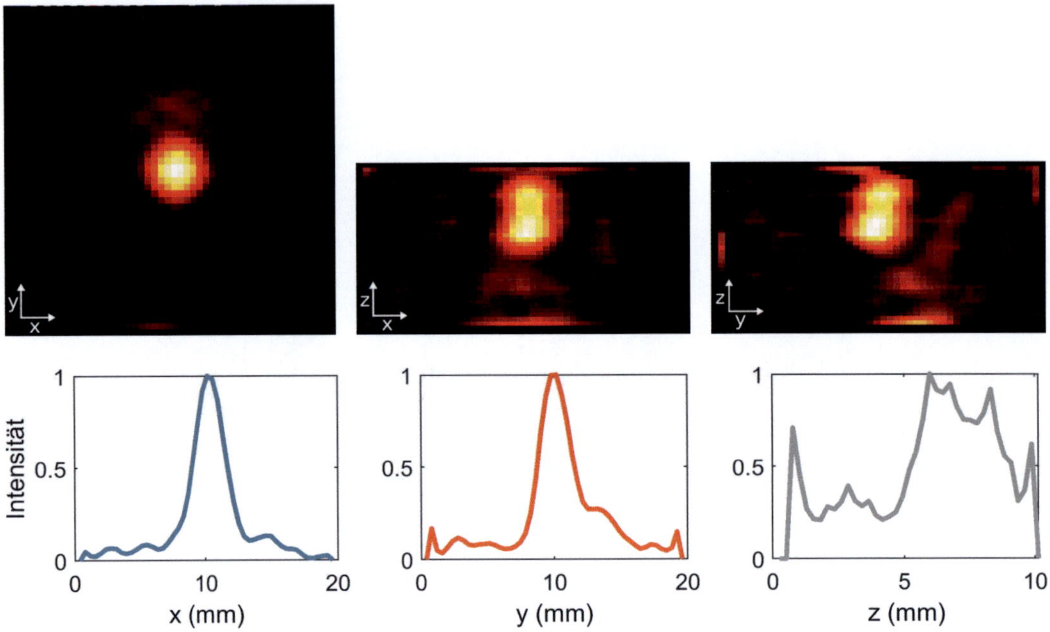

Abbildung 4.14: MPI-Bilder des Schwimmers aufgenommen mit einer dreidimensionalen Gradiometerspule. Oben, von links nach rechts, sind jeweils die Projektionsbilder der x/y-, x/z- und y/z-Ebene zu sehen. Die Größe der Bilder beträgt $50 \times 50 \times 39$ Voxel in einem FOV von $19,6 \times 19,6 \times 10,14\,\mathrm{mm}^3$. Die aufsummierten Intensitäten entlang der Achsen sind unten dargestellt. Die Halbwertsbreite beträgt in x- und y-Richtung jeweils 2,35 mm und in z-Richtung 3,64 mm.

vom Grad der Agglomeration der Partikel und der Partikelmenge und damit der aufgetragenen Dicke der Beschichtung. Auch die Gleichmäßigkeit der magnetischen Beschichtung beeinflusst die Steuerbarkeit des Schwimmers. Es konnte ein hinreichend großes Drehmoment bei maximaler Fokusfeldstärke von 18 mT erzeugt werden, was daran zu erkennen ist, dass eine volle Rotation des Schwimmers erreicht werden konnte. Andere Partikel oder Partikelkonzentrationen hätten die magnetischen Eigenschaften des Schwimmers und damit die beobachteten Schwimmeigenschaften verändert. Außerdem hängt die Reibung des Schwimmers von seiner Größe und Form ab, sodass auch diese Parameter die Schwimmeigenschaften beeinflussen.

Die Viskosität des Mediums hat ebenfalls einen Einfluss auf die Schwimmerdynamik. Auch bei höheren Viskositäten (bis $22\,\mathrm{mPa} \cdot \mathrm{s}$) kann der Schwimmer bewegt werden. Da Blut etwa die 4.5-fache Viskosität von Wasser hat [216], kann geschlussfolgert werden, dass sich der Schwimmer in Blut steuern ließe. Allerdings weist Blut im Vergleich zum verwendeten Wasser-Glycerol-Gemisch weitere Eigenschaften auf, wie z.B., dass es eine Nicht-Newtonsche Flüssigkeit ist. Die Ergebnisse der numerischen Simulation stimmen nicht mit den experimentell ermittelten Werten überein. Dies könnte daran liegen, dass in den Simulationen die Reibung des Schwimmers mit der Gefäßwand nicht berücksichtigt wurde. Diese Reibung ist auch der Grund, weshalb experimentell eine Zunahme der Geschwindigkeit mit zunehmender Viskosität beobachtet wurde, denn mit zunehmender Viskosität nimmt der Auftrieb des Schwimmers zu, sodass die Reibung mit der Gefäßwand abnimmt.

Das MPI-Signal des Schwimmers hängt von der Menge der Partikel ab, die auf die Schwimmeroberfläche aufgetragen wurden. Weder die Menge noch die Homogenität der Beschichtung ist bekannt. Das Signal des Schwimmers kann nicht bezüglich der Eisenkonzentration quantifiziert werden, weshalb nur ein qualitativer Vergleich mit der SPION-Probe möglich ist. Es wird angenommen, dass das Signal der Partikel durch das Fixieren in der Farbe abnimmt [217]. Dennoch konnte durch das Aufnehmen einer Bildfolge gezeigt werden, dass die Bewegung des Schwimmers im MPI-Bild nachverfolgbar ist. Die genaue Form des Schwimmers konnte in diesen Bildern nicht wiedergegeben werden, dies ist allerdings für das Ziel der Lokalisierung der Position nicht zwangsläufig erforderlich. Mithilfe einer dreidimensionalen Gradiometerspule konnte die Auflösung des Schwimmers deutlich verbessert werden. Die Länge und Breite des Schwimmers wurden mit der Halbwertsbreite der Intensitäten zu 3,64 mm und 2,35 mm ermittelt, welche um 22 % bzw. 11 % von der tatsächlichen Größe abweichen. Die Länge und Breite betrugen nach der Beschichtung 4,7 mm bzw. 2,1 mm.

Zwischen einer Manipulations- und einer Bildsequenz liegt eine zeitliche Verzögerung von fast 30 s, die die Anregungsfelder des Scanners benötigen um hochzuregeln. Diese Zeit muss für eine tatsächliche Anwendung zur Verfolgung der Schwimmerbewegung durch sequenzielle MPI-Bildgebung deutlich verringert werden.

Es kann davon ausgegangen werden, dass sich der Schwimmer während einer Bildsequenz nicht bewegt. Die Kraft, die durch das Gradientenfeld erzeugt wird, hängt vom Abstand des Objekts zum FFP ab, solange das Objekt nicht magnetisch gesättigt ist (siehe dazu Gleichung 2.2.1 in Kapitel 2.2.1). Da die Position des FFPs während der Bildsequenz stets sehr nah am Schwimmer ist, sind die erwarteten Kräfte klein. Außerdem ist die Anregungsfeldfrequenz zu hoch, um die Trägheit des Schwimmers zu überwinden. Dies lässt sich aus Gleichung 2.2.7 aus Kapitel 2.2.1 für kleine t ableiten.

4.2.4 Schlussfolgerung

Der verwendete 3D-Drucker erlaubte die Herstellung deutlich kleinerer Schwimmer als die, die im vorherigen Kapitel beschrieben wurden. Allerdings erlaubt dieser Drucker keine Verwendung von magnetischem Druckmaterial, weshalb eine magnetische Beschichtung entwickelt wurde. Experimente haben gezeigt, dass eine Beschichtung mit zwei verschiedenen Partikelarten die Manipulation in rotierenden Fokusfeldern und die Visualisierung mit MPI erlaubt. Der Schwimmer kann auch bei höheren Viskositäten bewegt werden, sodass er sich für die Anwendung in Blutgefäßen eignet. Um dieses Anwendungsszenario zu demonstrieren, wurde die Steuerung des Schwimmers durch ein Y-förmiges Gefäßphantom gezeigt, was durch die Änderung der Rotationsebene umgesetzt werden konnte. Die Aufnahme sequenzieller Bilder zeigt, dass die Schwimmerposition mit MPI verfolgbar ist. Wegen geringer Signalintensitäten wurde eine zusätzliche Messung mit einer dreidimensionalen Gradiometerspule durchgeführt, durch die die Ortsauflösung der MPI-Bilder deutlich verbessert werden konnte. Dies zeigt die Möglichkeit, den Schwimmer zum Beispiel als Transporter für Medikamente durch das Gefäßsystem einzusetzen, was ein lokales Applizieren von Medikamenten an schwer zugänglichen Bereichen erlauben würde, wie z.B. Stenosen hinter spitzwinklig abknickenden Gefäßabzweigungen, die nicht mit einem Katheter erreicht werden können.

4.3 Schwimmer zur Aneurysma-Behandlung

In diesem Kapitel werden ein Schwimmer sowie die Entwicklung einer Feldsequenz präsentiert, mit denen eine neuartige Methode zur Behandlung cerebraler Aneurysmen ermöglicht werden soll, was an einem humanen Gefäßphantom demonstriert wird. Cerebrale Aneurysmen sind Ausstülpungen von Blutgefäßen im Gehirn, welche meist durch Zufall diagnostiziert werden. Das Platzen eines cerebralen Aneurysmas hat eine lebensbedrohliche Blutung zur Folge. Zur Zeit erfolgt die Behandlung entweder über das „Clipping“, bei dem das Aneurysma durch einen neurochirurgischen Eingriff außerhalb des Gefäßes abgeklemmt wird, oder über das „Coiling“, bei dem über einen Katheter endovaskulär ein Drahtgeflecht, das Coil genannt wird, in das Aneurysma eingebracht wird. Ein solches Coil bewirkt eine Blutgerinnung und nimmt so den Druck von der Gefäßwand, um ein Platzen des Aneurysmas zu verhindern. Oft sind Coils mit Medikamenten beschichtet, welche die Blutgerinnung fördern. Grundsätzlich eignet sich auch zusätzlich Wärme, um eine thrombotische Wirkung herbeizuführen.

Hier wird nun die Möglichkeit vorgestellt, einen helikalen Schwimmer für das Aneurysma-Coiling einzusetzen. Dies stellt eine katheterungebundene Methode dar, die potenziell einen noch kleineren Eingriff als durch die kathetergebundene Intervention ermöglicht. So können Aneurysmen an für Katheter schwer erreichbaren Orten für den Patienten schonend behandelt werden. Durch das Einbringen eines Schwimmers in ein Aneurysma soll die Blutgerinnung herbeigeführt werden. Ein mit SPIONs beschichteter Schwimmer wird mit einem MPI-Scanner sowohl manipuliert als auch visualisiert und seine Ortungsgenauigkeit bestimmt.

Das Potenzial, MPI als Visualisierungsmethode für vaskuläre Interventionen zu verwenden, wurde bereits anhand einiger Studien gezeigt, dazu gehören eine Ballonangioplastie [115,121,221], beschichtete Katheter [109,114,212] oder Stents [122,269–271]. Mit MPI wurden Flussmessungen an Aneurysmen gezeigt [227] sowie die Detektion von Hirnblutungen [191, 247] und Schlaganfällen [166], für die ein humaner Kopfscanner vorgestellt wurde [105]. Die interventionelle Visualisierung einer cerebralen Aneurysma-Behandlung mit MPI erscheint daher sehr geeignet.

Die in diesem Kapitel gezeigte Arbeit wurde in einem Journalartikel publiziert [7] und auf einer Konferenz präsentiert [28].

4.3.1 Materialien und Methoden

Im Folgenden werden die Herstellung des Aneurysma-Phantoms, für das reale Patientendaten segmentiert und dann 3D-gedruckt wurden, sowie die Herstellung und das Beschichtungsverfahren des Schwimmers beschrieben. Die magnetischen und dynamischen Eigenschaften des Schwimmers werden dargestellt. Anschließend werden die magnetische Manipulation des Schwimmers durch das Aneurysma-Phantom und seine Visualisierung gezeigt. Des Weiteren wurde der Schwimmer auf die Fähigkeit zur Hyperthermie-Anwendung untersucht.

Aneurysma-Phantom

Das Phantom wurde aus Patientenbildern erstellt, die in Abbildung 4.15 zu sehen sind. Es sind ein CT-Bild und ein Bild aus einer Rotationsangiographie dargestellt, in denen zu sehen ist, dass ein Aneurysma in der rechten Cerebralarterie vorliegt. Aus den Bildern der Rotationsangiographie wurde ein Volumenmodell segmentiert, wobei Gefäße mit einem Durchmesser kleiner als 0,1 mm entfernt wurden. Es wurde eine Auswahl getroffen, die das Aneurysma und dessen Zugang über die mittlere Cerebralarterie beinhaltet. Diese wurde in einen Block der Größe $36,5 \times 22,2 \times 13,1\,\text{mm}^3$ mit einer zusätzlichen Steckverbindung für den Probenstab im MPI-Scanner additiv gefertigt (Form2, FormLabs, Somerville, USA). Der Druck wurde mit dem Material „Clear“ (FormLabs) hergestellt und anschließend mit einem Klarlack beschichtet. Das Phantom ist in Abbildung 4.15e zu sehen.

Herstellung des Schwimmers

Für die Schwimmergeometrie wurde wieder die Savonius-Rotorform gewählt, wie sie bereits in Kapitel 4.1 und 4.2 verwendet wurde. Um den Schwimmer durch die mittlere Cerebralarterie zum Aneurysma steuern zu können, muss dieser jedoch kleiner sein als die Schwimmer in den vorangegangenen Kapiteln. Der hier verwendete Schwimmer hat eine Länge von 3 mm und einen Durchmesser von 1,2 mm und wurde mittels Stereolithographie additiv hergestellt (Form2). Es wurde das Druckmaterial „HighTemp“ (Formlabs) verwendet, da das nachfolgend beschriebene Beschichtungsverfahren hohe Temperaturen benötigt. Das in Kapitel 4.2 beschriebene Beschichtungsverfahren ist für diese

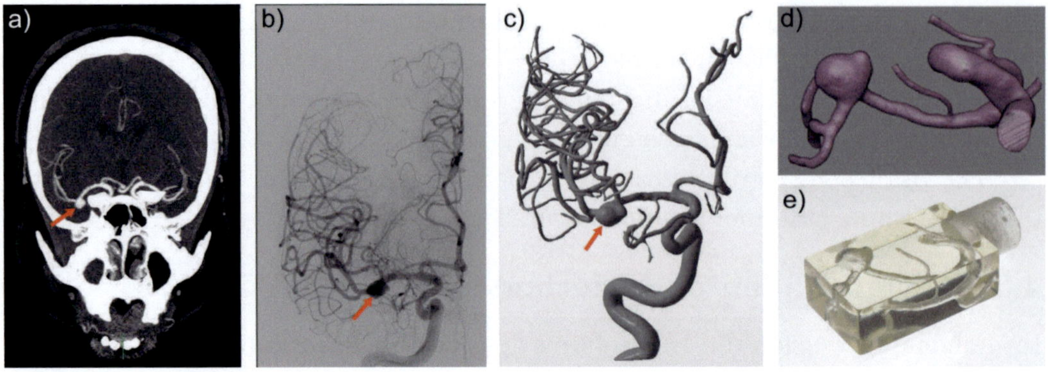

Abbildung 4.15: Herstellung des Aneurysma-Phantoms. a) CT-Aufnahme des Patienten. Ein Aneurysma kann in der rechten Cerebralarterie lokalisiert werden (orangener Pfeil). b) Ein Projektionsbild aus der Rotationsangiographie. c) Dreidimensionales Modell, erstellt aus der Rotationsangiographie. Gefäße mit einem Durchmesser kleiner als 0,1 mm wurden entfernt. d) Ausschnitt aus dem Modell zur Erstellung des Phantoms. e) 3D-gedrucktes Phantom mit Steckverbindung für den Probenstab im MPI-Scanner.

kleinen Strukturen nicht mehr anwendbar. Für das neue Herstellungsverfahren wurden zunächst drei Schwimmer auf jeweils drei Stützen (zum späteren Ablösen) zusammen mit einem Deckel gedruckt und einer dazu passenden Wanne mit einem Fassungsvolumen von 1,1 ml, die für die Beschichtung benötigt wird (siehe Abbildung 4.16).

Für eine wasserbeständige Beschichtung, die sich zur Visualisierung mit MPI eignet, wurden SPIONs verwendet, die am Institut für Medizintechnik der Universität zu Lübeck durch die Kopräzipation synthetisiert wurden (8,5 mg Fe/ml) [112]. Diese wurden in einem Mischungsverhältnis von 2:1 mit einem Imprägniermittel (Nanoseal 180W, JELN Imprägnierung GmbH, Schwalmtal, Deutschland) gemischt. Die Schwimmer wurden in die SPION-Nanoseal-Mischung getaucht und die Wanne so verschlossen. Danach wurde alles für 100 min bei 60 °C getrocknet. Löcher im Deckel zwischen den Schwimmern ermöglichen das Verdunsten des Wassers aus der SPION-Nanoseal-Mischung. Anschließend wurden die beschichteten Schwimmer mit einem Messer entlang der drei Stützen vom Deckel abgelöst.

Um dem Schwimmer für die Manipulation ein möglichst großes magnetisches Moment zu geben, wurden NdFeB-Partikel (5 µm, Magnequench, Singapur) mit einem Anteil von 20 wt% mit Acrylfarbe gemischt. Die S-förmige Spitze des Schwimmers wurde mit dieser magnetischen Farbe beschichtet und zum Trocknen auf einen NdFeB-Permanentmagneten gelegt, um ein ausgerichtetes magnetisches Moment des Schwimmers zu erzeugen. Diese Partikel eignen sich nicht zur Erzeugung eines MPI-Signals. In Abbildung 4.16 sind die einzelnen Herstellungsschritte dargestellt.

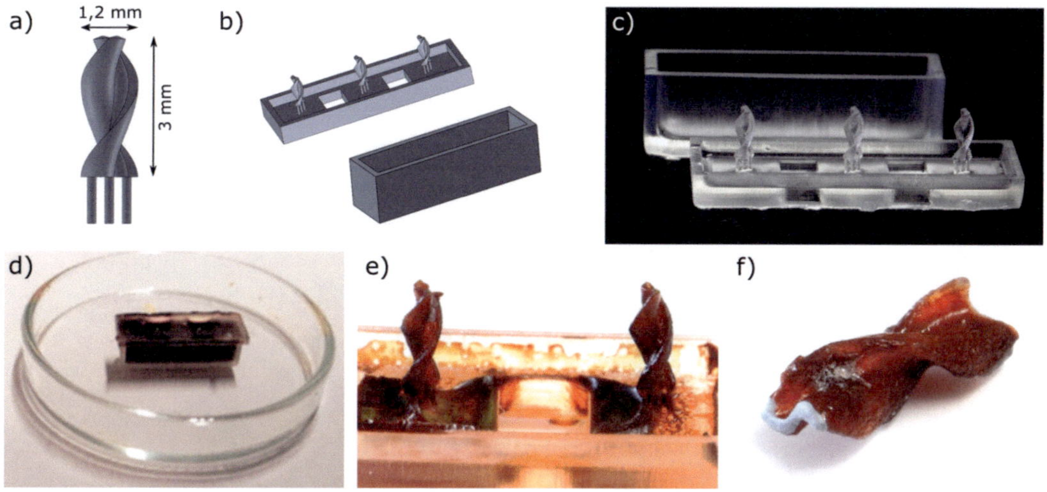

Abbildung 4.16: Herstellung des Schwimmers. a) CAD-Modell des Schwimmers mit drei Stützen für ein späteres Ablösen vom Deckel. b) CAD-Modell von drei Schwimmern auf einem Deckel und der dazu passenden Wanne. c) 3D-gedruckte Schwimmer mit Deckel und Wanne. d) Mit einem SPION-Nanoseal-Gemisch gefüllte Wanne und die darin eingetauchten Schwimmer. e) Mit SPIONs beschichtete Schwimmer nach Trocknung im Ofen. f) Fertiger Schwimmer mit einer Spitze aus NdFeB-Farbe.

Magnetische und dynamische Charakterisierung des Schwimmers

Die magnetischen Eigenschaften des Schwimmers wurden mit einem VSM und einem MPS mit eindimensionaler Anregung untersucht. Im VSM wurden Flussdichten bis 1,5 T appliziert, bis zu der eine magnetische Sättigung der Probe erreicht wurde. Zum Vergleich mit einer MPS-Messung wurde eine weitere VSM-Messung mit einer Flussdichte von 20 mT durchgeführt. Mit dem MPS wurde eine Messung mit einer Anregungsfeldamplitude von 20 mT bei einer Frequenz von 25 kHz, einer spektralen Auflösung von 2,5 kHz und 12.500 Mittelungen durchgeführt.

Das Schwimmverhalten wurde in Abhängigkeit von der Rotationsfrequenz für verschiedene Flussdichten bestimmt. Dazu wurde ein Aufbau aus Helmholtzspulen verwendet. Ein Signalgenerator erzeugt zwei sinusoidale Signale mit einem Phasenversatz von 90°. Diese werden an zwei Leistungsverstärker (7796 AE Techron, Elkhart, USA) ausgegeben, welche an je einem Paar Helmholtzspulen angeschlossen sind. Die Helmholtzspulenpaare stehen senkrecht zueinander, sodass im Inneren ein homogenes Feld mit rotierendem Feldvektor entsteht. Die erzeugten Flussdichten in Abhängigkeit von der angelegten Stromstärke wurden mit einer Hallsonde (HMNT-4E04-VR, Lake Shore Cryotronics, Inc., Westerville, USA) kalibriert. Ein sicherer Betrieb, bei dem der Aufbau nicht zu stark erhitzt, kann für Frequenzen bis etwa 100 Hz und Amplituden bis etwa 10 mT gewährleistet werden, wobei die Betriebszeit mit steigender Amplitude aufgrund von Erwärmungen der Spulen verkürzt werden muss und für 10 mT bei etwa 2 min liegt.

Ein 24 mm langer und 2 mm breiter Kanal wurde additiv aus durchsichtigem Druckmaterial gefertigt (Form3), an dem ein Spiegel im 45°-Winkel zum Kanal angebracht werden kann, sodass die Schwimmerbewegung im Spiegelbild zu sehen ist. Eine Positionierung einer Kamera direkt ober- oder unterhalb der Probe konnte hier wegen des sehr geringen Platzes im Spulenaufbau nicht realisiert werden. Eine Kamera wurde deshalb von außen so angebracht, dass der Spiegel im Blickfeld ist. Um eine mit Blut vergleichbare Viskosität zu erhalten, wurde der Kanal mit einer Wasser-Glycerol-Mischung (Mischungsverhältnis 2:1) gefüllt, wie sie auch später im Aneurysma-Phantom verwendet wird. Der Schwimmer wurde in den Kanal gelegt, welcher mit einer Plexiglasscheibe verschlossen wurde, damit die Bewegung des Schwimmers beobachtet werden kann. Der Kanal mit dem Schwimmer wurde mithilfe eines justierbar gelagerten Probenstabs in der Mitte des Helmholtzspulenaufbaus positioniert. Es wurden Frequenzen zwischen 2,5 Hz und 22,5 Hz, 35 Hz bzw. 40 Hz mit einer Diskretisierung von 2,5 Hz bei Amplituden von 3 mT, 5 mT bzw. 7 mT angelegt. Die Frequenz wurde für jede Amplitude solange erhöht, bis der Schwimmer aus einer synchronen Bewegung in eine asynchrone Schlupfbewegung überging und seine Beweglichkeit mit zunehmender Frequenz rapide abnahm. Der Schwimmer wurde je zweimal in beide Richtungen im Kanal für jede Kombination aus Amplitude und Frequenz bewegt. Das Experiment wurde aufgezeichnet und die Geschwindigkeit anhand der Videos wie im Experiment für unterschiedliche Viskositäten in Kapitel 4.2 ausgewertet.

Positionsbestimmung des Schwimmers mit MPI

Für die Bildaufnahme und Akquisition der Systemmatrix im MPI-Scanner wurden ein z-Gradient von 1,25 T/m (0,625 T/m in x- und y-Richtung) und eine Amplitude von 12 mT gewählt, sodass ein FOV von $38,4 \times 38,4 \times 19,2\,\text{mm}^3$ entsteht. Für die spätere Rekonstruktion wurde eine robotergestützte Systemmatrix mit einer Punktprobe der oben beschriebenen Beschichtung aufgenommen. Dazu wurden 4 µl der flüssigen Beschichtung im Probengefäß getrocknet, um dieselben Signaleigenschaften wie die der Schwimmer zu erzeugen. Es wurde eine Systemmatrix mit $21 \times 21 \times 22$ Voxeln und einer Größe von $42 \times 42 \times 22\,\text{mm}^3$ aufgenommen, sodass ein Voxel $2 \times 2 \times 1\,\text{mm}^3$ groß ist. Dabei wurde ein Overscan der Systemmatrix im Vergleich zum Anregungsfeld-FOV durchgeführt, wie es von Weber et al. [267] zur Reduktion von Randartefakten beschrieben wurde. Das Empfangssignal wurde für die Aufnahme der Systemmatrix 50 mal an jeder Position gemittelt.

Um die Genauigkeit der Positionsbestimmung des Schwimmers mit MPI zu bestimmen, wurde eine Massenschwerpunktsberechnung anhand von 27 Bildern durchgeführt (vgl. Gleichung 4.1.1). Dazu wurde der Schwimmer mäandrisch in x-, y- und z-Richtung mit dem Roboter auf einem $3 \times 3 \times 3$ Gitter bewegt. Das Empfangssignal wurde 500 mal gemittelt. Für die Rekonstruktion wurden Frequenzkomponenten der Systemmatrix $\geq$80 kHz verwendet, welche einen SNR von mehr als 3 aufweisen. Es wurden ein unregularisierter Kaczmarz-Algorithmus mit einer Iteration und ein Intensitäts-Schwellwert von 40 % der Maximalintensität für die Bildrekonstruktion und die Massenschwerpunktsberechnung angewandt.

Anschließend wird die Distanz zwischen den im Bild ermittelten Positionen und den tatsächlichen Positionen berechnet und über alle 27 Positionen gemittelt. Um einen systematischen Fehler zu vermeiden, wird die Nullposition des Roboters in den Bildern kalibriert, da die Nullposition des Roboters nicht identisch mit der Nullposition des Objekts im Bild ist. Dies geschieht, indem der gemittelte Massenschwerpunkt als globaler Offset von allen berechneten Massenschwerpunkten abgezogen wird, wenn sich die Roboterposition in einer der Nullebenen befindet.

Magnetische Manipulation im Aneurysma-Phantom

Das Aneurysma-Phantom wurde mit einem mit roter Tinte eingefärbten Wasser-Glycerol-Gemisch mit einem Mischungsverhältnis von 2:1 gefüllt. Nach Cheng et al. [66] entsteht dabei eine Viskosität des Mediums von etwa 3,5 mPa · s bei Raumtemperatur, die der von Blut bei Körpertemperatur ähnelt [216]. Der Schwimmer wurde in das Phantom gelegt, dessen Öffnungen anschließend verschlossen wurden.

Für die Manipulation im Aneurysma-Phantom wurde eine Methode am MPI-Scanner entwickelt, die über das Einlesen von einzelnen Fokusfeldschritten einen rotierenden Feldvektor erzeugt. Dazu wird der intendierte Pfad durch fünf Punkte bzw. vier Pfadsegmente approximiert (siehe Abbildung 4.20 links). Die Richtung jedes Pfadsegements entspricht dem Vektor $\vec{n}$ aus Gleichung 2.2.12, woraus dann der rotierende Feldvektor analog zu Gleichung 2.2.14 berechnet wird. Die Anzahl der Rotationen N_i ergibt sich für ein Pfadsegment i aus den Pfadsegmentlängen l_i, der Rotationsfrequenz f sowie aus der Geschwindigkeit v des Schwimmers gemäß

$$N_i = \frac{v}{f \cdot l_i}. \tag{4.3.1}$$

Es wurde auf ganze Rotationsperioden gerundet, welche je durch $k = 20$ Fokusfeldschritte diskretisiert wurden, sodass für ein Pfadsegment $k \cdot N_i$ Fokusfeldschritte erzeugt werden. Zusätzlich wurde ein Hoch- und Herunterregeln der Feldstärke innerhalb von zehn Fokusfeldschritten am Anfang und am Ende der Manipulationssequenz hinzugefügt, um große Amplitudensprünge und somit schnelle Spannungsänderungen zu vermeiden und so den Scanner zu schonen. Für den hier beschriebenen Schwimmer eignen sich insgesamt $N = \sum_i N_i = 38$ Rotationen bei einer Frequenz von $f = 5$ Hz, die aus der Addition aller Pfadsegmente für den intendierten Pfad bis ins Aneurysma berechnet wurden. Für den gesamten Pfad braucht der Schwimmer also insgesamt

7,6 s. Es wurden insgesamt 780 Fokusfeldschritte erzeugt, die am MPI-Scanner eingelesen wurden, davon $k \cdot N = 760$ Fokusfeldschritte für die Manipulation und jeweils zehn zum Hoch- und Herunterregeln der Fokusfeldamplitude vor bzw. nach der Manipulation. Um eine Rotationsfrequenz von $f = 5\,\mathrm{Hz}$ einzustellen, wurde am Scanner die Zeit zwischen zwei Fokusfeldschritten auf $(k \cdot f)^{-1} = 10\,\mathrm{ms}$ gesetzt. Es wurde eine Fokusfeldamplitude von 3 mT eingestellt. Dies war die geringste Amplitude, die zu einer kontinuierlichen Rotation und gleichmäßigen Bewegung des Schwimmers führte.

Visualisierung mit MPI

Zunächst wurde ein Bild der Gefäßstruktur, ein Angiogramm, des Phantoms aufgenommen. Dazu wurde das Phantom mit 1:100 verdünntem Resovist (135 µg Fe/ml, I'rom Pharmaceuticals, Tokyo, Japan) gefüllt. Die Einstellungen für die Bildakquisition waren dieselben wie für die Messung der Positionsbestimmung. Die Messung wurde 700 mal gemittelt. Für die spätere Bildrekonstruktion wurde eine robotergestützte Systemmatrix mit einer Punktprobe mit 4 µl Resovist mit einer Verdünnung von 1:3 (4,5 mg Fe/ml) aufgenommen. Die Einstellungen für die Systemmatrix-Aufnahme waren ansonsten dieselben, wie sie auch für die Ortungsgenauigkeit verwendet wurden.

Für die Bildrekonstruktion wurden Frequenzkomponenten der Systemmatrix $\geq$65 kHz mit einem SNR $\geq$10 ausgewählt. Es wurden ein Kaczmarz-Algorithmus mit 10 Iterationen und eine Tikhonov-Regularisierung mit einem Regularisierungsparameter von 10^{-3} verwendet. Ein Intensitäts-Schwellwert von 10 % der rekonstruierten Intensitäten wurde vor der Visualisierung angewandt.

Das Phantom wurde gründlich gewaschen, mit der Wasser-Glycerol-Mischung gefüllt und der Schwimmer wie zur Manipulation in das Phantom gelegt, welches dann verschlossen wurde. Damit der Pfad durch den Bereich der mittleren Cerebralarterie des Phantoms möglichst horizontal verläuft, musste das Phantom für die Manipulation etwas gedreht werden. Anders als im Abschnitt „Magnetische Manipulation im Aneurysma-Phantom“ beschrieben, wurde hier am Anfang und nach jedem zurückgelegten Pfadsegment ein Bild aufgenommen (siehe nummerierte Punkte in Abbildung 4.20). Die Einstellungen der Fokusfeldamplitude und Rotationsfrequenz waren ansonsten dieselben. Für die Bildgebung wurden dieselben Einstellungen wie für die Ermittlung der Positionsbestimmung verwendet. Die Bildrekonstruktion wurde mit derselben Systemmatrix wie für die Ortungsgenauigkeit durchgeführt, wobei Frequenzkomponenten mit einem SNR $\geq$10 ausgewählt wurden. Es wurden ein Kaczmarz-Algorithmus mit einer Iteration und eine Tikhonov-Regularisierung mit einem Regularisierungsparameter von 0,1 verwendet. Ein Intensitäts-Schwellwert von 50 % der rekonstruierten Intensitäten wurde vor der Visualisierung angewandt.

Um die Lokalisierung des Schwimmers im Phantom zu demonstrieren, wurde eine Superposition des Angiogramms mit den Bildern der Schwimmerpositionen durchgeführt. Dazu musste eine Drehung des rekonstruierten dreidimensionalen Angiogramms zur Registrierung der Bilder durchgeführt werden, da die Positionen des Phantoms bei der Angiogramm-Aufnahme leicht gedreht zu der bei der Manipulation waren. Außerdem wurde noch eine Massenschwerpunktsbestimmung durchgeführt, wie bereits für die Positionsbestimmung beschrieben. Diese wurde ebenfalls mit dem Angiogramm übereinandergelegt, um eine Möglichkeit zu zeigen, die Position des Schwimmers in Zukunft zu verfolgen.

Hyperthermie

Um zu zeigen, dass der Schwimmer potenziell am Zielort durch schnell alternierende Magnetfelder erwärmt werden kann, was in Zukunft zur Unterstützung der Blutgerinnung im Aneurysma eingesetzt werden könnte, wurde der Schwimmer in einem Eppendorf-Gefäß mit Wasser bedeckt (16 µl), welches dann in einem Aufbau zur Hyperthermie-Anwendung platziert wurde [50]. Dieser Aufbau enthält eine Heizspule, die mit Wechselstrom mit einer Frequenz von 557,5 kHz betrieben wird. Die Spule wird mit Wasser gekühlt, sodass die durch die Spule erzeugte Wärme absorbiert wird. Außerdem wird die Probenkammer durch eine Polystyrol-Isolierung von der Wasserkühlung getrennt. Es wurde ein Feld mit einer Amplitude von 30 mT für 3 min angelegt. Ein faseroptischer Temperaturfühler misst die Temperatur des Wassers, das den Schwimmer umgibt. Außerdem messen zwei weitere Sensoren die Temperatur der Spule und die Temperatur zwischen Wasserkühlung und Isolation. Der Aufbau ist schematisch in Abbildung 4.22 dargestellt.

4.3.2 Ergebnisse

In Abbildung 4.17 ist oben das statische Magnetisierungsverhalten dargestellt, das mit einem VSM gemessen wurde. Für kleine Feldstärken zeigt der Schwimmer ein paramagnetisches Magnetisierungsverhalten, für größere Feldstärken ist eine deutliche Hysterese zu erkennen, was auf ein ferromagnetisches Verhalten schließen lässt. Der Schwimmer befindet sich bis etwa 0,4 T in Sättigungsmagnetisierung (95 % der maximalen Magnetisierung), wenn dieser entmagnetisiert wird. Beim Aufmagnetisieren wird eine Sättigungsmagnetisierung erst bei 1,2 T erreicht. Im Bereich kleiner Feldstärken zeigt der Schwimmer eine nichtlineare Magnetisierungskurve, die auch im dynamischen Magnetisierungsverhalten zu sehen ist, das mit einem MPS gemessen wurde (siehe Abbildung 4.17 unten). Im Amplitudenspektrum sind über 50 Harmonische vom Hintergrund differenzierbar.

In Abbildung 4.18 ist die Geschwindigkeit des Schwimmers für verschiedene Flussdichten des rotierenden Magnetfelds in Abhängigkeit von der Ro-

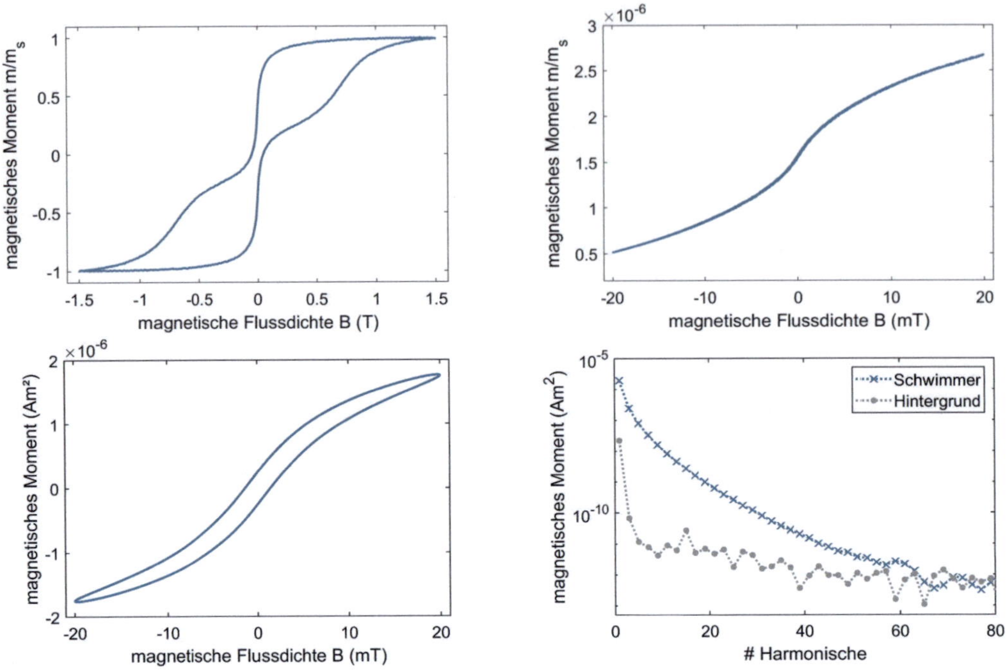

Abbildung 4.17: Magnetisierungsverhalten des Schwimmers. Das statische Magnetisierungsverhalten (oben) wurde mit einem VSM mit maximalen Flussdichten von 1,5 T (links) und 20 mT (rechts) aufgenommen. Das dynamisches Magnetisierungsverhalten (unten) des Schwimmers wurde mit einem MPS mit eindimensionaler Anregung, einer Amplitude von 20 mT und einer Frequenz von 25 kHz aufgenommen. Es sind die dynamische Magnetisierungskurve (links) und die ungeraden Harmonischen des Amplitudenspektrums (rechts) dargestellt.

tationsfrequenz dargestellt. Die Geschwindigkeit steigt zunächst mit zunehmender Rotationsfrequenz und ist unabhängig von der Feldamplitude. Die Austrittsfrequenzen, ab denen die Geschwindigkeit rapide abnimmt und eine Schlupfbewegung des Schwimmers beobachtet werden konnte, liegen bei etwa 15 Hz für 3 mT, 25 Hz für 5 mT und 30 Hz für 7 mT.

In Abbildung 4.19 sind beispielhaft drei Bilder zur Positionsbestimmung gezeigt, die eine Bewegung des Schwimmers in x-Richtung zeigen. Es ist jeweils das sagittale, das coronale und das axiale Projektionsbild zu sehen. Für insgesamt 27 Bilder wurde der Massenschwerpunkt berechnet. Die Ergebnisse sind im Vergleich zu der tatsächlichen Position dargestellt, die durch die Roboterposition bekannt ist. Die durchschnittliche Abweichung vom Massenschwerpunkt zur tatsächlichen Position beträgt 0,68 mm mit einer Standardabweichung von 0,35 mm, es wurde eine maximale Abweichung von 1,5 mm ermittelt.

In Abbildung 4.20 ist eine Bildabfolge gezeigt, die die Bewegung des Schwimmers durch die mittlere Cerebralarterie des Phantoms in das Aneurysma hinein zeigt. Das dazugehörige Video ist in den Zusatzmaterialien und in [7] zu finden.

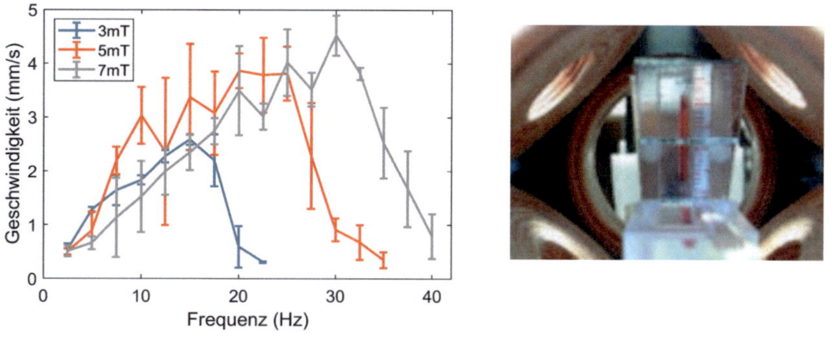

Abbildung 4.18: Geschwindigkeit des Schwimmers in Abhängigkeit von der Rotationsfrequenz für verschiedene Amplituden des rotierenden Magnetfelds. Die Geschwindigkeit steigt zunächst mit zunehmender Rotationsfrequenz. Die Austrittsfrequenz, bei der die Geschwindigkeit wieder sinkt, ist abhängig von der Magnetfeldamplitude. Je höher die Amplitude, desto höher ist die Austrittsfrequenz. Die angegebene Fehler sind die jeweiligen Standardabweichungen aus vier Einzelmessungen. Rechts ist ein Bild des Spulenaufbaus zu sehen mit Blick auf das Spiegelbild des Kanals, in dem sich der Schwimmer befindet.

Abbildung 4.21 zeigt die rekonstruierten Bilder der Bewegung des Schwimmers durch das Aneurysma-Phantom. Die Bilder des Schwimmers und das Angiogramm werden überlagert dargestellt. Neben der dreidimensionalen Bildrekonstruktion des Schwimmers ist auch seine Position als Massenschwerpunkt des Bilds im Angiogramm dargestellt. Ein Video ist in den Zusatzmaterialien und in [7] zu finden.

In Abbildung 4.22 ist die Hyperthermie-Messung zu sehen. Innerhalb einer Aufheizzeit von 3 min erhitzt sich das den Schwimmer umgebende Wasser um 4 °C. Nach Abschalten des Felds kühlt es wieder ab.

4.3.3 Diskussion

Für die hier vorgestellten In-vitro-Experimente konnte ein Gefäßphantom hergestellt werden, das einer humanen Anatomie entspricht. Allerdings sind die verwendeten Materialien und Bedingungen nur bedingt vergleichbar. Die Gefäßstruktur des Phantoms wurde mit einem Wasser-Glycerol-Gemisch gefüllt, dessen Viskosität der von Blut ähnelt, aber sonstigen, vor allem biologischen Eigenschaften von Blut nicht entspricht. Außerdem wurden alle Experimente ohne Fluss durchgeführt. Sollte in einer späteren In-vivo-Anwendung der Blutfluss zu hoch für die Geschwindigkeit des Schwimmers sein, ist es möglich, den Blutfluss während der Anwendung durch einen Ballonkatheter zu stoppen. Die Dauer dafür ist zu minimieren und darf 3 min nicht übersteigen, um Hirnschädigungen auszuschließen [242]. Ist der Schwimmer erfolgreich ins Aneurysma gelenkt worden, das Blut im Aneurysma aber noch nicht geronnen, so könnte der Blutfluss den Schwimmer herausspülen. Dies würde zu lebensbedrohlichen Embolien führen. Um dies zu verhindern, könnte im weiteren Verlauf der Behandlung das Gradientenfeld des MPI-Scanners eingeschaltet

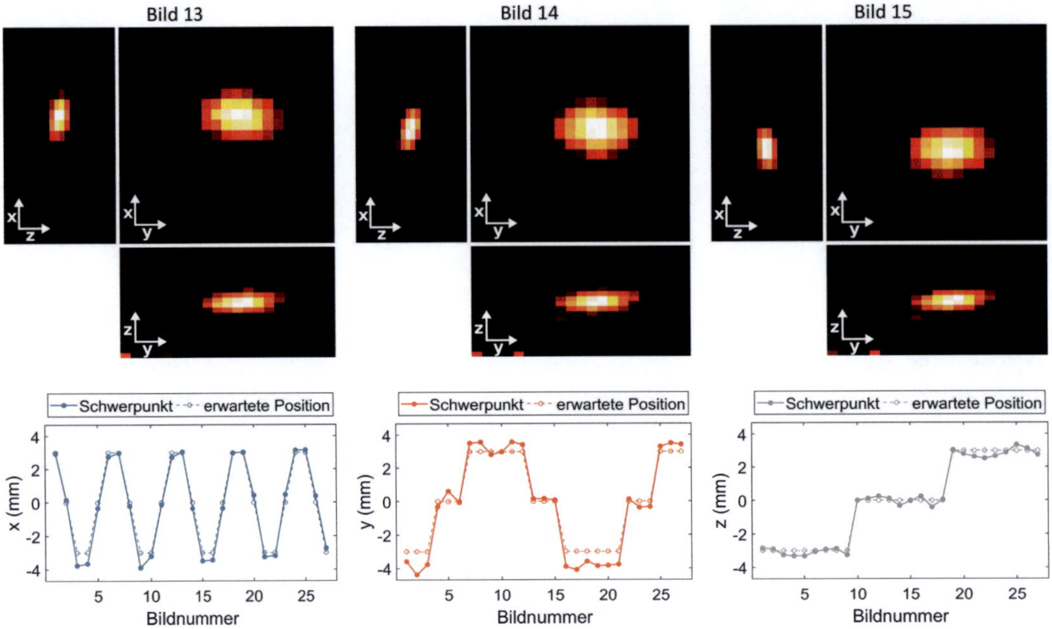

Abbildung 4.19: Positionsbestimmung durch die Berechnung des Massenschwerpunkts. Es wurden Bilder zu 27 Ortspositionen des Schwimmers aufgenommen. Drei der Bilder sind beispielhaft dargestellt, in denen zu sehen ist, dass der Schwimmer in x-Richtung bewegt wird (oben). Die berechneten Massenschwerpunkte aller Bilder sind im Vergleich zu den erwarteten Positionen dargestellt, die aus der Position des Roboters bekannt sind (unten). Daraus ergibt sich eine durchschnittliche Abweichung vom berechneten Massenschwerpunkt zur erwarteten Position von 0,7 mm und eine maximale Abweichung von 1,5 mm, bei einer Voxelgröße von $2 \times 2 \times 1\,\mathrm{mm}^3$.

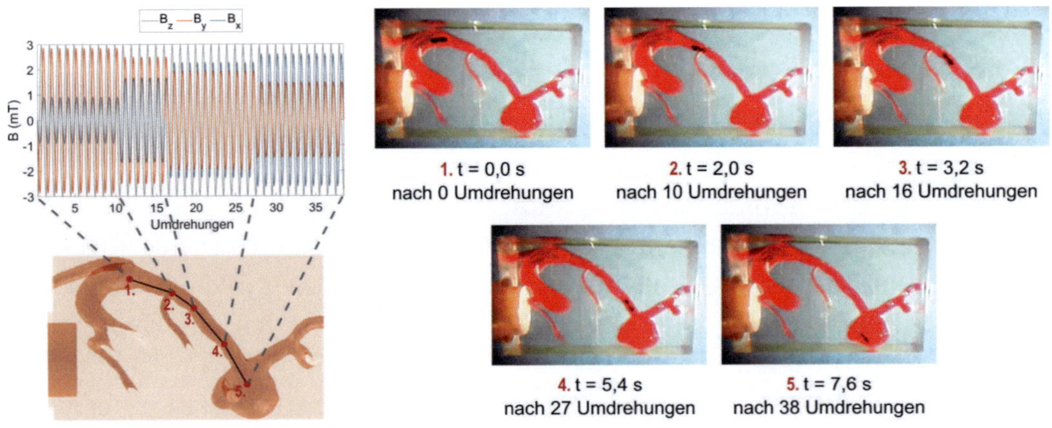

Abbildung 4.20: Manipulation des Schwimmers durch das Aneurysma-Phantom. Der Pfad, den der Schwimmer durch das Aneurysma-Phantom nehmen soll, wird durch fünf Punkte bzw. vier Pfadsegmente approximiert, woraus die senkrecht zum Pfadsegment stehende Rotationsebene des Feldvektors und die sinusoidalen Fokusfelder B_x, B_y und B_z berechnet werden (links). Jede Periode der dargestellten Fokusfelder wird in 20 Fokusfeldschritte diskretisiert und dann am MPI-Scanner eingelesen. Die Bildabfolge der Manipulation des Schwimmers im MPI-Scanner durch das Aneurysma-Phantom zeigt den Schwimmer an den vorher definierten Pfadpunkten (rechts). Das Video ist in den Zusatzmaterialien und in [7] zu finden.

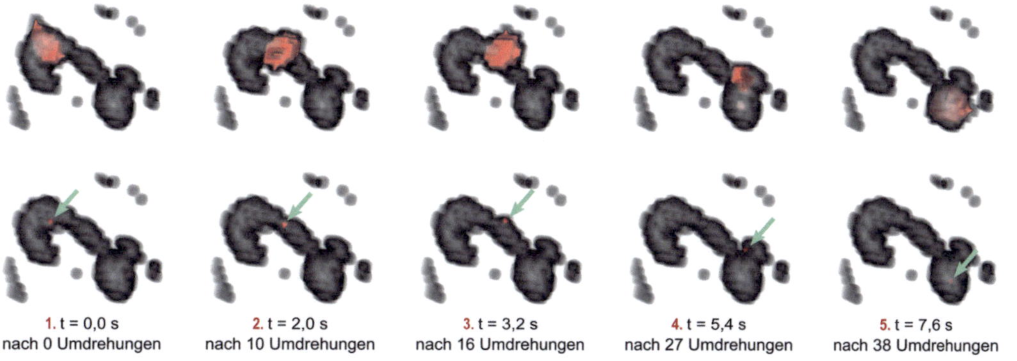

Abbildung 4.21: Sequenzielle Visualisierung der Bewegung des Schwimmers im Aneurysma-Phantom. Die Positionen des Schwimmers (in rot) sind als Bildrekonstruktionen (oben) und als Massenschwerpunkte der Bildrekonstruktionen (unten) überlagert mit dem Angiogramm (in schwarz) des Gefäßphantoms dargestellt. Der grüne Pfeil zeigt auf die Position des Massenschwerpunkts, welcher als ein roter Voxel dargestellt ist. Animierte Rekonstruktionen sind in den Zusatzmaterialien und in [7] zu finden.

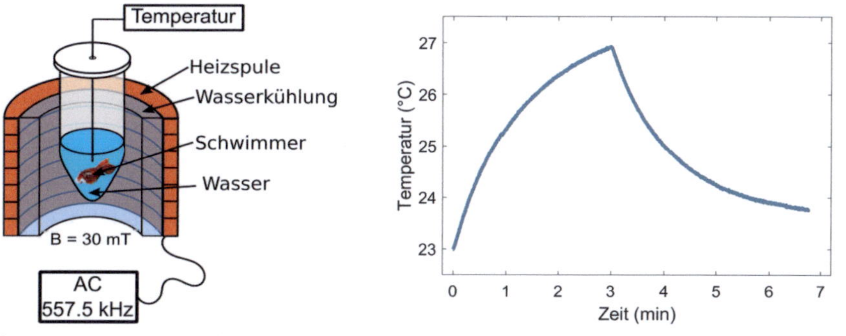

Abbildung 4.22: Hyperthermie des Schwimmers. Der Aufbau besteht aus einer Heizspule, die den Schwimmer erwärmt, der sich in einem mit Wasser gefüllten Eppendorf-Gefäß befindet (links). Es wurde eine magnetische Flussdichte von 30 mT und eine Frequenz von 557,5 kHz im Heizvorgang von 3 min angelegt. Dargestellt ist die Temperatur des den Schwimmer umgebenden Wassers (rechts).

werden, das eine magnetische Kraft auf den Schwimmer ausübt und auf diese Weise im Aneurysma hält, bis eine ausreichende Thrombose eingetreten ist (vgl. magnetische Kraft Kapitel 2.2.1).

Es ist davon auszugehen, dass ein einzelner Schwimmer nicht ausreichen wird, um eine Gerinnung des Bluts im Aneurysma herbeizuführen. Dies hängt allerdings auch von der verwendeten Schwimmergröße, die durch den Zugang zum Aneurysma limitiert ist, und von der Größe des Aneurysmas ab. Denkbar wäre der Einsatz mehrerer Schwimmer, die nacheinander in das Aneurysma gesteuert werden, bis die Blutzufuhr in das Aneurysma gestoppt ist. Eine weitere Möglichkeit stellt die Verwendung eines aufquellenden Beschichtungs- [69] oder Druckmaterials [276] dar, sodass sich das Volumen des Schwimmers nach Erreichen des Aneurysmas vergrößern und so das Aneurysma verschließen würde. Auch ist denkbar, dass der Schwimmer ein Coil trägt, wie es bei kathetergebundenen Eingriffen verwendet wird, und es in das Aneurysma zieht. Des Weiteren wäre es möglich, den Schwimmer mit einem thrombogenen Wirkstoff zu beschichten. Dieser dürfte sich allerdings erst im Aneurysma lösen, was entweder über einen zeitlichen Verzug oder eine durch Wärme getriggerte Freisetzung des Wirkstoffs erreicht werden könnte.

Die Hyperthermie-Messung hat gezeigt, dass eine von außen induzierte Wärmeentwicklung des den Schwimmer umgebenden Mediums möglich ist. Das wärmeinduzierte Abgeben von Wirkstoffen aus magnetischen Nanopartikeln wurde bereits gezeigt [293, 298] und wäre zusammen mit der hier vorgestellten Methode zur Aneurysma-Behandlung anwendbar. Dies würde eine gezielte Abgabe eines thrombogenen Wirkstoffs im Aneurysma ermöglichen. Eine weitere Möglichkeit zur Unterstützung der Blutgerinnung im Aneurysma besteht auch direkt in der Induktion von Wärme [70]. Die schnellste Gerinnung von Blutplasma setzt bei einer Temperatur von 40 °C ein [83]. Das den Schwimmer umgebende Wasser erwärmte sich im Experiment um 4 °C, sodass eine Erwärmung von der Körpertemperatur auf 40 °C durch eine Hyperthermie-Anwendung möglich erscheint und unterstützend einsetzbar wäre. Jedoch ist zu beachten, dass das Volumen des den Schwimmer umgebenden Mediums im Experiment kleiner war als das des Aneurysmas und kein Fluss die Wärme abtransportieren konnte. Die gleichzeitige Anwendung von Hyperthermie und MPI ermöglicht es außerdem, eine Erwärmung sehr lokal durchzuführen, indem der FFP auf den zu erwärmenden Ort gelegt wird. Ob sich das MPI-Signal des Schwimmers bei seiner Erwärmung ändert, ist nicht bekannt. Frei bewegliche SPIONs ändern ihre Signaleigenschaften temperaturabhängig, sodass ein zusätzliches Applizieren von SPIONs in das den Schwimmer umgebende Lumen eine Temperaturmessung mit MPI ermöglichen würde [75, 120, 241]. Außerdem ändert sich die Signaleigenschaft in Abhängigkeit von der Viskosität des Mediums [175, 215, 275], sodass die Gerinnung von Blut mit MPI darstellbar ist [181].

Die magnetischen Eigenschaften des Schwimmers zeigen das Verhalten von paramagnetischen und ferromagnetischen Partikeln, mit denen der Schwimmer beschichtet wurde. Die SPION-Beschichtung führte zu einem guten MPI-Signal, während die NdFeB-Beschichtung eine Manipulation bereits bei sehr kleinen Feldstärken ermöglichte. Der Schwimmer zeigt eine mit der Frequenz zunehmende Geschwindigkeit. Der Theorie nach ist im synchronen Bereich die Geschwindigkeit von der Feldstärke unabhängig und steigt linear mit der Rotationsfrequenz. Die Messunsicherheit des Experiments lässt diese Schlussfolgerung nicht eindeutig zu (siehe Abbildung 4.18). Es konnten mit steigender Amplitude höhere Austrittsfrequenzen beobachtet werden, da ab einer von der Feldamplitude abhängigen Frequenz die Reibung größer als das erzeugte magnetische Drehmoment ist. Ausführlicher ist diese Theorie in Kapitel 2.2.4 beschrieben. Offenbar ist die Beschreibung der Dynamik von Mikroschwimmern auch für die hier gezeigten Schwimmer trotz ihrer Größe von wenigen Millimetern gültig, obwohl ihre Reynoldszahl nicht als sehr klein (Re$< 0,1$) angenommen werden kann.

Des Weiteren muss darauf hingewiesen werden, dass der Schwimmer der Schwerkraft unterliegt und im Wesentlichen nur horizontal bewegt werden kann, wobei nur kleinere Hindernisse und leichte Steigungen überwunden werden können. Wie in Kapitel 4.2 anhand verschiedener Viskositäten des umgebenden Mediums gezeigt wurde, ändert sich der Auftrieb des Schwimmers mit der Viskosität, weshalb hier eine Viskosität vergleichbar mit der von Blut gewählt wurde, sodass in dieser Hinsicht die Beobachtungen in Blut vergleichbar sein dürften. Um auch ein Steuern in die dritte Dimension zu ermöglichen, müsste ein Schwimmer mit mehr Auftrieb entwickelt oder deutlich höhere Rotationsfrequenzen verwendet werden.

Die Visualisierung mit MPI hat gezeigt, dass sowohl die Aufnahme eines Angiogramms als auch die Positionsbestimmung eines Schwimmers mit hoher Präzision möglich sind. Die Genauigkeit der Überlagerung der Bilder könnte durch Positionsmarker am Phantom verbessert werden. Auch wenn diese Bilder nacheinander aufgenommen wurden, wäre eine gleichzeitige Akquise möglich, da die Signaleigenschaften des Schwimmers verschieden zu denen des Tracers im Gefäßphantom sind, sodass Color-MPI möglich wäre [207]. Mit einer gradiometrischen Empfangsspule könnte die Ortungsgenauigkeit noch verbessert werden. Allerdings war die Aufnahme einer robotergestützten Systemmatrix in der hier verwendeten Größe mit der in Kapitel 4.1 verwendeten Spule nicht möglich, da ihre freie Öffnung zu klein ist. In vivo würde für die Aufnahme eines Angiogramms ein Bolus aus SPIONs appliziert werden [8,261,273]. Zwischen einer Manipulationssequenz und einer Bildgebungssequenz liegen etwa 30 s, wie bereits in Kapitel 4.2 beschrieben. Diese Zeit muss deutlich reduziert werden, um eine quasi-gleichzeitige Verfolgung des Schwimmers zu ermöglichen. Dies ist eine Frage des Hardware-Designs und könnte bei einer Weiterentwicklung der MPI-Technologie hin zu einem theranostischen Einsatz in Kombination mit magnetischer Manipulation berücksichtigt werden.

Für eine Weiterentwicklung und In-vivo-Anwendung der hier vorgestellten Methode muss grundsätzlich geklärt werden, ob ein Schwimmer in einem Aneurysma eine zum Coiling-Verfahren vergleichbare Gerinnung auslöst und somit eine Behandlungsalternative darstellen kann. Außerdem muss auch auf die Biokompatibilität des Schwimmers geachtet werden. Der hier verwendete Schwimmer enthält Materialien, die nicht grundsätzlich biokompatibel sind wie das Druckmaterial, die Imprägnierung und die NdFeB-Partikel. Anders als beim Wirkstofftransport ist es nicht vorgesehen, dass der Schwimmer nach der Applikation wieder aus dem Körper heraus gebracht werden muss. Der Verbleib des Schwimmers im Aneurysma ist intendiert, jedoch müssen deshalb Langzeitstudien erfolgen, die den sicheren Verbleib des Schwimmers im

Aneurysma bestätigen. Auch ist unklar, ob die Bewegung des Schwimmers im Gefäß Auswirkungen auf die Gefäßwände hat und ob die durch die Rotation des Schwimmers hervorgerufenen Verwirbelungen negative Auswirkungen auf den Blutfluss und die Blutzellen haben.

4.3.4 Schlussfolgerung

Durch das beschriebene Herstellungs- und Beschichtungsverfahren des Schwimmers konnte ein kleinerer Schwimmer entwickelt werden als im vorherigen Kapitel 4.2 vorgestellt wurde, sodass sich eine medizinische Anwendung demonstrieren ließ. Anhand eines Phantoms, das aus Patientendaten gewonnen wurde, konnte gezeigt werden, wie ein Schwimmer zur endovaskulären Behandlung von cerebralen Aneurysmen eingesetzt werden kann, indem er durch die mittlere Cerebralarterie in ein Aneurysma gelenkt wird.

Der intendierte Pfad durch das Phantom wurde durch Pfadsegmente approximiert und der zu jedem Segment senkrecht stehende rotierende Feldvektor berechnet, welcher nach Diskretisierung am MPI-Scanner appliziert werden kann. Auf diese Weise wurde eine Möglichkeit geschaffen, rotierende Felder für einen beliebigen Bewegungspfad zu erzeugen. Eine solche Manipulationssequenz wurde erfolgreich angewendet und der Schwimmer durch die mittlere Cerebralarterie des Phantoms in das Aneurysma gesteuert.

Die Visualisierung mit MPI ergab eine durchschnittliche Ortungsgenauigkeit des Schwimmers von unter 1 mm, was aus der Massenschwerpunktsbestimmung der rekonstruierten Bilder ermittelt wurde. Es wurden sequenzielle Bilder der Schwimmerbewegung aufgenommen. Durch die Überlagerung der Schwimmerposition mit dem Angiogramm des Phantoms, das ebenfalls mit MPI aufgenommen wurde, wurde die Ortung und Steuerung des Schwimmers in einer humanen Anatomie demonstriert. Die Tauglichkeit des Schwimmers für Hyperthermie-Anwendungen zeigt, wie die therapeutische Wirkung des Schwimmers als Aneurysma-Coil umgesetzt werden könnte. Die in diesem Kapitel vorgestellte Methode zur Aneurysma-Behandlung stellt eine Kombination aus MPI, Manipulation und Hyperthermie dar und ist somit ein neuartiger theranostischer Ansatz.

Mit dem entwickelten Schwimmer wurde eine neue Möglichkeit zur Behandlung cerebraler Aneurysmen präsentiert, die potenziell präziser und schonender ist als das kathetergebundene Coiling. Die Entwicklung des Schwimmers und die technische Umsetzung der Manipulation entlang eines beliebigen Pfads sowie eine präzise Ortung durch MPI konnten erfolgreich an einem humanen Phantom demonstriert werden. Auf dem Weg zur klinischen Anwendung müssen aber vor allem die thrombotische Wirkung und weitere sicherheitsrelevante Aspekte erforscht werden.

4.4 Herstellung von Mikroschwimmern

In diesem Kapitel wird die Miniaturisierung der Schwimmer in den Mikrometerbereich beleuchtet. In Kapitel 2.2.4 wurden verschiedene Möglichkeiten der Herstellung, Manipulation und Anwendung von Mikroschwimmern vorgestellt. Da nicht nur die Manipulation von mikrometerskaligen Schwimmern, sondern nach wie vor auch die Bildgebung dieser mit MPI das Ziel ist, wurde als Herstellungsmethode die Multiphotonenlithographie gewählt, die die Einbettung von SPIONs im Druckmaterial erlaubt, wie es zuvor bereits beschrieben wurde [63, 150, 195, 198, 199, 245, 279]. Der Fokus dieses Kapitels liegt auf der Präsentation erster Ergebnisse zum Herstellungsverfahren der Mikroschwimmer. Diese sind als Konferenzbeitrag veröffentlicht worden [24].

4.4.1 Materialien und Methoden

Im Folgenden wird die Herstellung der Mikroschwimmer mittels Multiphotonenlithographie beschrieben. Es wurden zwei Ansätze getestet, für die jeweils das verwendete Photopolymer mit unterschiedlichen Partikeln gemischt wurde. Mit diesen beiden Proben wurden dann Schwimmer unterschiedlicher Größen gedruckt. Anders als in den vorherigen Kapiteln konnten mit den Mikroschwimmern noch keine Manipulations- und Visualisierungsversuche durchgeführt werden. Der Fokus liegt hier lediglich auf dem Herstellungsverfahren.

Probenvorbereitung

Um ein magnetisches Moment und die Sichtbarkeit der Schwimmer mit MPI zu erzeugen, werden SPIONs in ein Photopolymer gemischt. Als Photopolymer wird SZ2080 (IESL-FORTH, Heraklion, Griechenland) verwendet, das nach dem Aushärten biokompatibel ist [192]. Da dieses Photopolymer nicht mit wässrigen Lösungen mischbar ist, wurden verschiedene pulverisierte Partikelsorten verwendet. Dazu wurden für eine erste Probe nach der Kopräzipationsmethode am Insititut für Medizintechnik der Universität zu Lübeck hergestellte Partikel, die zunächst in wässriger Lösung vorliegen, getrocknet und danach gemörsert [112]. Als zweite Probe wurde kommerzielles Eisen(II,III)-Oxidpulver (50−100 nm, Sigma Aldrich, St. Louis, USA) verwendet. Da aus den Ergebnissen der Manipulation und Visualisierung beschichteter Schwimmer (vgl. Kapitel 4.2 und 4.3) bekannt ist, dass die am Institut synthetisierten Partikel ein gutes MPI-Signal erzeugen und die kommerziellen Partikel gut für die Manipulation geeignet sind, wurden diese beiden Sorten gewählt. Die NdFeB-Partikel, die in Kapitel 4.3 für gute Manipulationseigenschaften gesorgt haben, sind zu groß für die Herstellung von mikrometerskaligen Objekten. Es wurden 1 ml des Photopolymers mit je 10 mg der getrockneten Partikel für 20 min mit Hilfe eines Ultraschallfingers homogenisiert.

Dieses Gemisch wurde als Tropfen auf einen Objektträger gegeben und bei 60 °C auf einer Heizplatte für 2 h getrocknet. Dabei wurden zwei Permanentmagnete um die Probe positioniert, sodass diese einem homogenen Magnetfeld von etwa 50 mT im Zentrum ausgesetzt war. Dies soll ein definiertes magnetisches Moment erzeugen, das später quer zur Längsachse des Schwimmers liegt [245].

Herstellung mittels Multiphotonenlithographie

Der getrocknete Tropfen des Photopolymer-SPION-Gemischs wurde mit einem 3D-Drucker (Nanofactory, Femtika, Vilnius, Litauen), der auf dem Prinzip der Multiphotonenlithographie beruht, verarbeitet. Dabei wird ein Femtosekundenlaser (780 nm, Erbium-dotiert) durch den Tropfen des Photopolymer-SPION-Gemischs gefahren. Im Fokus des Lasers härtet das Polymer aus und die Schwimmergeometrie entsteht.

Zunächst müssen die Einstellungen des Druckers für die Herstellung der Schwimmer für die jeweilige Probe gefunden werden. Dazu wurde für jede Probe ein Geschwindigkeits-zu-Laserleistungs-Muster gedruckt, welches aus einem Muster mit 10×10 Würfeln mit einer Kantenlänge von 40 µm besteht. Für jeden Würfel werden jeweils unterschiedliche Druckgeschwindigkeiten und Laserleistungen verwendet.

Mit den ermittelten besten Einstellungen von 15 mW und 5 mm/s wurden für die erste und zweite Photopolymer-SPION-Probe je elf Schwimmer mit einer Länge zwischen 25 µm und 125 µm gedruckt. Die Schwimmer wurden so positioniert, dass sie auf dem Objektträger stehen. Dazu wurde mit der Belichtung bereits im Glasträger angefangen.

Nach dem Druck werden die Objekte zur Entwicklung für 1 h in Methyl-Isobutyl-Keton gewaschen, um nicht entwickeltes Photopolymer von den ausgehärteten Schwimmern zu entfernen.

Analyse der Druckergebnisse

Sowohl die Geschwindigkeits-zu-Laserleistungs-Muster als auch die Schwimmer wurden mit Gold besputtert und im Rasterelektronenmikroskop (REM) (Zeiss, Evo MA 10, Jena, Deutschland) bei einer Anodenspannung von 10 kV betrachtet.

4.4.2 Ergebnisse

In Abbildung 4.23 ist zu sehen, dass sich die Partikel für beide Proben in Richtung des beim Trocknen angelegten Magnetfelds ausgerichtet haben. Es ist außerdem zu sehen, dass die am Institut synthetisierten Partikel aus größeren Clustern bestehen, während die Eisenoxidpulverpartikel homogen im Photopolymer verteilt sind.

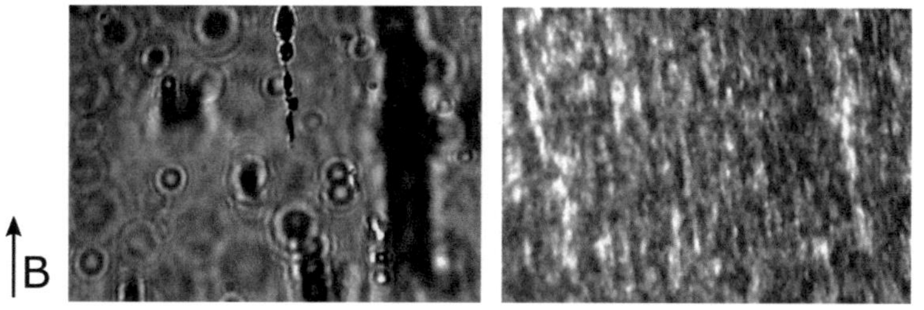

Abbildung 4.23: Lichtmikroskopiebilder (63-fache Vergrößerung) der Photopolymer-SPION-Proben. Beim Trocknen der Partikel wurde ein Magnetfeld angelegt, das eine Ausrichtung der am Institut synthetisierten Partikel (links) und der Eisenoxidpulverpartikel (rechts) bewirkt hat.

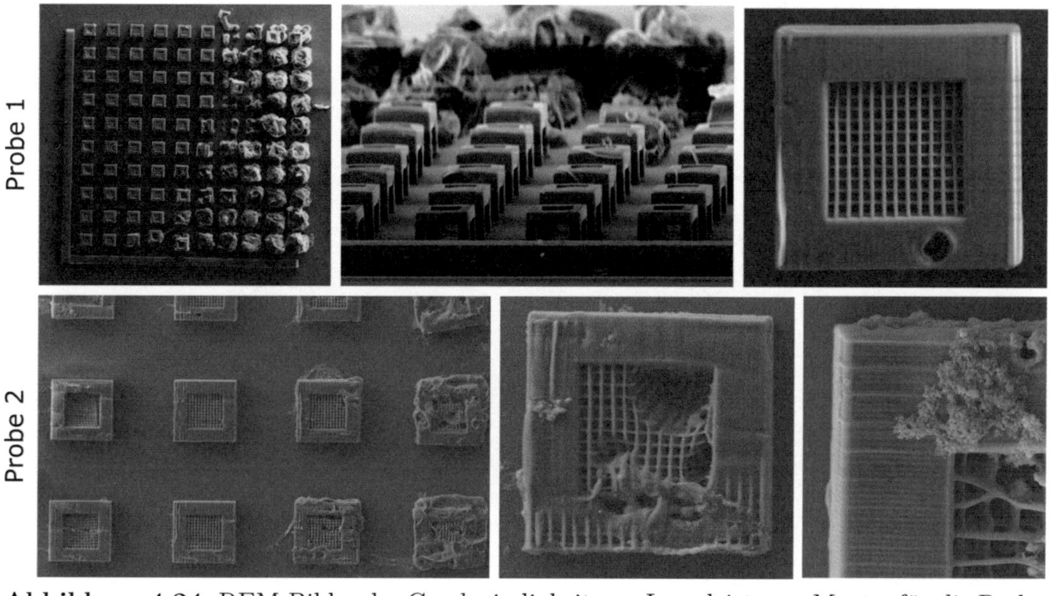

Abbildung 4.24: REM-Bilder der Geschwindigkeits-zu-Laserleistungs-Muster für die Probe mit am Institut synthetisierten Partikeln (oben) und der mit Eisenoxidpulverpartikeln (unten). Ein Würfel hat jeweils eine Kantenlänge von 40 µm. Es sind Löcher und Verformungen aufgrund der Partikel zu erkennen.

In Abbildung 4.24 sind verschiedene Ausschnitte der REM-Bilder der Geschwindigkeits-zu-Laserleistungs-Muster zu sehen. Die Würfel der ersten Probe weisen zwar eine überwiegend glatte Oberfläche auf, aber auch einige Löcher. Die Würfel der zweiten Probe weisen erhebliche Verformungen auf, die wie Verschmelzungen aussehen.

Die REM-Bilder der Schwimmer sind in Abbildung 4.25 zu sehen. Die Schwimmer, die mit der ersten Partikelprobe gedruckt wurden, sind vollständig und weisen eine überwiegend glatte Oberfläche auf. Die Schwimmer, die mit der zweiten Partikelprobe hergestellt wurden, sind nur bis zu einer Länge von 65 µm vollständig gedruckt worden. Die größeren Schwimmer sind ab einer Länge von etwa 70 µm abgebrochen. Außerdem zeigen sich deutliche Verformungen und Löcher in der Struktur.

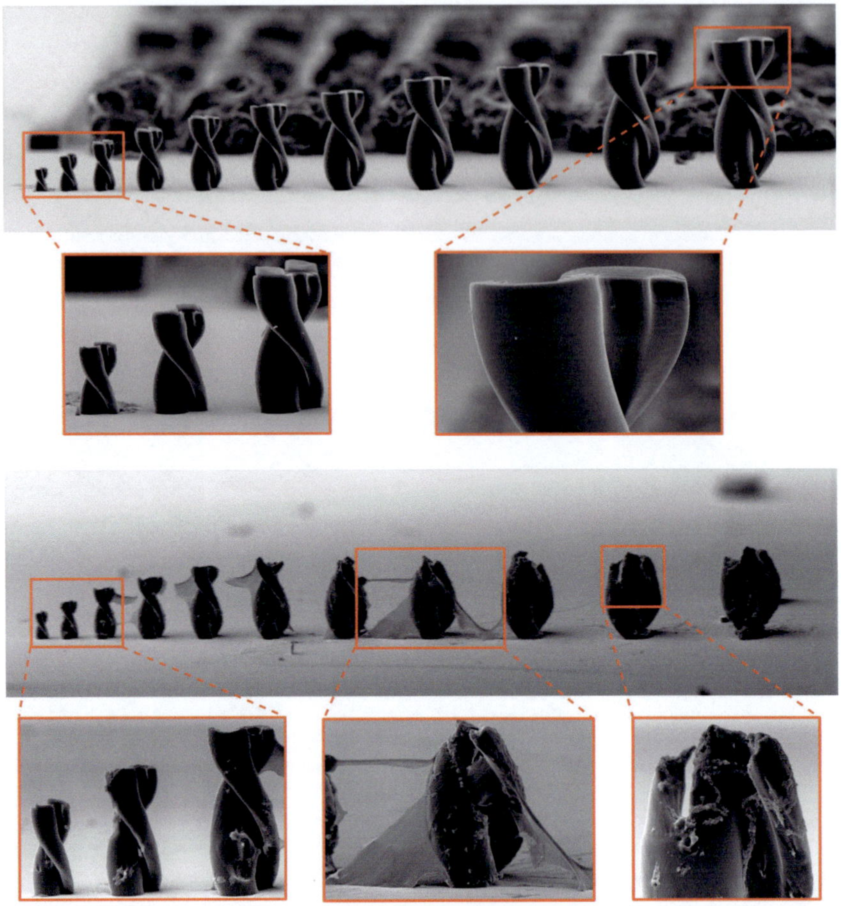

Abbildung 4.25: REM-Bilder der Mikroschwimmer. Es wurden Schwimmer mit am Institut synthetisierten Partikeln (oben) und mit Eisenoxidpulverpartikeln (unten) hergestellt. Der kleinste Schwimmer hat eine Länge von 25 µm, der größte von 125 µm. Die Schwimmer der ersten Probe konnten vollständig gedruckt werden, die Schwimmer der zweiten Probe konnten nicht größer als 65 µm hergestellt werden.

4.4.3 Diskussion

Da das verwendete Photopolymer nicht mit Partikeln in wässriger Lösung mischbar ist, wurden getrocknete Partikel bzw. Pulverpartikel verwendet. Nach dem Trocknen der am Institut synthetisierten Partikel lag ein größerer harter Verbund vor, der mit Hilfe eines Mörsers pulverisiert wurde. Die Lichtmikroskopieaufnahmen (Abbildung 4.23) zeigen aber verhältnismäßig große Partikelcluster. Das Erscheinungsbild der Würfel im Geschwindigkeits-zu-Laserleistungs-Muster (Abbildung 4.24) und der Schwimmer (Abbildung 4.25) lassen darauf schließen, dass die Objekte ohne Partikeleinschluss gedruckt wurden und die Partikelagglomerate Löcher in den Strukturen hinterlassen haben.

Anders ist es beim Druck mit der zweiten Partikelprobe: Hier zeigt sich eine homogenere Verteilung der Partikel im Druckharz (Abbildung 4.23). Diese

Probe war jedoch insgesamt sehr dunkel, sodass davon ausgegangen wird, dass viel Energie des Lasers beim Durchgang durch die Probe absorbiert wurde. Das führt zu Verbrennungen und den Verformungen, wie sie an den Würfeln gut erkennbar sind (Abbildung 4.24). Außerdem wird die Eindringtiefe des Lasers geringer. Das ist wahrscheinlich der Grund dafür, dass die Schwimmer ab einer gewissen Höhe nicht mehr druckbar waren (Abbildung 4.25). Um das Bilden größerer Agglomerate zu verhindern, sollen in zukünftigen Experimenten SPIONs aus der wässrigen Lösung in Isopropanol überführt werden, die dann mit dem Photopolymer mischbar sind [277]. Außerdem bilden gefriergetrocknete Partikel keine Agglomerate und können mit dem Photopolymer gemischt werden. Es gibt auch Photopolymere, die mit SPIONs in wässrigen Lösungen mischbar sind. Ihre Visualisierbarkeit mit MPI wurde an größeren 3D-gedruckten Phantomen demonstriert [164]. Die Herstellung von magnetischen Mikrostrukturen mithilfe der Multiphotonenlithographie und dem Beimischen von magnetischen Nanopartikeln in das Druckpolymer wurde unabhängig von der Visualisierbarkeit mit MPI näher untersucht [244].

Für eine weitere Bewertung, ob diese Schwimmer für die Manipulation und Visualisierung mit MPI geeignet sind, müsste ein Herstellungsverfahren für frei stehende Schwimmer entwickelt werden. Hierbei liegt die Schwierigkeit im Trennen der Schwimmer vom nicht ausgehärteten Material und den Partikeln nach dem Druck. Dies könnte durch Filtration oder magnetische Felder geschehen. Unter der Annahme, dass freie Partikel weniger stark auf ein Magnetfeld reagieren bzw. sich in einem rotierenden Magnetfeld nicht vorwärts bewegen, könnten sie so von den nicht verdruckten Partikeln getrennt werden. Alternativ muss ein Verfahren entwickelt werden, das die auf dem Glasträger fixierten Schwimmer nach dem Drucken und Entwickeln vom Glasträger ablöst. Dies könnte mit Ultraschall oder dem kurzen Auflegen des Objektträgers auf eine Heizplatte oder ein Kühlkissen möglich sein. Dabei stellt die Größe der Schwimmer eine Herausforderung dar, da diese Prozesse unter einem Mikroskop durchgeführt werden müssten und Schwimmer sehr leicht verloren gehen können, sodass hierfür noch ein praktikables Verfahren erarbeitet werden muss.

Es ist damit zu rechnen, dass nur ein größerer Schwarm an Schwimmern mit MPI darstellbar sein wird, da nur sehr geringe Mengen SPIONs in das Druckharz gemischt werden können. Ein Schwimmer mit einer Länge von 100 µm hat ein Volumen von 36,86 pl und enthält mit dem hier verwendeten Mischungsverhältnis 368,6 pg SPIONs. Die kommerziellen Partikel haben keine Hülle und bestehen aus Fe_3O_4, sodass in diesem Fall 151,1 pg Eisen in einem Schwimmer enthalten sind. Die am Institut synthetisierten Partikel sind mit einer Dextranhülle umschlossen und enthalten neben Magnetit (Fe_3O_4) auch eine unbekannte Menge Maghemit (Fe_2O_3), sodass hier diese Rechnung nicht so einfach möglich ist. Die bisher kleinste Menge Eisen, die in einem präklinischen MPI-Scanner in vitro detektiert wurde, beträgt 5 ng [104]. Diese Eisenmenge könnte mit 34 Schwimmern erreicht werden. Diese Annahme ist jedoch nicht realistisch, da bereits festgestellt wurde, dass immobilisierte Partikel eine verringerte Signalintensität aufweisen [87,275]. Um dies für eine Abschätzung der benötigten Anzahl an Schwimmern zu berücksichtigen, werden Ergebnisse der Visualisierung eines SPION-PLAs mit MPI verwendet [128]. Ein Vergleich mit den dort verwendeten Konzentrationen ergibt eine Hochrechnung auf 62.500 Schwimmer, wobei Jacobi et al. allerdings keine untere Detektionsgrenze ermittelten [128]. Es muss außerdem noch berücksichtigt werden, dass eine Konzentration von 10 mg/ml SPIONs im Photopolymer in dem hier durchgeführten Experiment zu hoch war, um Schwimmer mit einer Länge von 100 µm herzustellen, sodass die abgeschätzten Zahlen noch höher liegen dürften. Deshalb ist es nicht nur für die Manipulation, sondern auch für die Visualisierung wichtig, eine möglichst hohe Partikelkonzentration in den Schwimmern zu erzielen.

4.4.4 Schlussfolgerung

Es konnten Versuche zur Herstellung mikrometerskaliger Schwimmer durchgeführt werden. Die magnetischen Eigenschaften der Schwimmer sollten über das Beimischen magnetischer Nanopartikel in das Druckharz erzeugt werden. Mit den beiden hier vorgestellten Partikelproben konnten bisher noch keine Ergebnisse erzielt werden, die die weitere Untersuchung auf Manipulierbarkeit und Sichtbarkeit im MPI-Scanner erlauben. Es ist aber ein erster Schritt hin zur magnetischen Mikrorobotik, wie sie in Kapitel 2.2.4 beschrieben wurde, aber in Kombination mit MPI. Dies wäre eine neuartige Methode für eine theranostische Anwendung eines MPI-Scanners und eine neue Visualisierungsmethode für die Mikrorobotik, deren Einsatz in Zukunft wesentlich von einer verlässlichen Darstellung der Mikroroboter abhängt. Im Gegensatz zu den zuvor gezeigten millimetergroßen Schwimmern, sind für den Einsatz von Mikroschwimmern auch sehr kleine Lumina denkbar, wie das Auge, das Innenohr oder Kapillaren.

5. Selektive Manipulation und MPI

Weder bei der Manipulation durch Gradientenfelder noch bei der Bewegung durch rotierende homogene Felder können Objekte, Schwimmer oder Partikel aus einem Ensemble gezielt angesteuert werden. Die magnetische Kraft und das magnetische Drehmoment wirken gleichermaßen auf alle magnetischen Objekte, die sich im Bereich der applizierten Magnetfelder befinden. Eine selektive Manipulation wird durch die Überlagerung des Selektionsfelds mit einem rotierenden Fokusfeld ermöglicht (theoretische Beschreibung siehe Kapitel 2.3.3).

Es wurde, wie für die Messungen im vorangegangenen Kapitel, ein präklinischer MPI-Scanner (Bruker) verwendet. Neben der Konfiguration von Rotationsfrequenz, Rotationsebene und Rotationsamplitude kann auch eine Selektionsfeldstärke und eine Position des FFPs bei ausgeschaltetem Anregungsfeld eingestellt werden.

Zunächst werden magnetische Partikel in verschiedenen Schläuchen selektiv bewegt. Bei dieser Bewegung liegt die Fortbewegungsrichtung der Partikel in derselben Richtung wie die Rotationsebene des Magnetfeldvektors. In rotierenden Magnetfeldern zeigen die verwendeten Partikel außerdem ein kollektives Verhalten, das zu sehr hohen Bewegungsgeschwindigkeiten führt, weshalb sie im Folgenden als „aktive magnetische Materie“ (AMM) bezeichnet werden. Diese hohen Geschwindigkeiten sind ein Vorteil gegenüber helikalen Schwimmern (vgl. Kapitel 4), deren Geschwindigkeit an den Steigungswinkel der Helix und damit an die Größe des Objekts gekoppelt ist.

Im letzten Teil dieses Kapitels wird die Entwicklung einer MPI-Manipulations-Sequenz und die dazugehörige Bildrekonstruktion vorgestellt, die eine simultane Bildgebung während einer selektiven Manipulation ermöglicht. Dazu wurden entsprechende Fokusfeldschritte erzeugt, die am MPI-Scanner eingelesen wurden.

5.1 Selektive Steuerung aktiver magnetischer Materie

Während in Kapitel 4 das Navigieren helikaler Strukturen gezeigt wurde, wird jetzt ein kollektives Phänomen magnetischer Nanopartikel unter dem Einfluss rotierender Magnetfelder ausgenutzt.

In diesem Kapitel werden vier Aspekte untersucht: Erstens die Fortbewegungsgeschwindigkeit der Partikel in Abhängigkeit von der Rotationsfrequenz und Magnetfeldstärke, zweitens die selektive Manipulation im MPI-Scanner, drittens die Visualisierung mit MPI und viertens wird durch mit Wirkstoff beladene Mikrosphären ein Ausblick auf die Verwendung von AMM als Wirkstofftransporter gegeben.

Ein großes Problem helikaler Objekte ist ihre limitierte Geschwindigkeit, die von der Geometrie und Größe abhängt und damit physikalische Grenzen hat [173]. Vor allem für helikale Mikroschwimmer, wie sie in Kapitel 4.4 beschrieben wurden, stellen die sehr geringen Geschwindigkeiten ein Problem dar. So ist eine endovaskuläre Anwendung helikaler Strukturen in Gefäßen mit höheren Flussgeschwindigkeiten nicht möglich bzw. der Fluss müsste während der Anwendung unterbrochen werden, wie es in Kapitel 4.3 diskutiert wurde. Eine Lösungsmöglichkeit ist es, das kollektive Verhalten, also die Interaktion einzelner kleiner Objekte in einem Schwarm, auszunutzen. So werden hier magnetische Nanopartikel verwendet, die so klein sind, dass sie auch durch Verengungen und Kapillaren gesteuert werden können, aber zusammen eine Geschwindigkeit besitzen, die mehrere Größenordnungen über der Rollgeschwindigkeit eines einzelnen Partikels liegt, da die Partikel sich als Kollektiv fortbewegen. Wie in Kapitel 4.4 beschrieben, ist die Fortbewegung durch eine reziproke Drehbewegung eines runden Objekts nicht möglich. Als zusätzlicher Freiheitsgrad dient hier deshalb eine Oberfläche, auf der die Partikel rollen.

Im Folgenden wird die selektive Manipulation von AMM im MPI-Scanner durch die Superposition von rotierenden Fokusfeldern mit dem Selektionsfeld gezeigt (theoretische Beschreibung siehe Kapitel 2.3.3) sowie eine Vorher/ Nachher-Visualisierung. Eine Bewegung der AMM wird erzeugt, indem die Rotationsebene in der Bewegungsrichtung liegt und die Rotationsachse senkrecht zur Bewegungsrichtung steht. Dadurch wird eine Rollbewegung der Partikel induziert. Die applizierten Felder unterscheiden sich somit von denen zur Manipulation helikaler Objekte, bei der die Rotationsachse in Richtung der intendierten Bewegung steht.

Um einen Ausblick darauf zu geben, dass AMM als Wirkstofftransporter eingesetzt werden kann, werden im letzten Abschnitt magnetische Mikrosphären beschrieben, die mit einem Zytostatikum beladen sind. Ziele dieser Anwendung sind der Transport von Wirkstoffen zu schwer zugänglichen Bereichen, wie zum Beispiel Stenosen, und die lokale Freisetzung des Wirkstoffs, um eine hohe systemische Dosis zu vermeiden. Es werden das kollektive Verhalten der mit Wirkstoff beladenen AMM anhand von Manipulationsexperimenten im MPI-Scanner gezeigt sowie ihre Fähigkeit zur Visualisierung.

Die Arbeiten wurden als Journalartikel veröffentlicht [6] und auf einer Konferenz präsentiert [31].

5.1.1 Materialien und Methoden

In diesem Abschnitt werden die Durchführung der Charakterisierung der AMM, die Evaluierung der kollektiven Geschwindigkeit, die Experimente zur selektiven Manipulation, die Visualisierung mit MPI sowie mit Wirkstoff beladene AMM beschrieben.

Herstellung und Charakterisierung

AMM besteht aus einzelnen Magnetit-Nanopartikeln, die durch eine Solvothermalsynthese am Bundesanstalt für Materialforschung und -prüfung nach Deng et al. [73] hergestellt wurden. Es wurden 1,35 g $FeCl_3$ in 40 ml Ethylenglycol aufgelöst, bis eine klare Lösung entstand. Dann wurden 3,6 g Natriumacetat und 1,0 g Polyethylenglycol hinzugegeben. Die Lösung wurde für 30 min gerührt. Drei mit Teflon beschichtete Edelstahl-Autoklaven mit einem Fassungsvolumen von 15 ml wurden mit 12 ml der Lösung befüllt und verschlossen. Die Autoklaven wurden für 8 h auf 200 °C erhitzt. Nach dem Abkühlen wurde das schwarze Produkt mehrmals mit Ethanol gewaschen, bevor es bei 60 °C für 6 h getrocknet wurde.

Es wurden REM-Bilder mit einer Anodenspannung von 5 kV aufgenommen (JEOL 7500F, Tokyo, Japan). Der durchschnittliche Partikeldurchmesser wurde anhand einer Stichprobengröße von $n = 400$ aus den Bildern ermittelt. Das Magnetisierungsverhalten wurde mit einem VSM aufgenommen. Zunächst wurden Felder bis 300 mT angelegt, mit denen die Sättigungsmagnetisierung der AMM erreicht wurde. In einer zweiten Messung wurde eine magnetische Flussdichte von 12 mT angelegt, um eine Vergleichbarkeit mit den nachfolgenden MPS- und MPI-Messungen herzustellen. Mit einem MPS, das eine eindimensionale Anregung der Partikel erlaubt, wurden Messungen mit einer Anregungsfrequenz von 25 kHz, einer Amplitude von 12 mT, 12.500 Mittelungen und einer spektralen Auflösung von 2,5 kHz durchgeführt. Für die MPS-Messung wurden 30 µl der AMM verwendet, als Referenz wurde eine kommerzielle SPION-Probe mit einem Volumen von 30 µl und einer Verdünnung von 1:10 gemessen (0,85 mg Fe/ml, Perimag).

Geschwindigkeit

Das dynamische Verhalten der AMM wurde mit einem Aufbau aus drei Helmholtzspulenpaaren durchgeführt, die einen rotierenden Feldvektor mit beliebiger Rotationsebene erzeugen können [52]. Mit diesem Aufbau kann eine maximale Flussdichte von 4 mT und eine maximale Rotationsfrequenz von 100 Hz erzeugt werden. Nur zwei der Spulen wurden hier verwendet. Ein Polyvenylalkohol-Schlauch mit einem Innendurchmesser von 4 mm und einer Länge von 26 mm wurde mit AMM befüllt und in der Mitte des Helmholtzspulenaufbaus positioniert. Frequenzen von 1 Hz bis 100 Hz wurden in

10 Hz-Schritten bei Flussdichten von 2, 3 und 4 mT angelegt. Die Geschwindigkeit wurde anhand der aufgezeichneten Videos ermittelt, dazu wurde die Geschwindigkeit der Partikelfront gemessen.

Selektive Manipulation im MPI-Scanner

Um eine Manipulation im präklinischen MPI-Scanner in x-Richtung (in Richtung der Scannerbohrung) zu erreichen, muss eine Rotationsebene in x/z erzeugt werden, d.h. eine Rotationsachse in y-Richtung. Dazu wurden ein Polarwinkel und ein Azimutwinkel von jeweils 90° angewendet (vergleiche dazu Gleichung 2.2.14 und Abbildung 2.8 aus Kapitel 2.2.2). Eine Rotationsfrequenz von 10 Hz und eine Amplitude von 6 mT wurden eingestellt, die einen guten Kompromiss zwischen Bewegungsgeschwindigkeit der AMM und Belastung des MPI-Scanners durch hohe Frequenzen und Feldstärken darstellt. Wie zuvor beschrieben, sind die Fokusfeldspulen des verwendeten Scanners auf Gleichstrom-Anwendungen ausgelegt, weshalb auf höhere Frequenzen als 10 Hz verzichtet wurde. Zusätzlich wird das Selektionsfeld mit einer Gradientenstärke von 0,6 T/m in z-Richtung (0,3 T/m in x- und y-Richtung) angelegt. Mit dieser Gradientenstärke konnte zum einen eine ausreichend große Trajektorie des FFPs erzeugt werden, sodass die AMM über die verwendete Schlauchlänge hinweg bewegt werden kann und zum anderen wurde beobachtet, dass eine höhere Gradientenstärke eine Kraft, wie sie in Kapitel 2.2.1 beschrieben wurde, generiert und die Partikel aufgrund des Gradientenfelds bewegt werden. Außerdem wurde ein homogenes statisches Feld in z-Richtung mit $B_{\text{Lage}} = G_z p_z$, mit p_z der Position der AMM in z-Richtung und G_z der Gradientenstärke in z-Richtung angelegt. Es wurden zwei Schläuche mit einem Innendurchmesser von 3 mm und einer Länge von 33 mm mit AMM befüllt und in einem Probenhalter eingespannt, der einen variablen Abstand der Schläuche (Mitte zu Mitte) in Schritten von 5,5 mm bis maximal 33 mm zulässt. Der Probenhalter mit den Schläuchen wurde in der Mitte des MPI-Scanners positioniert, sodass die Schläuche übereinander (z-Richtung) liegen. In den Experimenten stellte sich heraus, dass eine gute Selektivitität zwischen den Schläuchen bei einem Abstand von 22 mm erreicht wurde, wie es in der schematischen Zeichnung in Abbildung 5.1 dargestellt ist. Es wurden Manipulationssequenzen mit Schlauchpositionen von $p_z = \pm 11$ mm sowie Sequenzen ohne Selektionsfeld appliziert, deren Abfolge in Tabelle 5.1 aufgelistet ist. Eine Manipulationssequenz ohne Selektionsfeld besitzt keine örtliche Selektivität und das rotierende Fokusfeld wirkt gleichermaßen auf alle Partikel. Eine Videokamera wurde zur Aufzeichnung in der Scannerbohrung positioniert.

In einem weiteren Versuch wurde der Abstand von 22 mm auf 24 mm erhöht (fester Abstand der verwendeten Probenhalter), wobei der obere Schlauch wie zuvor entlang der x-Achse ausgerichtet war und bei $p_z = +12$ mm lag, der untere im 60°-Winkel zur x-Achse in der x/y-Ebene bei $p_z = -12$ mm. Für

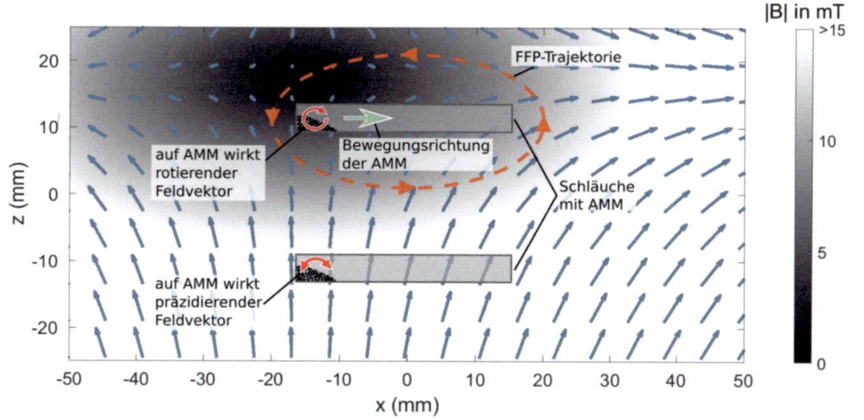

Abbildung 5.1: Schematische Darstellung der Sequenz zur selektiven Manipulation von AMM. Der FFP des Selektionsfelds wird auf einer elliptischen Trajektorie um den ausgewählten Schlauch bewegt. Nur die AMM innerhalb der FFP-Trajektorie erfährt einen voll rotierenden Feldvektor und bewegt sich, die AMM außerhalb der Trajektorie erfährt keine volle Rotation und bewegt sich nicht. Die Darstellung entspricht einer Selektionsfeldstärke von 0,6 T/m, einer Rotationsamplitude von 6 mT und einem statischen Feld von 6,6 mT, sodass das Zentrum der elliptischen Trajektorie bei $p_z = 11\,\text{mm}$ liegt.

die Positionierung wurde ein zusätzlicher Probenhalter gefertigt, der im angegebenen Winkel mit dem ersten verschraubt wurde. Es wurden dieselben Einstellungen von Amplitude, Rotationsfrequenz und Gradientenstärke verwendet wie zur Manipulation in parallelen Schläuchen. Für die Bewegung der AMM im unteren Schlauch wurde die Rotationsebene von $\vec{B}_{\text{rot}}$ entsprechend um 60° gedreht. Die entstehenden FFP-Trajektorien wurden in Kapitel 2.3.3 hergeleitet.

Tabelle 5.1: Abfolge der Manipulationssequenzen für zwei parallele Schläuche mit AMM. $B_{\text{rot}+}$ bzw. $B_{\text{rot}-}$ indizieren den Rotationssinn des Fokusfelds, B_{FFP} bezeichnet das Selektionsfeld und B_{Lage} das statische Magnetfeld zur Auswahl des oberen oder unteren Schlauchs.

Zeit	Auswahl der Schläuche	Eingeschaltete Magnetfelder
0 s - 2,5 s	unterer Schlauch	$B_{\text{rot}+} + B_{\text{FFP}} - B_{\text{Lage}}$
2,5 s - 5 s	beide Schläuche	$B_{\text{rot}+}$
5 s - 7,5 s	oberer Schlauch	$B_{\text{rot}+} + B_{\text{FFP}} + B_{\text{Lage}}$
7,5 s - 10 s	beide Schläuche	$B_{\text{rot}-}$

Visualisierung mit MPI

Ein einzelner Schlauch (3 mm Durchmesser, 33 mm Länge) wurde mit AMM befüllt und in der Mitte des MPI-Scanners positioniert. Anstelle der im Scanner integrierten x-Kanal-Spule wurde als Empfangsspule eine Gradiometerspule verwendet [104]. Zur Bildakquisition wurde eine Anregung mit einer Amplitude von 12 mT in allen drei Raumrichtungen und ein Selektionfeld mit einer Gradientenstärke von 1,2 T/m in z-Richtung (0,6 T/m in x- und y-Richtung) verwendet, sodass das FOV eine Größe von $40 \times 40 \times 20\,\text{mm}^3$

hat. 500 Mittelungen führten zu einer Akquisitionszeit von 10 s bei Anregungsfrequenzen um 25 kHz. Die AMM wurde auf einer Seite des Schlauchs mit einem Permanentmagneten konzentriert. Es wurde ein Bild vor und eins nach einer Manipulationssequenz mit $B_{\text{rot}} = 6\,\text{mT}$ und einer Rotationsfrequenz von 10 Hz aufgenommen. Die Bildrekonstruktion erfolgte mit einer hybriden Systemmatrix (siehe Kapitel 2.1.6) mit $17 \times 6 \times 17$ Voxel mit einer Schrittweite von 3,33 mm in x- und y- sowie 1,67 mm in z-Richtung. Der für die Rekonstruktion ausgewählte Frequenzbereich lag zwischen 80 kHz und 1,25 MHz. Mit einem SNR-Schwellwert von 50 wurden 155 Frequenzkomponenten für die Rekonstruktion verwendet. Für den regularisierten Kaczmarz-Rekonstruktionsalgorithmus wurde einmal iteriert und der Regularisierungsparameter auf 10^{-3} gesetzt. Die Volumenansicht der Rekonstruktion wurde mit Amira (Konrad-Zuse-Zentrum für Informationstechnik and Thermo Fisher Scientific) erstellt und ein zusätzlicher Gaußfilter mit einem Sigmawert von 5 appliziert.

Mit Wirkstoff beladene AMM

Für weitere Manipulationsexperimente wurden magnetische Mikrosphären verwendet, die an der TU Ilmenau hergestellt wurden. Sie bestehen aus Poly(lactid-co-glycolid) und enthalten SPIONs und den Wirkstoff Camptothecin, das ein Zytostatikum ist. Diese Mikrosphären haben einen durchschnittlichen Durchmesser von 1,5 µm und sind damit um fast eine Größenordnung größer als die zuvor beschriebene AMM. Sie lassen sich durch die Anwendung von Hyperthermie auflösen, sodass sie ihren Wirkstoff freisetzen. Die Herstellung und Analyse der Mikrosphären ist in Zahn et al. zu finden [293].

Es wurden MPS-Messungen mit eindimensionaler Anregung mit denselben Parametern wie zur Messung von den zuvor verwendeten Partikeln durchgeführt. Eine 10-µl-Probe wurde mit einer Partikelkonzentration von 70,8 mg/ml verwendet (die Eisenkonzentration ist unbekannt).

Für die Manipulation im MPI-Scanner wurden getrocknete Partikel mit Wasser gemischt, so dass eine Konzentration von 141,5 mg/ml vorlag, und in einen 33 mm langen Schlauch mit einem Durchmesser von 3 mm gefüllt. Dieser wurde mit Hilfe des Probenhalters im MPI-Scanner in x-Richtung positioniert. Es wurden rotierende Magnetfelder mit Amplituden zwischen 3 mT und 15 mT sowie Frequenzen zwischen 2 Hz und 20 Hz angelegt.

5.1.2 Ergebnisse

Im Folgenden werden die Ergebnisse dargestellt, die die magnetische Charakterisierung sowie die Manipulation und die Visualisierung von AMM mit MPI umfassen.

Magnetische Eigenschaften

In Abbildung 5.2 sind REM-Bilder der magnetischen Nanopartikel zu sehen. Aus einer Stichprobe von $n = 400$ wurde aus den Bildern ein Partikeldurchmesser von (194 ± 59) nm ermittelt. Die VSM-Messungen (siehe Abbildung 5.3) zeigen eine nur marginale Hysterese. Die AMM erreicht ihre Sättigungsmagnetisierung bei etwa 90 mT (95 % der maximal gemessenen Magnetisierung). Die erkennbare Steigungsänderung der Magnetisierungskurve um den Nullpunkt deutet auf mehrere leichte Magnetisierungsachsen hin, das heißt, es gibt mehrere energetisch günstige Magnetisierungsrichtungen. Die dynamische Magnetisierungskurve zeigt ein nahezu lineares Verhalten der AMM, im Amplitudenspektrum lässt sich das Signal bis zur elften Harmonischen vom Hintergrund unterscheiden. Die Abbildung 5.3 zeigt einen qualitativen Vergleich mit einer SPION-Probe, für die ein nichtlineares Verhalten in der Magnetisierungskurve sowie über 60 Harmonische im Amplitudenspektrum erkennbar sind.

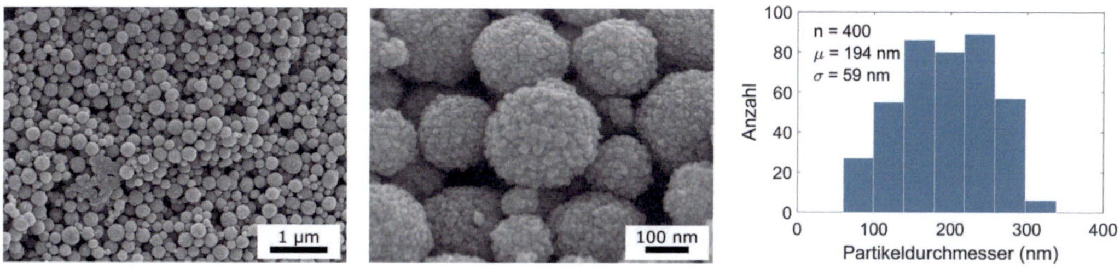

Abbildung 5.2: REM-Bilder der AMM. Die aus Magnetit bestehenden Partikel haben einen Durchmesser von (194 ± 59) nm. Dies wurde anhand einer Stichprobengröße von $n = 400$ aus den Bildern ermittelt.

Geschwindigkeit

Abbildung 5.4 zeigt eine Bildabfolge der Bewegung der AMM im Helmholtzspulen-Aufbau. Es konnte eine maximale Geschwindigkeit der AMM von 8 mm/s für Frequenzen oberhalb von 30 Hz und Amplituden von 3 mT oder 4 mT ermittelt werden. Die maximale Geschwindigkeit, die bei einer applizierten Amplitude von 2 mT erreicht werden kann, beträgt knapp 6 mm/s bei einer Frequenz von 30 Hz. Für höhere Frequenzen nimmt die Geschwindigkeit wieder ab. Videos sind in den Zusatzmaterialien sowie in [6] zu finden.

Selektive Manipulation im MPI-Scanner

Abbildung 5.5 zeigt die Bildabfolge zu den selektiven Manipulationssequenzen im MPI-Scanner aus Tabelle 5.1. Es konnte erfolgreich entweder der obere oder der untere Schlauch ausgewählt werden. Wird nur das Rotationsfeld ohne das Gradientenfeld und das statische Feld betrieben, so wird die AMM in

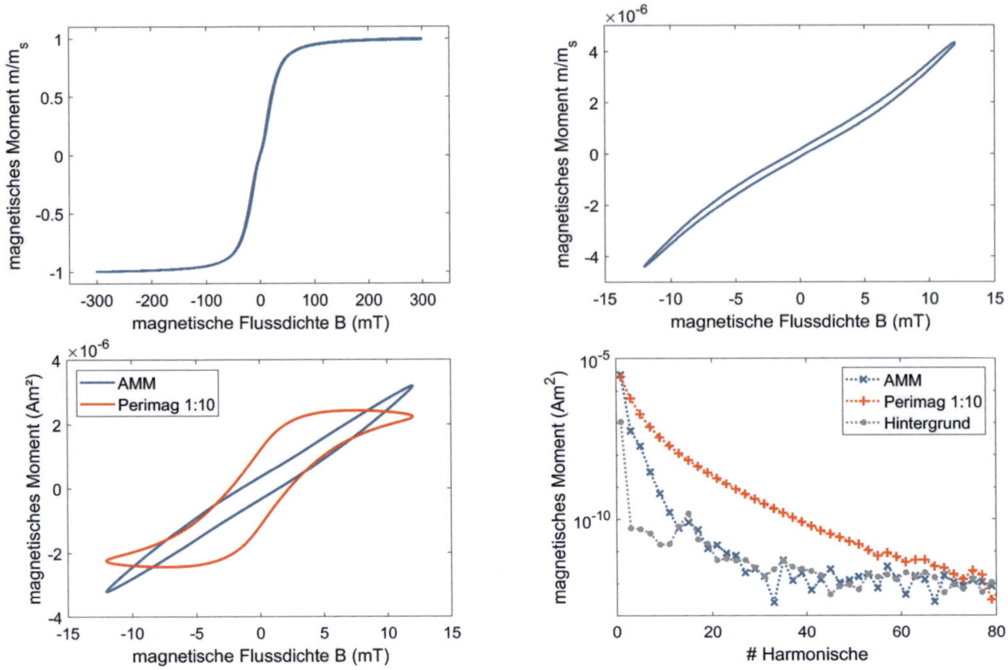

Abbildung 5.3: Magnetisierungsverhalten der AMM. Die statischen Magnetisierungskurven (oben) wurden mit einem VSM aufgenommen. Sie zeigen eine Sättigungsmagnetisierung bei einer angelegten Flussdichte von etwa 90 mT (links). Die Messung bis zu einer Flussdichte von 12 mT (rechts) erlaubt einen Vergleich mit der dynamischen Magnetisierungskurve. Das gemessene magnetische Moment ist auf das Sättigungsmoment normiert. Das dynamische Magnetisierungsverhalten (unten) wurde mit einem MPS mit eindimensionaler Anregung aufgenommen. Die AMM wurde mit einer Amplitude von 12 mT und einer Frequenz von 25 kHz angeregt. Die dynamische Magnetisierungskurve (links) und die ungeraden Harmonischen des Amplitudenspektrums (rechts) sind jeweils im Vergleich mit einer 1:10 verdünnten SPION-Probe (Perimag) dargestellt. Das Hintergrundsignal ist die Subtraktion zweier Leermessungen.

beiden Schläuchen gleichermaßen bewegt. Auch die Manipulation in verschiedene Richtungen konnte erfolgreich durchgeführt werden: In Abbildung 5.6 ist zu sehen, wie in den ersten 4 s der Sequenz der untere Schlauch ausgewählt wurde, der in einem Winkel von 60° zur x-Achse lag. Danach bewegt sich die AMM nur im oberen Schlauch. Videos zu den beiden Versuchen sind in den Zusatzmaterialien und in [6] zu finden.

Visualisierung mit MPI

In Abbildung 5.7 ist die Visualisierung mit MPI vor und nach einer Manipulationssequenz gezeigt. Es sind Projektionsbilder der xy-, xz- und yz-Ebene dargestellt sowie eine gerenderte 3D-Ansicht, die auch als Rotationsansicht in den Zusatzmaterialien und in [6] gefunden werden kann. Vor der Manipulation ist nur ein Intensitätsmaximum zu erkennen, das die AMM in der Ausgangsposition darstellt. Nach der Manipulation ist ein zweites Intensitätsmaximum zu erkennen, das die AMM darstellt, die in x-Richtung bewegt

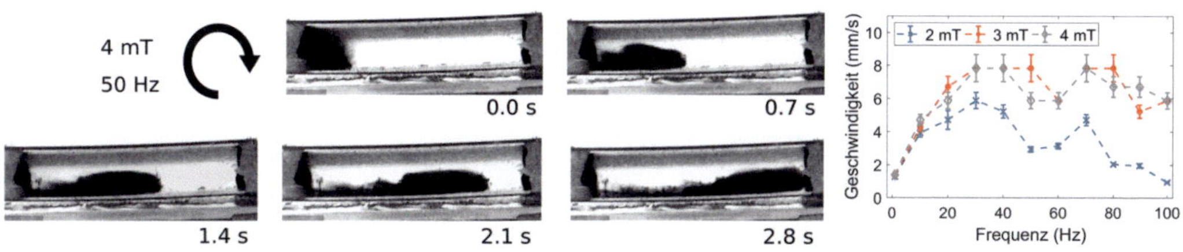

Abbildung 5.4: Geschwindigkeit der AMM. Dargestellt ist eine Bildabfolge einer Manipulationssequenz bei einer angelegten Rotationsfrequenz von 50 Hz und einer Amplitude von 4 mT (links). Das dazugehörige Video ist in den Zusatzmaterialien und in [6] zu finden. Im rechten Bild sind die Geschwindigkeiten der AMM in Abhängigkeit von der Amplitude und der Rotationsfrequenz zu sehen. Es können Maximalgeschwindigkeiten von 8 mm/s erreicht werden.

wurde. Das lässt darauf schließen, dass nicht alle Partikel bewegt wurden und sich auch nach der Manipulationssequenz noch AMM an der Ausgangsposition befindet. Es konnte beobachtet werden, dass sich die AMM am Verschluss des Schlauchs festgesetzt hat, sodass sie sich nicht mehr bewegen ließ.

Mit Wirkstoff beladene AMM

In den MPS-Messungen zeigen auch die mit Wirkstoff beladenen magnetischen Mikrosphären ein annähernd lineares dynamisches Magnetisierungsverhalten, das zu sehr wenigen Harmonischen im Amplitudenspektrum führt (siehe Abbildung 5.8). Auch hier ist das Signal bis zur elften Harmonischen vom Hintergrund unterscheidbar.

Die magnetischen Mikrosphären konnten bei allen angelegten Frequenzen und Feldamplituden bewegt werden. Bei geringeren Feldamplituden konnte beobachtet werden, dass sich vermehrt Sphären nicht mit der Partikelwolke mitbewegen und somit deutlich langsamer sind als die Front der Partikelwolke. Beispielhaft ist eine Bildabfolge in Abbildung 5.9 dargestellt. Bei einer Rotationsfrequenz von 10 Hz konnte eine Geschwindigkeit der Partikelfront von ungefähr 5 mm/s aufgrund der bekannten Länge des Schlauchs und der gemessenen Zeit nach dem Start der Sequenz bis zum Erreichen des Schlauchendes abgeschätzt werden. Das Video ist in den Zusatzmaterialien zu finden.

5.1.3 Diskussion

Die durchgeführten MPS-Messungen der AMM sind nur qualitativ mit der SPION-Probe vergleichbar, denn Konzentration und Eisengehalt können nicht miteinander verglichen werden. Die nicht ausgeprägte Nichtlinearität der dynamischen Magnetisierungskurve der AMM ist davon aber nicht abhängig, sondern ist ein Merkmal der Partikel. So lässt die geringe Anzahl an Harmonischen im Amplitudenspektrum selbst bei hohen Konzentrationen nur eine eingeschränkte Bildgebung mit MPI zu. Die Qualität der Bilder ist, wie

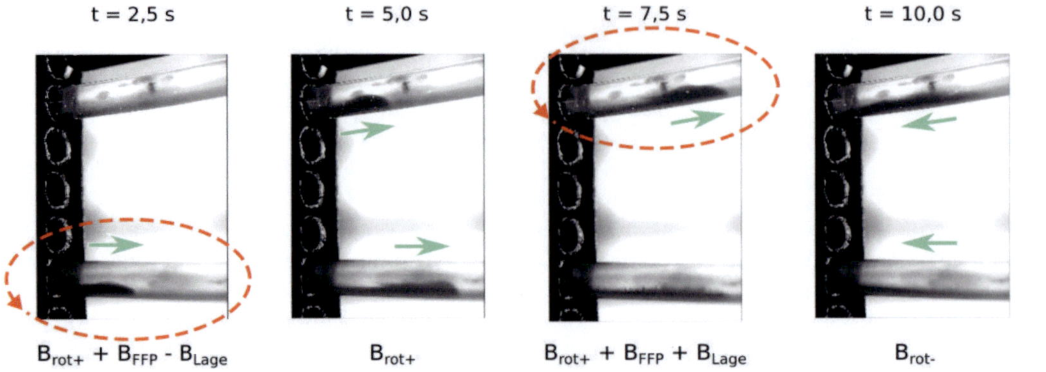

Abbildung 5.5: Selektive Manipulation von AMM im MPI-Scanner. Die Schläuche sind übereinander positioniert, die Blickrichtung ist von der Seite. Es sind Bilder nach jedem Manipulationsschritt (vgl. Tabelle 5.1) gezeigt. Eine Sequenz aus abwechselnd selektiver und unspezifischer Manipulation wurde mit einer Rotationsamplitude von 6 mT und einer Frequenz von 10 Hz appliziert (B_{rot}). Der grüne Pfeil zeigt die Bewegungsrichtung der AMM an. Während der selektiven Manipulation wird der FFP auf einer elliptischen Trajektorie um den ausgewählten Schlauch bewegt (orange dargestellt). Der FFP wird durch das Selektionsfeld (B_{FFP}) generiert. Der Mittelpunkt der Trajektorie wird auf die Höhe des Schlauchs bei $\pm$11mm durch ein zusätzliches statisches Feld (B_{Lage}) gelegt. Während der unspezifischen Manipulation wird ein homogenes Magnetfeld mit rotierendem Feldvektor angelegt, was zur Bewegung der AMM in beiden Schläuchen führt. Das Video zu dieser Bildabfolge ist in den Zusatzmaterialien und in [6] zu finden.

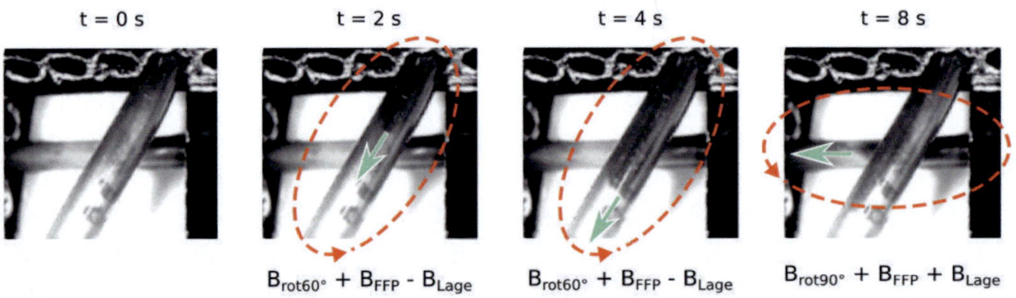

Abbildung 5.6: Selektive Manipulation von AMM im MPI-Scanner in unterschiedliche Richtungen. Die Schläuche sind übereinander positioniert, die Blickrichtung ist von unten. Eine Sequenz aus selektiver Manipulation in unterschiedlichen Richtungen wurde mit einer Rotationsfeldamplitude von 6 mT und einer Rotationsfrequenz von 10 Hz appliziert (B_{rot}). Der FFP wird durch das Selektionsfeld (B_{FFP}) mit einer Gradientenstärke von 0,6 T/m generiert. Der Mittelpunkt der Trajektorie wird auf die Höhe des Schlauchs bei $\pm$12mm durch ein zusätzliches statisches Feld (B_{Lage}) gelegt. Darüber hinaus wird über die Änderung der Rotationsebene die Manipulation in Schläuchen mit unterschiedlicher Ausrichtung gesteuert. Für die Auswahl des unteren Schlauchs (hier im Vordergrund) wurde ein Azimutwinkel der Rotationsebene von 60° eingestellt. Der obere (hier hintere) Schlauch hat eine Ausrichtung entlang der x-Achse (Azimutwinkel der Rotationsebene ist 90°). Die Bewegungsrichtung der AMM ist mit einem grünen Pfeil gekennzeichnet, die Trajektorie des FFPs ist in orange angedeutet. Das Video zu dieser Bildabfolge ist in den Zusatzmaterialien und in [6] zu finden.

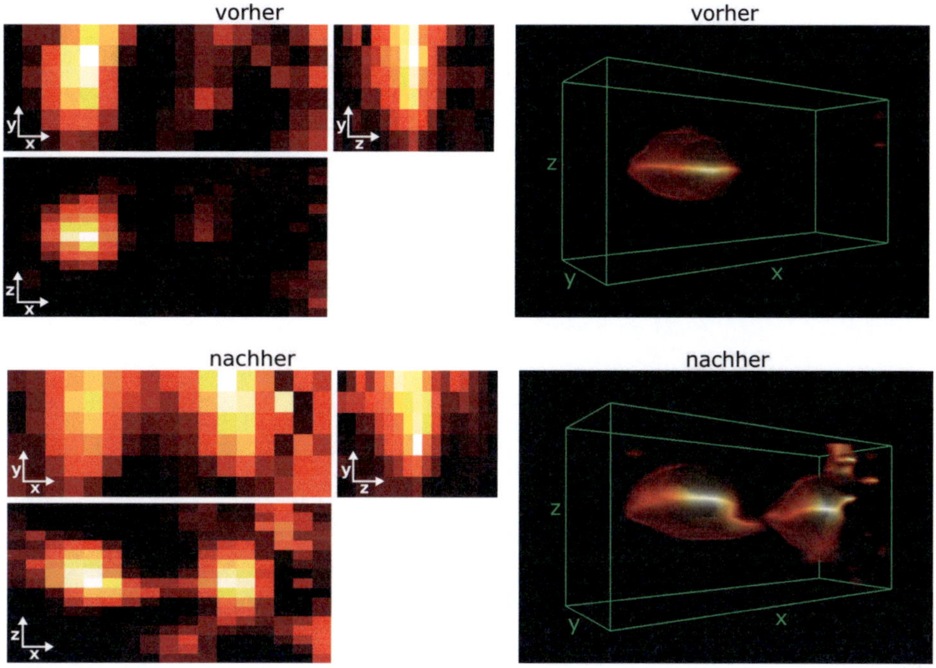

Abbildung 5.7: Dreidimensionale Visualisierung der AMM mit MPI vor und nach einer Manipulationssequenz. Dargestellt sind die Projektionsbilder der Ebenen (links) und 3D-gerenderte Bilder (rechts), die zusätzlich mit einem Gaußfilter bearbeitet wurden. Außerdem ist eine animierte Ansicht in den Zusatzmaterialien und in [6] zu finden.

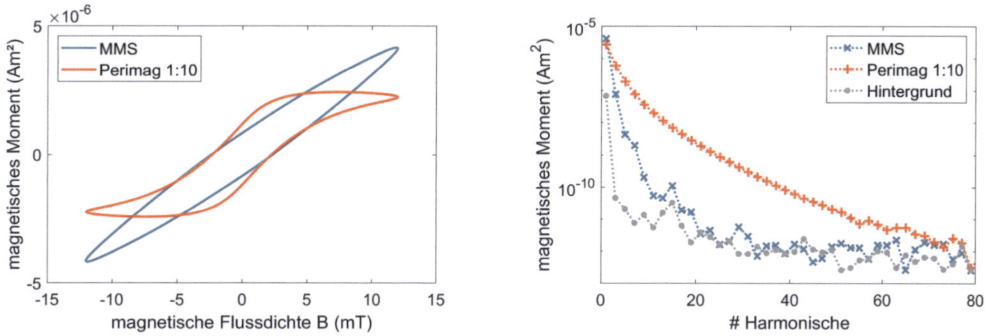

Abbildung 5.8: Dynamisches Magnetisierungsverhalten von magnetischen Mikrosphären (MMS). Die Messung wurde mit einem MPS mit einer eindimensionalen Anregung mit einer Amplitude von 12 mT und einer Frequenz von 25 kHz durchgeführt. Eine Probe mit einem Volumen von 10 µl und einer Partikel-Konzentration von 70,8 mg/l ist dargestellt. Die dynamische Hysteresekurve (links) und das Amplitudenspektrum (rechts) sind jeweils im Vergleich mit einer 1:10 verdünnten SPION-Probe (Perimag) selben Volumens dargestellt. Das Hintergrundsignal ist die Subtraktion zweier Leermessungen.

durch die MPS-Messungen erwartet, gering. Trotzdem konnte die Bewegung von AMM mit MPI visualisiert werden.

Die Art der Fortbewegung kann als „kollektives Rollen“ bezeichnet werden und ist an eine horizontale Oberfläche gebunden. Das stellt für eine spätere In-vivo-Anwendung ein zu adressierendes Problem dar, könnte aber durch

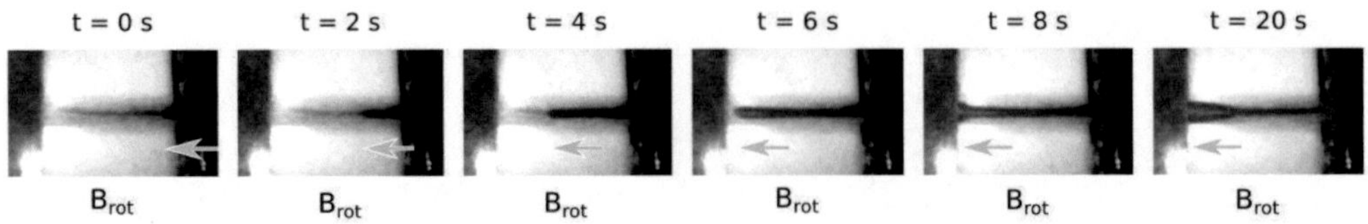

Abbildung 5.9: Manipulation von magnetischen Mikrosphären im MPI-Scanner. Es wurde eine Amplitude von 15 mT und eine Rotationsfrequenz von 10 Hz für eine Dauer von 20 s angelegt. Die Blickrichtung ist von unten. Der grüne Pfeil markiert die Bewegungsrichtung, die Pfeilspitze liegt auf derselben Höhe wie die Front der Partikelwolke. Das Video zu dieser Bildabfolge kann in den Zusatzmaterialien gefunden werden.

andere Formen der AMM gelöst werden, die sowohl einen kollektiven Rollprozess auf Oberflächen aufweisen als auch einen Vorschub durch eine Propellerbewegung in die dritte Dimension erfahren. So demonstrierten Vach et al. Propellereigenschaften unregelmäßig geformter Partikel [256].

Der Vorteil des hier beschriebenen kollektiven Verhaltens ist die Geschwindigkeit, die um Größenordnungen die von Mikroschwimmern übersteigt. Berechnet man die dimensionslose Geschwindigkeit u nach Gleichung 2.2.20, so erhält man für die Nanopartikel bei einer Frequenz von 40 Hz eine Geschwindigkeit von $u = 10^6$. Für die Länge wurde der Durchmesser der Partikel eingesetzt. Der schnellste bisher demonstrierte helikale Mikroschwimmer wies eine Geschwindigkeit von $u = 300$ und ein flexibler Schwimmer wies $u = 630$ auf [163, 253]. Das hier beschriebene kollektive Phänomen stellt damit eine Lösung für die durch die Objektgröße limitierte Geschwindigkeit helikaler Schwimmer dar [45, 173].

Es wird angenommen, dass die Partikel im Magnetfeld ein Dipolmoment ausbilden und deshalb längere Ketten bilden, die als Kollektiv eine größere Rollgeschwindigkeit als ein einzelnes Partikel haben. Dieser Effekt wurde von Xie et al. [280] beschrieben. Die beobachteten hohen Geschwindigkeiten lassen sich aber nicht nur auf das Bilden von Ketten zurückführen, die mit einer gewissen Kettenlänge rollen. Weitere kollektive Effekte wie das Übereinanderrollen der Partikel in der Wolke scheinen die Geschwindigkeit zu erhöhen.

Das kollektive Verhalten der mit Wirkstoff beladenen magnetischen Mikrosphären scheint weniger stark ausgeprägt zu sein als das der Nanopartikel. Dies könnte an der sehr breiten Größenverteilung der Sphären liegen, sodass diese unterschiedliche Rollgeschwindigkeiten aufweisen und so nur durch wenige Sphären eine hohe Geschwindigkeit durch das kollektive Verhalten an der Partikelfront beobachtet werden kann. Die Geschwindigkeit der Partikelfront ist bei einer Rotationsfrequenz von 10 Hz etwa 100 mal höher als die Rollgeschwindigkeit eines einzelnen Partikels, während die Geschwindigkeit der Nanopartikel knapp 800 mal so hoch ist. Wie ausgeprägt das kollektive Verhalten der AMM ist, hängt von mehreren Faktoren ab: Größe, magnetisches Moment, Anzahl der Partikel, Frequenz und Feldamplitude. Der Zusammenhang zwischen diesen Faktoren und der kollektiven Geschwindigkeit müsste näher studiert werden, um die Geschwindigkeit der AMM zu optimieren.

Es konnte gezeigt werden, dass die AMM in verschiedene Richtungen bewegt werden kann. Dies könnte für das Steuern von AMM um Ecken oder das gezielte Lenken in eine Gefäßabzweigung genutzt werden. Die Länge der Strecke, auf der die AMM selektiv bewegt werden kann, ist durch die elliptische Trajektorie des FFPs begrenzt, also durch den Bereich, in dem ein rotierender Feldvektor vorliegt. Für die Bewegung von AMM auf längeren Strecken wäre es auch möglich, die FFP-Trajektorie mit der Geschwindigkeit der AMM nachzuregeln, sodass sich der Mittelpunkt der elliptischen Trajektorie immer am Ort der AMM befindet. Hierfür ist es jedoch wichtig, dass die Geschwindigkeit der Partikel in der AMM möglichst homogen ist. In den Abbildungen 5.4 und 5.5 ist zu erkennen, dass einige Partikel langsamer sind und sich nicht mit der Front der Partikelwolke mitbewegen. Eine Separation der schnellen Partikel von den langsamen im Vorfeld könnte zu einem besseren kollektiven Verhalten führen und zu einer höheren Anzahl an Partikeln, die sich mit der Partikelfront bewegen. Dies ist natürlich besonders wichtig, wenn die Partikel außerdem Wirkstoff enthalten. Je weniger Partikel sich außerhalb des Zielorts befinden, desto geringer ist die systemische Dosis und desto höher ist die Dosis, die am intendierten Wirkungsort appliziert werden kann.

Die Selektivität der AMM wird über den Gradienten des Magnetfelds eingestellt. Mit höherer Gradientenstärke verbessert sich die örtliche Selektivität. Jedoch wirkt auf die AMM, die ein magnetisches Moment besitzt, im Gradientenfeld eine Kraft, wie sie in Kapitel 2.2.1 beschrieben wurde, die bei Gradientenstärken größer als 0,6 T/m merklich auftrat und die AMM bewegte. Die gewählte Gradientenstärke ist ein Kompromiss zwischen Selektivität und magnetischer Kraft durch das Gradientenfeld. Partikel, die ein geringeres magnetisches Moment besitzen, könnten wahrscheinlich durch ein stärkeres Gradientenfeld besser selektiv gesteuert werden. Jedoch wird das magnetische Moment Einfluss auf das kollektive Verhalten der Partikel haben. Hier wurde eine Selektivität zwischen verschiedenen Positionen in z-Richtung gezeigt. Eine Selektivität für hintereinander liegende Schläuche (x-Richtung) sollte ebenfalls möglich sein, indem die Position des FFPs entsprechend verschoben wird. Eine Selektivität für nebeneinanderliegende Schläuche mit einem hohen Grad an Parallelität ist jedoch schwierig mit hoher Ortsgenauigkeit zu erreichen, da AMM in parallelen Schläuchen einen präzidierenden Feldvektor erfährt, der ebenfalls zu Rollbewegungen der AMM führen würde.

Mit Wirkstoff beladene AMM, wie sie hier gezeigt wurde, kann mit der beschriebenen Methode mit hohen Geschwindigkeiten selektiv gesteuert und an ihren intendierten Wirkungsort gebracht werden. Die zusätzliche Anwendung von Hyperthermie im MPI-Scanner könnte den Wirkstoff gezielt freisetzen [75, 120]. Dabei könnte die Freisetzung über die Beweglichkeit der gleichermaßen freigesetzten SPIONs quantifiziert werden [298]. Denkbar wäre zum Beispiel der Transport eines Wirkstoffs an den Ort einer Stenose. Da der Blutfluss an einer Abzweigung zu einer Stenose sehr stark verringert sein kann, können Wirkstoffe nicht über den Blutfluss an diesen Ort gebracht werden [108]. Durch die magnetische Manipulation von mit Wirkstoff beladener AMM könnten diese Bereiche erreicht werden, der Wirkstoff dort präzise freigesetzt werden und so eine lokal hohe Dosis bei gleichzeitig niedriger systemischer Belastung erreicht werden.

5.1.4 Schlussfolgerung

Magnetische Nanopartikel und mit Wirkstoff beladene magnetische Mikrosphären wurden für eine selektive Manipulation im MPI-Scanner verwendet. Es wurde ein kollektiver Rollprozess beobachtet, der zu sehr großen kollektiven Geschwindigkeiten einer Partikelwolke führt. Es konnten Geschwindigkeiten bis 8 mm/s für Partikel mit einem Durchmesser von 200 nm erzielt werden. Diese Geschwindigkeit übertrifft die Rollgeschwindigkeit eines einzelnen Partikels bei Weitem. Der hier beobachtete kollektive Effekt von AMM stellt eine Lösung des Problems dar, dass für die Anwendung in kleinen Gefäßen sehr kleine Objekte benötigt werden. Ohne diesen kollektiven Effekt erreicht ein einzelnes Objekt eine im Vergleich zum Blutfluss zu geringe Geschwindigkeit, da die Geschwindigkeit einzelner Objekte durch ihre Größe limitiert ist.

Eine selektive Manipulation konnte erfolgreich im MPI-Scanner durchgeführt werden. Die Visualisierbarkeit mit MPI wurde vor und nach einer Manipulationssequenz gezeigt, wobei das magnetische Verhalten der AMM im Gegensatz zu SPIONs nicht optimal, aber für die Beobachtung der Manipulation ausreichend ist. Es konnte zum ersten Mal die örtliche Selektivität von nanoskopischen Objekten gezeigt werden, was auf dem Weg zur Anwendung eines hochpräzisen Wirstofftransports ein wichtiger Schritt ist. Die Manipulation von mit Wirkstoff beladenen Mikrosphären demonstriert diese Einsatzmöglichkeit.

5.2 Sequenz zur selektiven Manipulation und simultanen Bildgebung

In diesem Kapitel wird eine Magnetfeldsequenz gezeigt, die die gleichzeitige, echtzeitaufgelöste Visualisierung und Manipulation mit rotierenden Fokusfeldern ermöglichen soll. Dafür werden rotierende Fokusfelder, das Selektionsfeld sowie das Anregungsfeld eines MPI-Scanners gleichzeitig betrieben. Es wurde die Möglichkeit geschaffen, entsprechende Fokusfeldschritte einzulesen, ähnlich wie es bereits in den Versuchen aus Kapitel 4.3 verwendet wurde. Die entstehende Trajektorie des FFPs erlaubt eine selektive Manipulation, wie sie in Kapitel 2.3.3 beschrieben wurde. Eine Bewegung über weite

Strecken wird durch das zusätzliche Nachregeln des Mittelpunkts der FFP-Trajektorie ermöglicht, das potenziell abhängig von der Geschwindigkeit des Objekts eingestellt werden kann. Auf diese Weise entsteht eine helixförmige FFP-Trajektorie. Die Bildrekonstruktion für die entwickelte Sequenz wird an einem statischen Objekt demonstriert. Die Ergebnisse wurden im Rahmen einer Konferenz präsentiert [27].

5.2.1 Materialien und Methoden

Im Folgenden wird die entwickelte Sequenz zur simultanen Bildgebung und Manipulation vorgestellt, wie sie für einen Schwimmer benötigt wird, und ihre Implementierung in den präklinischen MPI-Scanner beschrieben. Des Weiteren werden die Besonderheiten der Bildrekonstruktion dargestellt, die durch diese neuartige Sequenz entstehen.

Erzeugung und Integration der Sequenz

Wie in Kapitel 2.3.3 beschrieben, wird für die selektive Manipulation eines Schwimmers ein rotierender Feldvektor orthogonal zur intendierten Bewegung benötigt, der dem Selektionsfeld überlagert wird. Um sicherzustellen, dass der rotierende Feldvektor immer senkrecht auf dem Objekt steht, muss die Fokusfeldtrajektorie mit der Fortbewegung des Schwimmers nachgefahren werden. Dazu wird eine lineare Änderung der Fokusfeldamplitude in Richtung der Schwimmerbewegung realisiert. Die beabsichtigte Bewegungsrichtung wird beispielhaft in x-Richtung gewählt, sodass ein rotierendes Fokusfeld in der y/z-Ebene angelegt werden muss. Dann bewegt sich der FFP auf einer elliptischen Bahn in der y/z-Ebene. Durch eine lineare Änderung der Fokusfeldamplitude in x-Richtung wird der FFP auf einer Helixbahn bewegt, deren Achse in x-Richtung liegt. Die Änderung der Fokusfeldamplitude in x-Richtung und damit der Steigungswinkel der Helixtrajektorie muss entsprechend der Geschwindigkeit des Schwimmers gewählt werden. Wie bereits in Kapitel 4.3 beschrieben, lassen sich die Fokusfelder über einzelne Punkte ansteuern, die über eine Liste eingelesen werden können. Um am Anfang und am Ende einer Sequenz keine großen Amplitudenänderungen in den Fokusfeldspulen hervorzurufen, wird ein Hoch- und Herunterregeln der Amplitude ergänzt. Gleichzeitig zum Fokusfeld und Selektionsfeld wird ein zweidimensionales Anregungsfeld appliziert. Die eingelesenen Fokusfeldschritte sowie die resultierenden FFP-Trajektorien sind schematisch in Abbildung 5.10 zu sehen.

Es wurden 10 Rotationsperioden mit jeweils 50 Fokusfeldschritten appliziert (in Abbildung 5.10 sind aus Gründen der Übersichtlichkeit 2 Perioden und 20 Fokusfeldschritte dargestellt). Für das Hoch- und Herunterregeln vor bzw. nach einer Sequenz wurden 10 Fokusfeldschritte gewählt. Gleichzeitig zum Fokusfeld und Selektionsfeld wurde ein zweidimensionales Anregungsfeld in der x/y-Ebene appliziert, welches in Abbildung 5.10 schematisch an

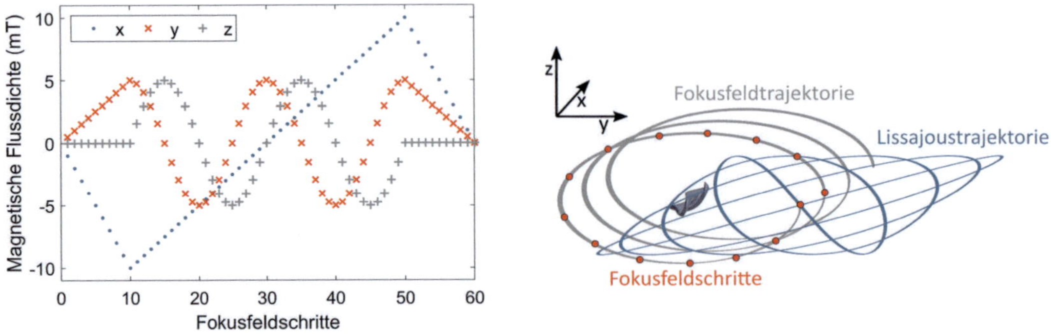

Abbildung 5.10: Schematische Darstellung der Sequenz zur simultanen Bildgebung und selektiven Manipulation. Es sind die Fokusfeldschritte dargestellt, die am MPI-Scanner eingelesen werden können, mit beispielhaft 2 Perioden mit je 20 Fokusfeldschritten (links). Durch die Überlagerung des Selektionsfelds mit dem rotierenden Fokusfeld entsteht eine helikale Fokusfeldtrajektorie des FFPs (grau). Gleichzeitig wird eine zweidimensionale Lissajous-Trajektorie in der x/y-Ebene appliziert (blau). An jedem Fokusfeldschritt (orange) wird ein Bild rekonstruiert (rechts). Die Amplitude des Anregungsfelds muss stets größer als die des Fokusfelds sein, damit das Objekt im Zentrum vom FOV abgedeckt wird.

einer Fokusfeldposition dargestellt ist. Grundsätzlich ist das Anregungsfeld aber nicht auf die in Abbildung 5.10 dargestellte Raumrichtung beschränkt. Es ergibt sich eine Rotationsfrequenz von 0,13 Hz, da zwischen den Fokusfeldschritten in den Standardeinstellungen des MPI-Scanners 150 ms liegen und eine zweidimensionale Anregungsfeldperiode 0,56 ms dauert.

An jedem der 501 Fokusfeldschritte entsteht ein Bild, dabei wird der letzte Fokusfeldschritt des Hochregelns zu den $50 \cdot 10$ Fokusfeldschritten der Helixtrajektorie hinzugezählt. Es ist möglich, die Daten auch zwischen den Fokusfeldschritten aufzunehmen, dann entstehen bei 10 Rotationsperioden knapp 125.000 Bilder.

Die Rotationsfeldamplitude betrug 5 mT und wurde in y- und z-Richtung appliziert. Außerdem wurde eine lineare Änderung des Fokusfelds in x-Richtung zwischen −10 mT und 10 mT implementiert. Gleichzeitig wurde ein Selektionsfeld mit einer Gradientenstärke von 2,5 T/m in z-Richtung (1,25 T/m in x- und y-Richtung) eingestellt, sodass eine Helixtrajektorie mit elliptischem Querschnitt entsteht. Darüber hinaus wurde eine zweidimensionale Anregung mit einer Amplitude von 12 mT in x- und y-Richtung eingestellt.

Diese Sequenz wurde zunächst an einem im Zentrum des Scanners fixierten Objekt getestet. Es wurde der Schwimmer aus Kapitel 4.2 verwendet, der fest auf dem Probenstab befestigt wurde.

Zweidimensionale Bildrekonstruktion mit vergrößertem Bildfeld

Durch die gleichzeitige Bildakquisition und das dynamische Bewegen des FFPs durch die Fokusfelder entsteht ein vergrößertes FOV. Die Rekonstruktion wird an den Orten der Fokusfeldschritte, also für insgesamt 501 Bilder durchgeführt. Für die hier vorgestellte Sequenz deckt die zweidimensionale Anregungsfeldtrajektorie ein zylinderförmiges Volumen mit elliptischem Querschnitt ab. Die Projektion in die x/y-Ebene hat eine rechteckige Form und entspricht einem vergrößerten FOV von

$$\mathrm{FOV} = \frac{2(B_\mathrm{A} + B_{FF}^y)}{G_{x/y}} \times \frac{2(B_\mathrm{A} + B_{FF}^x)}{G_{x/y}} \tag{5.2.1}$$

mit $B_\mathrm{A} = 12\,\mathrm{mT}$ der Anregungsfeldamplitude, $B_{FF}^x = 10\,\mathrm{mT}$ und $B_{FF}^y = 5\,\mathrm{mT}$ den Fokusfeldamplituden in x- und y-Richtung und $G_{x/y} = 1{,}25\,\mathrm{T/m}$ der Gradientenstärke in x- und y-Richtung. Daraus ergibt sich ein vergrößertes, zweidimensionales FOV mit einer Fläche von $43 \times 27\,\mathrm{mm}^2$, während das Anregungsfeld-FOV selbst nur eine Fläche von $19,2 \times 19,2\,\mathrm{mm}^2$ abdeckt.

Für die zweidimensionale Bildrekonstruktion wird eine robotergestützte, zweidimensionale Systemmatrix verwendet, die in der x/y-Ebene aufgenommen wird. Befindet sich die Anregungsfeldtrajektorie oberhalb oder unterhalb dieser Ebene, wird dennoch ein Signal geringerer Intensität empfangen, welches dann in die x/y-Ebene rekonstruiert wird [267]. Die am MPI-Scanner aufgenommene Systemmatrix hat eine Diskretisierung von 20×10 Pixel und eine Pixelschrittweite von 1 mm. Zur Aufnahme der Systemmatrix wurde der Schwimmer auf einem Probenstab fixiert und wie eine Punktprobe verwendet. Es wurde eine Anregungsfeldstärke von 12 mT in x- und y-Richtung angelegt sowie eine Gradientenstärke von 2,5 T/m in z-Richtung (1,25 T/m in x- und y-Richtung). Für eine verbesserte Sensitivität wurde außerdem eine Gradiometerspule anstelle der im Scanner installierten x-Empfangsspule verwendet [104].

Der für die Rekonstruktion ausgewählte Frequenzbereich lag zwischen 65 kHz und 800 kHz. Mit einem SNR-Schwellwert von 20 wurden 133 Frequenzkomponenten für die Rekonstruktion verwendet. Für den regularisierten Kaczmarz-Rekonstruktionsalgorithmus wurde zweimal iteriert und der Regularisierungsparameter auf 10^{-3} gesetzt. Die rekonstruierten Bilder wurden von einer Bildgröße von 20×10 auf 40×20 Pixel hochinterpoliert, indem der Frequenzraum des Bilds mit Nullen aufgefüllt wurde, um die Schrittweiten der Fokusfeldschritte besser abbilden zu können.

Es werden Berechnungen des Massenschwerpunkts mit einem Intensitätsschwellwert von 50 % ohne die Positionierung des Anregungsfeld-FOV im vergrößerten FOV durchgeführt, um die spätere Positionierung der Bilder im Vergleich zu den eingelesenen Fokusfeldschritten zu evaluieren. Anschließend wurde jedes Bild, das entlang der Fokusfeldtrajektorie aufgenommen wurde, entsprechend im vergrößerten FOV positioniert. Das geschieht mit Hilfe der eingelesenen Fokusfeldschritte, die dem Mittelpunkt jedes einzelnen rekonstruierten Bilds entsprechen. Es werden Berechnungen des Massenschwerpunkts mit einem Intensitätsschwellwert von 50 % im vergrößerten FOV durchgeführt.

Dreidimensionale Bildrekonstruktion mit vergrößertem Bildfeld

Um eine Positionsbestimmung in die dritte Dimension zu evaluieren, wurde eine Systemmatrix mit zweidimensionaler Anregung und einem Overscan in z-Richtung aufgenommen. Dies ermöglicht eine Rekonstruktion in die dritte Dimension trotz zweidimensionaler Anregung. Das Prinzip des Overscans der Systemmatrix wurde untersucht, um Randartefakte in der Bildrekonstruktion zu beheben [267]. Da Partikel auch in der Nähe des FFPs angeregt werden, tragen auch Partikel zum Signal bei, die außerhalb des Anregungsfeld-FOVs liegen. Das von außerhalb empfangene Signal wird in den Rand des Bilds rekonstruiert, sodass Artefakte entstehen. Eine Systemmatrix, die größer ist als das Anregungsfeld-FOV, reduziert Artefakte am Bildrand, da diese in den Bereich des Overscans rekonstruiert werden. Wenn sich nun die zweidimensionale Lissajoustrajektorie oberhalb oder unterhalb des Objekts bewegt, können die empfangenen Signale entsprechend in den Bereich des Overscans in z-Richtung rekonstruiert werden.

Für eine dreidimensionale Rekonstruktion wurde eine hybride Systemmatrix mit einer Diskretisierung von $33 \times 33 \times 9$ Voxeln mit derselben Anregungsfeldstärke verwendet. Wegen des kleinen Bohrungsdurchmessers der verwendeten Gradiometerspule konnte keine robotergestützte Systemmatrix mit der benötigten Ausdehnung in z-Richtung aufgenommen werden, weshalb hier der hybride Ansatz gewählt wurde. Der für die Rekonstruktion ausgewählte Frequenzbereich lag zwischen 65 kHz und 800 kHz. Mit einem SNR-Schwellwert von 20 wurden 90 Frequenzkomponenten für die Rekonstruktion verwendet. Für den regularisierten Kaczmarz-Rekonstruktionsalgorithmus wurde zweimal iteriert und der Regularisierungsparameter auf 10^{-3} gesetzt. Es wurde für die Rekonstruktion das Empfangssignal der x-Kanals verwendet, an dem das Gradiometer angeschlossen war, sowie das Empfangssignal des z-Kanals. Es wurde eine Evaluation des Massenschwerpunkts aller Bilder mit einem Intensitätsschwellwert von 25 % der Maximalintensität durchgeführt.

5.2.2 Ergebnisse

Abbildung 5.11 zeigt die Evaluation der Massenschwerpunkte der zweidimensionalen Bilder für die x- und y-Richtung. Der Massenschwerpunkt bewegt sich synchron mit den angelegten Fokusfeldern. Es ist lediglich eine Verschiebung des Nullpunkts zu erkennen und der Massenschwerpunkt liegt im Mittel bei 1,57 mm in x-Richtung und bei −0,86 mm in y-Richtung.

Vier der insgesamt 501 im vergrößerten FOV rekonstruierten zweidimensionalen Bilder sind in Abbildung 5.12 zu sehen. Das kleine Anregungsfeld-FOV bewegt sich durch das vergrößerte FOV auf einer sinusoidalen Trajektorie, die der Projektion der Helixtrajektorie in die Ebene entspricht. Das rekonstruierte Objekt bleibt dabei konstant in der Mitte des vergrößerten

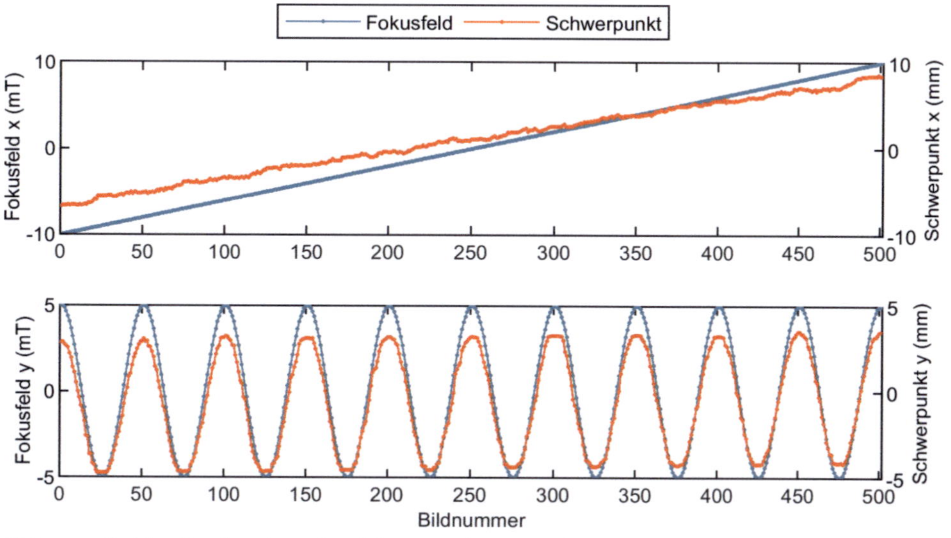

Abbildung 5.11: Evaluation der Massenschwerpunktr der zweidimensionalen Bildrekonstruktion. Es sind die Berechnungen der Massenschwerpunktr im Anregungsfeld-FOV sowie zum Vergleich die eingelesenen Fokusfelder für die x-Richtung (oben) und die y-Richtung (unten) dargestellt.

FOV. In der Berechnung der Massenschwerpunkte der Bilder kann keine periodische Bewegung beobachtet werden (siehe Abbildung 5.12 unten). Im 314. Bild ist zu erkennen, dass das Objekt verschmierter dargestellt wird, wenn sich das Anregungsfeld-FOV nicht in der Ebene der Systemmatrix befindet. Die Signalstärke nimmt ab, was allerdings in der Darstellung nicht gut erkennbar ist, da die Grauwerte auf den maximalen Intensitätswert jedes einzelnen Bilds normiert wurden. Eine Animation der gesamten Bildabfolge ist in den Zusatzmaterialien zu finden.

In Abbildung 5.13 sind die berechneten Massenschwerpunkte der dreidimensional rekonstruierten Bilder sowie die eingelesenen Fokusfeldschritte dargestellt. In Richtung des Anregungsfelds (x- und y-Richtung) kann die Bewegung des Fokusfelds durch die Berechnung des Massenschwerpunkts aus den rekonstruierten Bildern sehr gut nachgebildet werden. Es ist lediglich ein Versatz des Nullpunkts zu erkennen, wie es auch schon für die zweidimensionale Rekonstruktion beobachtet wurde. Dieser beträgt im Mittel 1,16 mm in x- und −0,80 mm in y-Richtung. In z-Richtung ist die Periode des Fokusfelds in der Massenschwerpunktsbestimmung erkennbar, sie ist jedoch insgesamt verrauschter, da die Intensitätsamplituden hier sehr viel geringer sind als in x- und y-Richtung und die Auslenkung des Massenschwerpunkts in z-Richtung unterhalb eines Pixels liegt. Das sinusoidale Verhalten ist außerdem nicht symmetrisch und ein Versatz des Nullpunkts von 0,061 mm ist zu erkennen.

Die Fokusfeldschritte können mithilfe des Gradienten in die erwartete Position umgerechnet werden. Aufgrund von Abweichungen zwischen dem tatsächlich anliegenden Feldgradienten und dem eingestellten Wert wurden aus

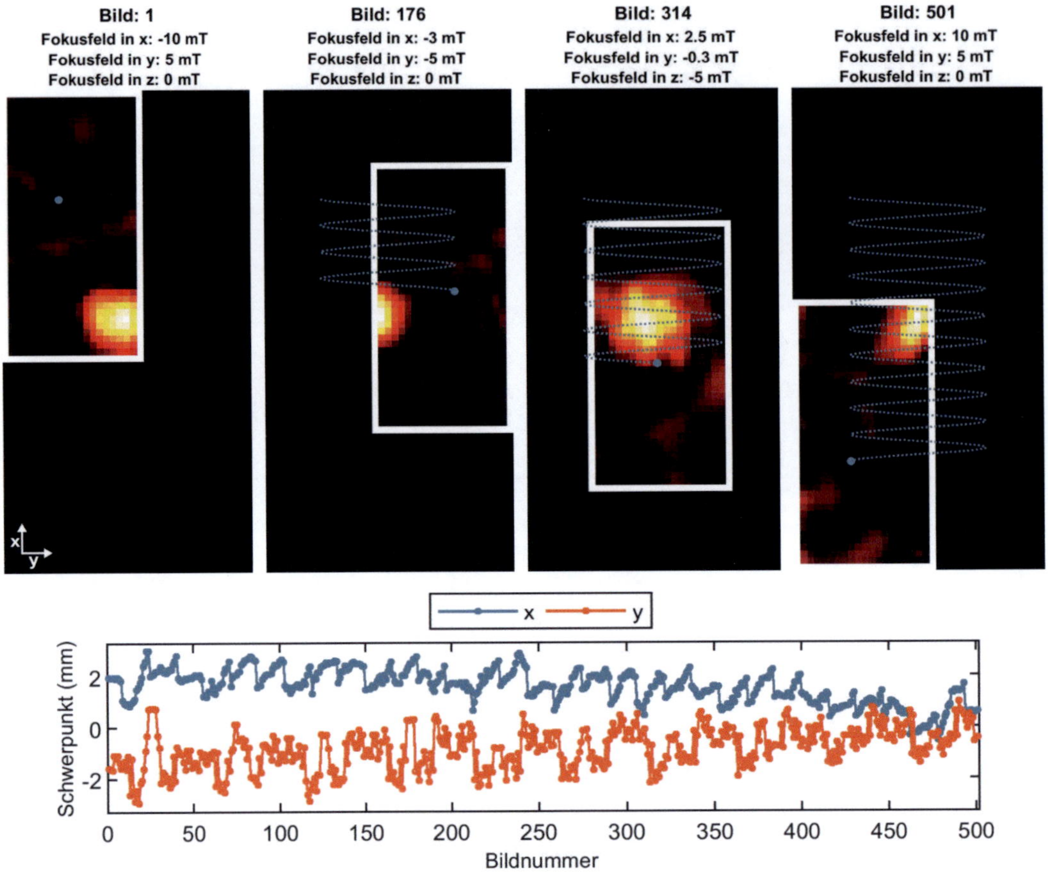

Abbildung 5.12: Zweidimensionale Rekonstruktion im vergrößerten FOV. Oben sind beispielhaft das erste und das letzte sowie zwei weitere aus insgesamt 501 Bildern gezeigt. Die weiße Box umrandet das aktuelle Anregungsfeld-FOV, der blaue Punkt markiert die Projektion der aktuellen Verschiebung des FFPs durch das Fokusfeld in die Ebene. Die gestrichelte blaue Linie zeigt die bis zum dargestellten Bild abgefahrene Fokusfeldtrajektorie ebenfalls als Projektion in die Bildebene. Alle Bilder sind als animierte Darstellung in den Zusatzmaterialien zu finden. Unten sind die berechneten Massenschwerpunkte aller rekonstruierten Bilder im vergrößerten FOV dargestellt.

den Bildern Feldgradienten von 1,1 T/m in x- und y-Richtung und 2,2 T/m in z-Richtung ermittelt. Die Abweichungen zu den eingestellten Werten von 1,25 T/m bzw. 2,5 T/m können auf die Kalibrierung des MPS, mit dem die hybride Systemmatrix aufgenommen wurde, und die Genauigkeit der Einstellungen des MPI-Scanners zurückgeführt werden. Die Differenz zwischen erwarteter Position und den um den Achsversatz korrigierten Massenschwerpunkten gibt die Genauigkeit der Positionsbestimmung an, welche in Abbildung 5.14 dargestellt ist. Zusätzlich wurde in z-Richtung ein weiterer Skalierungsfaktor von 16,4 verwendet, um die berechneten Massenschwerpunkte möglichst genau an die zu den eingestellten Fokusfeldwerten korrespondierenden Orte anzupassen. Es konnten mittlere Abweichungen von 0,18 mm, 0,15 mm und

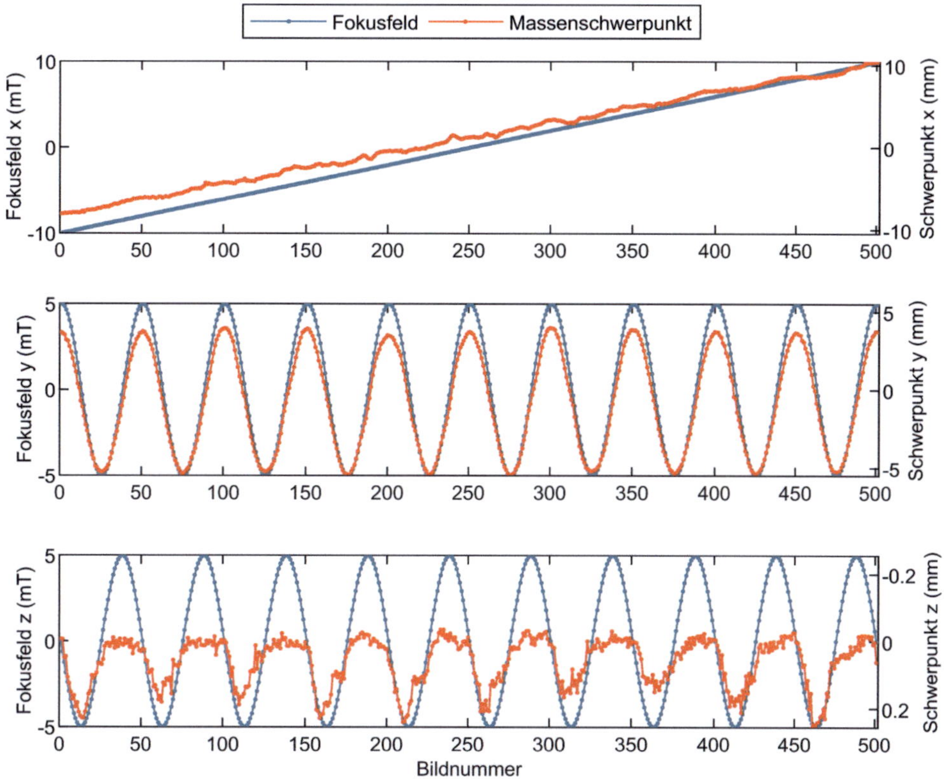

Abbildung 5.13: Evaluation der Massenschwerpunkte der dreidimensionalen Bildrekonstruktion. Es sind die Berechnungen der Massenschwerpunkte sowie zum Vergleich die eingelesenen Fokusfelder für die x-Richtung (oben), die y-Richtung (Mitte) und die z-Richtung (unten) dargestellt. Die Anregung erfolgte in x- und y-Richtung, der Overscan der Systemmatrix lag in z-Richtung. Wegen $-G_x = -G_y = 2G_z$ ist die Achse des Schwerpunkts in z-Richtung zum besseren Vergleich mit dem Fokusfeld gespiegelt dargestellt.

0,74 mm in x-, y- und z-Richtung gefunden werden sowie maximale Abweichungen von 0,75 mm, 0,51 mm und 2,39 mm.

5.2.3 Diskussion

Es wurde eine Sequenz appliziert, die durch eingelesene Fokusfeldschritte den FFP entlang einer helikalen Trajektorie bewegt und gleichzeitig eine zweidimensionale Anregung ermöglicht. Beispielhaft wurde die y/z-Ebene als Rotationsebene und die x-Richtung für eine Vorwärtsbewegung gewählt. Grundsätzlich ist diese Sequenz aber für beliebige Bewegungsrichtungen anwendbar. Weiterhin ist es denkbar, dass nicht die gesamte Sequenz vorab geplant wird, sondern dass eine Steuerung während der Anwendung implementiert wird. Zur Zeit erlaubt der verwendete MPI-Scanner dies allerdings nicht.

Die hier vorgestellte Sequenz wurde an einem statischen Objekt getestet, um die Rekonstruktion der so erzeugten Bilder zu entwickeln. Bei zukünftigen Experimenten, bei denen Objekte mit Hilfe dieser Sequenz bewegt werden sollen, muss bedacht werden, dass im Gegensatz zur in Kapitel 4 beschriebenen

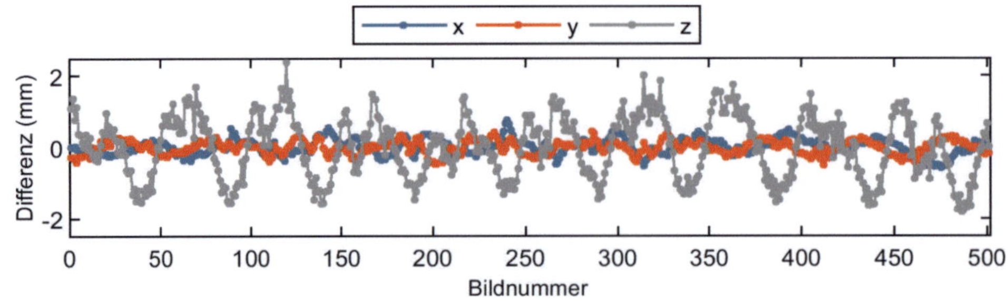

Abbildung 5.14: Genauigkeit der Positionsbestimmung in 3D. Die Fokusfeldstärke wurde mithilfe der Gradientenstärke in die erwartete Positionsverschiebung umgerechnet. Die berechneten Massenschwerpunkte wurden um den jeweiligen Achsversatz korrigiert und von der erwarteten Position subtrahiert. In z-Richtung wurden die Massenschwerpunkte außerdem mit einem Skalierungsfaktor von 16,4 multipliziert, um die aufgrund der fehlenden Anregung in z-Richtung verringerten Verschiebungen der Massenschwerpunkte zu korrigieren. Die mittleren Abweichungen betragen 0,18 mm, 0,15 mm und 0,74 mm in x-, y- und z-Richtung.

Manipulation von Schwimmern ein zusätzliches Gradientenfeld auf das Objekt wirkt. Wie in Abschnitt 2.2.1 beschrieben, kann dadurch das Objekt in eine unbeabsichtigte Richtung abgelenkt werden. Außerdem sind eine exakte Positionierung des Objekts und die Kenntnis seiner Geschwindigkeit wichtig, damit es sich zu jeder Zeit im Zentrum der Trajektorie befindet.

Es kann davon ausgegangen werden, dass die Lissajoustrajektorie zu schnell ist, als dass sie einen Einfluss auf die Bewegung eines größeren Objekts hat, da es zu träge ist, dieser Bewegung zu folgen. Deshalb wird angenommen, dass auf das Objekt im zeitlichen Mittel nur die Fokusfeldtrajektorie wirkt.

Entlang der helikalen Fokusfeldtrajektorie konnten zweidimensionale Bilder rekonstruiert werden, die entsprechend ihrer Position im vergrößerten FOV angeordnet wurden. Wenn sich die Lissajoustrajektorie oberhalb oder unterhalb des Objekts befindet, ist die Signalintensität geringer im Vergleich zum Signal, das entsteht, wenn der FFP den Ort des Objekts direkt durchläuft. Bei der zweidimensionalen Rekonstruktion führt dies zu einer verringerten Signalintensität der rekonstruierten Bilder in der Mitte des großen FOVs. Die Bildqualität nimmt an diesen Positionen ab und Artefakte entstehen. Die Evaluation der Massenschwerpunkte zeigt, dass sich die Position des rekonstruierten Bilds gemäß der eingelesenen Fokusfeldschritte ändert. Somit konnte das Zurückrechnen der Bildpositionen im vergrößerten FOV erfolgreich durchgeführt werden. Ein sich bewegendes Objekt könnte mit der zweidimensionalen Rekonstruktion in der x/y-Ebene nachverfolgt werden, eine Bewegung in z-Richtung wäre nicht darstellbar.

Werden die oberhalb und unterhalb des Objekts entstehenden Signale aber mit einer Systemmatrix mit Overscan rekonstruiert, kann eine Bewegung eines Objekts auch in z-Richtung dargestellt werden. Die Evaluation des Massenschwerpunkts der rekonstruierten Bilder zeigt, dass auch in z-Richtung die sinusoidale Form des Fokusfelds erkennbar und mit entsprechender Skalierung nachverfolgbar ist. Diese Skalierung ist notwendig, da aufgrund der fehlenden Anregung in z-Richtung die Verschiebungen der Massenschwerpunkte deutlich gegenüber denen der x- und y-Richtung reduziert sind. Trotzdem beträgt die in z-Richtung berechnete mittlere Abweichung von der erwarteten Position weniger als 1 mm, während sie in x- und y-Richtung weniger als 0,2 mm beträgt.

Sowohl für die zweidimensionale als auch für die dreidimensionale Rekonstruktion mussten Achsverschiebungen der Bilder korrigiert werden. Die Abweichungen zur Nullpunktposition können durch die Kalibrierung des Systems oder die Positionierung der Probe entstanden sein. Schon in [262] wurde eine Verschiebung des Nullpunkts in z-Richtung zwischen einer hybriden Systemmatrix und einer Systemmatrix im verwendeten MPI-Scanner demonstriert.

Für eine bessere Positionsauflösung in z-Richtung wäre eine dreidimensionale Anregung notwendig. Dabei muss allerdings bedacht werden, dass die Aufnahme eines zweidimensionalen Bilds nur 0,56 ms dauert, während ein dreidimensionales Bild eine Aufnahmezeit von 21 ms hat, sodass angestrebte Rotationsfrequenzen um 10 Hz nicht möglich sind, da die Fokusfeldtrajektorie nicht hinreichend fein durch Fokusfeldschritte diskretisiert werden kann. Würden die Werte der Fokusfelder linear eingestellt und nicht an einem Fokusfeldschritt für die Dauer einer Anregungsfeldperiode gestoppt werden, so wäre eine dreidimensionale Anregung mit entlang der Helixtrajektorie elongierten Trajektorien möglich, wie sie von Kaethner et al. für die Vergrößerung des Bildfelds beschrieben wurden [132]. Bei einer zweidimensionalen Anregung hingegen können entsprechende Rotationsfrequenzen erreicht werden, wenn die Zeit zwischen zwei Fokusfeldschritten deutlich reduziert wird. Dies ist möglich und wurde bereits in Kapitel 4.3 angewendet.

5.2.4 Schlussfolgerung

Es wurde eine Sequenz entwickelt, die es in Zukunft ermöglichen soll, Objekte gleichzeitig selektiv zu bewegen und zu visualisieren. Diese Sequenz wurde erfolgreich in einem präklinischen MPI-Scanner integriert und an einem statischen Objekt getestet. Es konnte eine zweidimensionale Rekonstruktion des Objekts bei ebenfalls zweidimensionaler Anregung gezeigt werden. Durch die helikale Fokusfeldtrajektorie wird das FOV vergrößert und die rekonstruierten Bilder konnten entsprechend der Fokusfeldtrajektorie im vergrößerten FOV dargestellt werden. Damit konnte gezeigt werden, dass eine Nachverfolgung des Objekts mit dieser Sequenz in der x/y-Ebene möglich ist.

Darüber hinaus wurde die Rekonstruktion mit einer hybriden Systemmatrix mit Overscan durchgeführt. Die Evaluation der Massenschwerpunkte der rekonstruierten Bilder hat gezeigt, dass diese Art der Rekonstruktion auch eine Nachverfolgung in der dritten Dimension erlauben würde, allerdings sind die Verschiebungen der Massenschwerpunkte in z-Richtung stark gegenüber denen in x- und y-Richtung verringert.

Die hier vorgestellte Sequenz und Bildrekonstruktion stellen essenzielle Schritte dar, um magnetische Manipulation mit simultaner Echtzeitverfolgung der Objekte in einem MPI-Scanner zu realisieren und damit eine MPI-geführte, dynamische Regelung der Manipulation zu ermöglichen.

6. Zusammenfassung und Ausblick

Die vorliegende Arbeit befasst sich auf verschiedene Weisen mit der Kombination von magnetischer Manipulation und der Bildgebungsmethode MPI. Dabei wurde die Besonderheit ausgenutzt, dass die magnetischen Felder eines MPI-Scanners nicht nur für die Bildgebung einsetzbar sind, sondern dass sie auch eine magnetische Kraft oder ein magnetisches Drehmoment erzeugen können. Die Fähigkeit, Objekte magnetisch zu steuern, ist im Hinblick auf einen medizinischen Einsatz für die Verbesserung von minimalinvasiven Operationen, Drug Targeting oder lokalen Hyperthermieanwendungen zukunftsweisend. Medizinische Geräte wie Katheter, Endoskopkapseln und mit Wirkstoff beladene Kapseln, Schwimmer und magnetische Mikro- und Nanopartikel können präzise magnetisch gelenkt werden. Dies ermöglicht schonende Eingriffe an schwer zugänglichen Bereichen und das Applizieren einer höheren Medikamentendosis am intendierten Wirkungsort bei gleichzeitiger Verringerung der systemischen Dosis, was zu einer entscheidenden Verbesserung der Behandlung von Tumoren, Stenosen oder Aneurysmen führen kann.

Für eine sichere Applikation ist eine präzise Verfolgung der Bewegung in vivo und in Echtzeit wichtig. Dafür eignet sich MPI auf besondere Weise, denn es erlaubt eine tomographische, dreidimensionale Visualisierung magnetischer Objekte in Echtzeit ohne Verwendung ionisierender Strahlung. Außerdem lassen sich die Magnetfelder eines MPI-Scanners durch entsprechende Ansteuerung auch für die magnetische Manipulation einsetzen, was den Einsatz eines MPI-Systems als theranostisches Gerät ermöglicht.

Während in Kapitel 1 diese Arbeit motiviert wird, ihre Struktur aufgezeigt wird und die daraus hervorgegangenen Publikationen vorgestellt werden, befasst sich Kapitel 2 mit den Grundlagen und der Theorie von MPI und magnetischer Manipulation. Es wird zunächst in die Bildgebungsmodalität MPI eingeführt. Dazu werden die physikalischen Prinzipien der Partikelmagnetisierung erklärt, die dieser Bildgebungsmodalität zu Grunde liegen. Die grundsätzliche Erzeugung eines Partikelsignals und der prinzipielle Aufbau eines Scanners, der das Signal detektiert und örtlich auflöst, werden beschrieben. Außerdem wird näher auf die Theorie von Permanentmagneten eingegangen, die in Halbach Dipol- und Quadrupol-Ringen angeordnet werden, da diese sich für den Aufbau von MPI-Systemen eignen. Es wird ein Korrekturfaktor in dieser Arbeit entwickelt, der die analytische Berechnung eines realen Halbach-Rings erlaubt.

Anschließend wird die der magnetischen Manipulation zu Grunde liegende Physik für die Erzeugung einer magnetischen Kraft im Gradientenfeld sowie die Erzeugung eines magnetischen Drehmoments im homogenen Magnetfeld beschrieben, welche sich für die Steuerung von medizinischen Geräten, Mikroschwimmern und Nanopartikeln eignen. Einzigartig für die Manipulation im MPI-Scanner ist die Möglichkeit der selektiven Manipulation durch die Verwendung des Selektionsfelds und eines Fokusfelds mit rotierendem Feldvektor. Die analytische Beschreibung des rotierenden Felds und die daraus entstehende helikale Trajektorie des FFPs werden erstmalig in dieser Arbeit vollständig hergeleitet.

In Kapitel 3 wird ein Konzept eines neuen kombinierten Manipulations-MPI-Systems vorgestellt, das aus Permanentmagneten aufgebaut ist. Es wird zunächst ein Konzept für einen MPI-Scanner entwickelt, der aus ineinander genesteten Permanentmagneten in Halbach-Anordnung besteht. Dieses System gewährleistet ein hohes Maß an Flexibilität im Vergleich zu anderen MPI-Systemen, die aus Permanentmagneten aufgebaut sind: Es erlaubt das Einstellen der Gradientenstärke und der Trajektoriendichte und somit die Auswahl zwischen einem schnellen, voraussichtlich echtzeitfähigen Übersichtsbild und einem Bild mit hoher Ortsauflösung. Dabei wird im Vergleich zu elektromagnetisch betriebenen MPI-Scannern erheblich Leistung eingespart, denn der gesamte Aufbau kann durch mechanische Rotation betrieben werden. So stellt das vorgeschlagene Konzept ein neuartiges MPI-System dar, das es ermöglicht, durch Permanentmagnete hohe Flussdichten zu erzeugen und weniger Leistung zu verbrauchen, was für das Hochskalieren der MPI-Technologie auf humane Anwendungen ein bisher weitgehend ungelöstes Problem ist. Das hier gezeigte Konzept hat die Größe eines präklinischen MPI-Systems, um es mit bestehenden Systemen vergleichen zu können. Ein nächster Schritt wäre die Simulation eines hochskalierten Systems.

Dieses neue Halbach-MPI-System wird um die Möglichkeit eines Manipulationsmodus erweitert. In diesem Modus übt das Selektionsfeld eine Kraft auf magnetische Objekte oder Partikel aus. Durch mechanisches Drehen der Halbach-Ringe können der Betrag und die Richtung der ausgeübten Kraft eingestellt werden. Es werden numerische Simulationen der Konzepte gezeigt, die den MPI- und Manipulationsmodus demonstrieren und verschiedene Realisierungsmöglichkeiten aufzeigen. Auf Grundlage dieser Ergebnisse kann dieses System aufgebaut werden. Das hier beschriebene Konzept stellt nicht nur den ersten MPI-Scanner aus Permanentmagneten mit einstellbarer Gradientenstärke dar, sondern auch das erste Halbach-System, das die Kombination von magnetischer Manipulation mit MPI erlaubt.

Im 4. Kapitel dieser Arbeit wird die Entwicklung, Manipulation und Visualisierung von magnetischen Schwimmern in Zentimeter-, Millimeter- und Mikrometergröße gezeigt, die sich für verschiedene medizinische Anwendungen eignen. Während für die zentimetergroßen Schwimmer eine Anwendung im Gastrointestinaltrakt in Frage kommt, könnten die millimetergroßen Schwimmer durch Blutgefäße gesteuert werden. Wie diese für eine neuartige Methode des cerebralen Aneurysma-Coilings eingesetzt werden könnten, wurde anhand eines humanen Phantoms demonstriert. Mikrometergroße Schwimmer könnten für den Transport von Medikamenten durch sehr kleine Gefäßstrukturen, im Innenohr oder Auge eingesetzt werden.

Es wurden zum ersten Mal frei bewegliche Objekte mit rotierenden Fokusfeldern in einem MPI-Scanner bewegt und visualisiert. Die Schwimmer wurden in Anlehnung an die Form von Vertikalachswindturbinen entworfen und in verschiedenen Größen - von wenigen Zentimetern bis einigen Mikrometern - mittels verschiedener additiver Fertigungsverfahren hergestellt. Dabei waren magnetische Partikel entweder in das Druckpolymer eingebettet oder es wurde eine Beschichtung aus magnetischen Nanopartikeln entwickelt. Dadurch erhielten die Schwimmer ihre magnetischen Eigenschaften, die sowohl die Manipulation als auch die Visualisierung mit MPI erlaubten. Die hier gezeigte Form erwies sich für die verwendeten Herstellungsverfahren als gut geeignet und zeigte gute dynamische Eigenschaften. Allerdings stellt die Optimierung der Schwimmerdynamik, vor allem auch im Hinblick auf mikrometerskalige Schwimmer, deren dynamisches Verhalten unter der Bedingung kleiner Reynoldszahlen zu betrachten ist, einen nächsten Schritt dar.

Mit einem präklinischen MPI-Scanner wurden die Schwimmer mit rotierenden Fokusfeldern gesteuert und ihre Bewegung dreidimensional visualisiert, wobei die Visualisierung sequenziell durchgeführt wurde. Dabei stellt ein schnelles Schalten zwischen Bildgebung und Manipulation ein noch zu adressierendes Problem dar, das aber durch Anpassungen am Gerät lösbar wäre.

Nachdem dieses Kapitel die grundlegenden Fragestellungen der Herstellung von Schwimmern, ihrer Manipulation und Visualisierung beantwortet hat, müsste als nächster Schritt die Toxizität der Schwimmer untersucht und ihre In-vivo-Applikation getestet werden, um eine sichere medizinische Anwendung zu gewährleisten. Möglichkeiten der Medikamentenbeladung und der lokalen Wirkstofffreisetzung z.B. durch Hyperthermie können entwickelt werden.

Während die zentimeter- und millimetergroßen Schwimmer erfolgreich hergestellt, manipuliert und visualisiert wurden, steht die Herstellung mikrometerskaliger Strukturen mit magnetischen Eigenschaften mittels Multiphotonenlithographie noch am Anfang, sodass ein wichtiger nächster Schritt die Manipulation und Visualisierung von Mikroschwimmern mit MPI ist.

Ein Nachteil der in der Mikrorobotik verwendeten Gradientenfelder oder rotierenden homogenen Felder, wie sie auch in den Experimenten aus Kapitel 3 und 4 verwendet wurden, ist, dass die erzeugte Kraft oder das erzeugte Drehmoment auf alle Objekte oder Partikel gleichermaßen wirkt. Die selektive Manipulation hingegen erlaubt die Auswahl eines Objekts aus einem Ensemble heraus und seine individuelle Steuerung. Dies kann bei Anwendungen wichtig sein, bei denen nicht nur ein Wirkungsort erreicht werden muss, sondern mehrere oder bei denen mehrere Objekte an einen Wirkungsort gebracht werden müssen, wie es zum Beispiel für die Behandlung von Aneurysmen durch Schwimmer in Kapitel 4.3 diskutiert wird.

Ein MPI-Scanner bietet neben der Visualisierung und Manipulation durch Gradientenfelder oder rotierende Fokusfelder die besondere Eigenschaft der selektiven Manipulation, worauf in Kapitel 5 näher eingegangen wird. Erreicht wird die selektive Manipulation durch die Überlagerung eines rotierenden Fokusfelds mit dem Selektionsfeld, sodass eine kreisförmige oder helikale Trajektorie des FFPs entsteht. Nur auf Objekte innerhalb dieser Trajektorie wirkt ein rotierender Feldvektor, sodass sich nur diese fortbewegen. Diese Art der magnetischen Manipulation wurde bisher noch wenig erforscht und lediglich an makroskopischen Schrauben demonstriert, sodass im Rahmen dieser Arbeit zum ersten Mal die selektive Manipulation an frei beweglichen, mikroskopischen Strukturen sowie ihre Visualisierung gezeigt wird.

In Kapitel 5.1 wird die selektive Manipulation von magnetischen Nanopartikeln gezeigt, die in verschiedenen Schläuchen bewegt wurden. An den verwendeten Partikeln wurde außerdem ein kollektiver Effekt beobachtet, der zu sehr hohen Geschwindigkeiten im Vergleich zu helikalen Objekten dieser Größe führte, sodass die Partikel als aktive magnetische Materie bezeichnet werden. Dies adressiert im Hinblick auf hohe Blutflussgeschwindigkeiten ein wesentliches Problem von Mikroschwimmern, deren Geschwindigkeit durch ihre Größe limitiert ist. Dieser Effekt konnte auch für Mikrosphären beobachtet werden, die mit einem Wirkstoff beladen waren, was den Einsatz von AMM als selektiv gesteuerter Wirkstofftransporter gezeigt hat. Darauf aufbauend können jetzt weiterführende Studien unter physiologischen Bedingungen durchgeführt werden, wie z.B. in humanen Gefäßphantomen und in Blut, bevor In-vivo-Studien realisiert werden könnten, die den Weg zur medizinischen Anwendung ebnen würden.

Um die Voraussetzungen für eine selektive Manipulation und gleichzeitige Visualisierung mit MPI zu schaffen, wurde eine Sequenz und die dazugehörige Bildrekonstruktion entwickelt. Die in Kapitel 5.2 vorgestellten Ergebnisse zeigen, dass ein Objekt mit dieser Sequenz in allen Raumrichtungen nachverfolgbar wäre. Um hohe Rotationsfrequenzen zu erreichen, muss eine zweidimensionale Anregung erfolgen. Trotzdem konnte mithilfe eines Overscans der Systemmatrix die Möglichkeit zur Nachverfolgung in der dritten Dimension gezeigt werden. So kann diese Sequenz in Zukunft für verschiedene steuerbare Objekte angewendet werden.

Zusammenfassend sind in dieser Arbeit wichtige Grundlagen und Ergebnisse für die Entwicklung von MPI-geführter magnetischer Manipulation entstanden. Dafür wurden zum einen verschiedene Objekte entwickelt und hinsichtlich ihrer Manipulierbarkeit und Visualisierbarkeit mit MPI untersucht. Zum anderen wurden die Voraussetzungen zur Realisierung im Rahmen eines Konzepts für ein kombiniertes MPI-Manipulations-System und der Integration von Manipulationssequenzen in einen präklinischen MPI-Scanner geschaffen. Die hier vorgestellten magnetischen Verfahren zeigen neue Optionen für verschiedene, sehr schonende Therapien auf, wie beispielsweise das Drug Targeting, die lokale Hyperthermie oder die Aneurysma-Behandlung.

Die Visualisierung bzw. Nachverfolgung von magnetisch gesteuerten medizinischen Geräten, Schwimmern oder Partikeln ist Gegenstand aktueller, präklinischer Forschungsarbeiten. Durch die Kombination von magnetischer Manipulation mit MPI zeigen die Ergebnisse dieser Arbeit eine tomographische, zeitlich hochauflösende Nachverfolgung von magnetischen Objekten und Partikeln in Echtzeit. MPI kann mit magnetischer Manipulation in einem Gerät kombiniert werden, was ein besonderer Vorteil von MPI gegenüber anderen Bildgebungsmodalitäten ist. Durch die Integration einer Manipulationsoption in einen MPI-Scanner entsteht ein theranostisches System, was sowohl für die junge Bildgebungsmodalität MPI als auch für die Mikrorobotik ein entscheidender Fortschritt ist.

7. Anhang selektive Manipulation

Im Folgenden wird die mathematische Darstellung der FFP-Trajektorie hergeleitet und die Spezialfälle der Trajektorien in den Koordinatenebenen diskutiert. Anschließend wird der allgemeine Fall einer beliebig im Raum stehenden Trajektorie betrachtet und der Winkel hergeleitet, der zwischen Feldvektor und Trajektorie entsteht.

7.1 Herleitung der FFP-Trajektorie

Die Superposition aus homogenem Magnetfeld mit rotierendem Feldvektor $\vec{B}_{\text{rot}}(t)$ (siehe Gleichung 2.2.14), Gradientenfeld $\vec{B}_{\text{FFP}}(\vec{r})$ (siehe Gleichung 2.3.2) und homogenem Offsetfeld je nach Lage des Objekts $\vec{B}_{\text{Lage}}(t)$ (siehe Gleichung 2.3.6) ergibt ein Magnetfeld zur selektiven Manipulation, das die Darstellung

$$\begin{aligned}\vec{B}_{\text{selektiv}}(\vec{r},t) &= \vec{B}_{\text{rot}}(t)+\vec{B}_{\text{FFP}}(\vec{r})+\vec{B}_{\text{Lage}}(t)\\ &= \begin{pmatrix} B_{\text{rot}}(-\sin\phi\cos(\omega t)+\cos\phi\cos\theta\sin(\omega t))\\ B_{\text{rot}}(\cos\theta\sin\phi\sin(\omega t)+\cos\phi\cos(\omega t))\\ B_{\text{rot}}\sin\theta\sin(\omega t)\end{pmatrix}\\ &+ \begin{pmatrix} -\frac{G_z}{2}x+\frac{G_z}{2}p_x(t)\\ -\frac{G_z}{2}y+\frac{G_z}{2}p_y(t)\\ G_z z - G_z p_z(t)\end{pmatrix}\end{aligned} \tag{7.1.1}$$

hat. Der zeitabhängige Ortspunkt des Objekts hat die Darstellung

$$\vec{p}(t)=\begin{pmatrix}p_x(t)\\p_y(t)\\p_z(t)\end{pmatrix}=\begin{pmatrix}p_x+vt\cos\phi\sin\theta\\p_y+vt\sin\phi\sin\theta\\p_z+vt\cos\theta\end{pmatrix}. \tag{7.1.2}$$

Am Ort des FFPs $\vec{r}_{\text{FFP}}=(x_0,y_0,z_0)^T$ gilt die Bedingung $\vec{B}_{\text{selektiv}}=(0,0,0)^T$, woraus sich

$$\begin{aligned}&\begin{pmatrix} B_{\text{rot}}(-\sin\phi\cos(\omega t)+\cos\phi\cos\theta\sin(\omega t))\\ B_{\text{rot}}(\cos\theta\sin\phi\sin(\omega t)+\cos\phi\cos(\omega t))\\ B_{\text{rot}}\sin\theta\sin(\omega t)\end{pmatrix}\\ &+ \begin{pmatrix} -\frac{G_z}{2}x+\frac{G_z}{2}p_x(t)\\ -\frac{G_z}{2}y+\frac{G_z}{2}p_y(t)\\ G_z z - G_z p_z(t)\end{pmatrix} = \begin{pmatrix}0\\0\\0\end{pmatrix}\end{aligned} \tag{7.1.3}$$

ergibt. Nach $\vec{r}_{\mathrm{FFP}}$ aufgelöst, ergibt sich die FFP-Trajektorie zu

$$\vec{r}_{\mathrm{FFP}}(t) = \begin{pmatrix} \frac{2B_{\mathrm{rot}}}{G_z}(-\sin\phi\cos(\omega t) + \cos\phi\cos\theta\sin(\omega t)) + p_x(t) \\ \frac{2B_{\mathrm{rot}}}{G_z}(\cos\theta\sin\phi\sin(\omega t) + \cos\phi\cos(\omega t)) + p_y(t) \\ \frac{B_{\mathrm{rot}}}{G_z}\sin\theta\sin(\omega t) + p_y(t) \end{pmatrix}. \tag{7.1.4}$$

7.2 FFP-Trajektorien in den Koordinatenebenen

Zeigt die Rotationsachse $\vec{n}$ in Richtung einer Koordinatenachse, liegt die FFP-Trajektorie in der zu $\vec{n}$ orthogonalen Ebene. Im Folgenden werden die FFP-Trajektorien aus Gleichung 2.3.8 für diese Spezialfälle hergeleitet.

7.2.1 xy-Ebene

Wird der Feldvektor in der x/y-Ebene rotiert ($\phi = 0, \theta = 0$), so bewegt sich der FFP entlang einer Kreisbahn mit dem Radius $R = \frac{2B_{\mathrm{rot}}}{G_z}$ in der x/y-Ebene. Für $\vec{p}(t) = (0,0,0)^T$ liegt der Mittelpunkt der Kreisbahn im Ursprung und Gleichungen 2.2.14 und 2.3.8 vereinfachen sich zu

$$\vec{B}_{\mathrm{rot}}(t) = \begin{pmatrix} B_{\mathrm{rot}}\sin(\omega t) \\ B_{\mathrm{rot}}\cos(\omega t) \\ 0 \end{pmatrix} \tag{7.2.1}$$

$$\vec{r}_{\mathrm{FFP}}(t) = \begin{pmatrix} \frac{2B_{\mathrm{rot}}}{G_z}\sin(\omega t) \\ \frac{2B_{\mathrm{rot}}}{G_z}\cos(\omega t) \\ 0 \end{pmatrix}. \tag{7.2.2}$$

Der Feldvektor $\vec{B}_{\mathrm{rot}}(t)$ rotiert in derselben Ebene, wie die FFP-Trajektorie $\vec{r}_{\mathrm{FFP}}(t)$ aufspannt. Der Feldvektor und der FFP rotieren gleichsinnig.

7.2.2 xz- und yz-Ebene

Der FFP bewegt sich auf einer elliptischen Bahn, wenn der Feldvektor des rotierenden Magnetfelds in der x/z- oder y/z-Ebene bewegt wird. Für $\phi = 0$ und $\theta = 90°$ haben 2.2.14 und 2.3.8 die Form

$$\vec{B}_{\mathrm{rot}}(t) = \begin{pmatrix} 0 \\ B_{\mathrm{rot}}\cos(\omega t) \\ -B_{\mathrm{rot}}\sin(\omega t) \end{pmatrix} \tag{7.2.3}$$

$$\vec{r}_{\mathrm{FFP}}(t) = \begin{pmatrix} 0 \\ \frac{2B_{\mathrm{rot}}}{G_z}\cos(\omega t) \\ \frac{B_{\mathrm{rot}}}{G_z}\sin(\omega t) \end{pmatrix}. \tag{7.2.4}$$

FFP und Feldvektor rotieren um die x-Achse in der y/z-Ebene. Für $\phi = 90°$ und $\theta = 90°$ drehen FFP und Feldvektor um die y-Achse in der x/z-Ebene:

$$\vec{B}_{\text{rot}}(t) = \begin{pmatrix} -B_{\text{rot}} \cos(\omega t) \\ 0 \\ -B_{\text{rot}} \sin(\omega t) \end{pmatrix} \tag{7.2.5}$$

$$\vec{r}_{\text{FFP}}(t) = \begin{pmatrix} -\frac{2B_{\text{rot}}}{G_z} \cos(\omega t) \\ 0 \\ \frac{B_{\text{rot}}}{G_z} \sin(\omega t) \end{pmatrix}. \tag{7.2.6}$$

In beiden Fällen hat die kurze Achse der elliptischen FFP-Trajektorie eine Länge von $\frac{B_{\text{rot}}}{G_z}$ in z-Richtung und die lange Achse von $\frac{2B_{\text{rot}}}{G_z}$ in x- bzw. y-Richtung. Aufgrund des unterschiedlichen Vorzeichens der Gradientenstärke in x- bzw. y-Richtung zu der in z-Richtung rotieren FFP und Feldvektor in entgegengesetzte Richtungen.

7.3 Winkel zwischen FFP-Trajektorie und Magnetfeldvektor

Bei einem Winkel von $\theta = 54,7°$ der Rotationsachse bewegt sich der FFP in derselben Ebene wie die Rotationsachse steht [208]. Der auf der Ebene der FFP-Trajektorie senkrecht stehende Vektor $\vec{r}_n$ steht damit zu jeder Zeit senkrecht zur Rotationsachse $\vec{n}$, es gilt $\vec{n} \cdot \vec{r}_n = 0$. Der Vektor $\vec{r}_n$ lässt sich aus dem Kreuzprodukt der Vektoren der FFP-Trajektorie für $\omega t = 0$ und $\omega t = \pi/2$ berechnen:

$$\begin{aligned} \vec{r}_n &= \vec{r}_{\text{FFP}}(\omega t = 0) \times \vec{r}_{\text{FFP}}(\omega t = \tfrac{\pi}{2}) \\ &= \begin{pmatrix} -\frac{2B_{\text{rot}}}{G_z} \sin\phi \\ \frac{2B_{\text{rot}}}{G_z} \cos\phi \\ 0 \end{pmatrix} \times \begin{pmatrix} \frac{2B_{\text{rot}}}{G_z} \cos\phi \cos\theta \\ \frac{2B_{\text{rot}}}{G_z} \sin\phi \cos\theta \\ \frac{2B_{\text{rot}}}{G_z} \sin\theta \end{pmatrix} \\ &= \begin{pmatrix} \frac{2B_{\text{rot}}^2}{G_z^2} \cos\phi \sin\theta \\ \frac{2B_{\text{rot}}^2}{G_z^2} \sin\phi \sin\theta \\ \frac{-4B_{\text{rot}}^2}{G_z^2} \cos\theta \end{pmatrix} \end{aligned} \tag{7.3.1}$$

$$
\begin{aligned}
0 &\stackrel{!}{=} \vec{r}_n \cdot \vec{n} = \begin{pmatrix} \frac{2B_{\text{rot}}^2}{G_z^2} \cos\phi \sin\theta \\ \frac{2B_{\text{rot}}^2}{G_z^2} \sin\phi \sin\theta \\ \frac{-4B_{\text{rot}}^2}{G_z^2} \cos\theta \end{pmatrix} \cdot \begin{pmatrix} \cos\phi \sin\theta \\ \sin\phi \sin\theta \\ \cos\theta \end{pmatrix} \\
&= \frac{2B_{\text{rot}}^2}{G_z} \left(\cos^2\phi \sin^2\theta + \sin^2\phi \sin^2\theta - 2\cos^2\theta\right) \\
&= \frac{2B_{\text{rot}}^2}{G_z} \left(\sin^2\theta(\cos^2\phi + \sin^2\phi) - 2\cos^2\theta\right) \\
&= \frac{2B_{\text{rot}}^2}{G_z} \left(\sin^2\theta + \cos^2\theta - 3\cos^2\theta\right) \\
&= \frac{2B_{\text{rot}}^2}{G_z}(1 - 3\cos^2\theta) \\
\Leftrightarrow \theta &= 54,7^\circ. \qquad (7.3.2)
\end{aligned}
$$

Allgemein lässt sich der Winkel ψ zwischen der Ebene, die durch die FFP-Trajektorie aufgespannt wird, und der Ebene, in der der Feldvektor rotiert, bestimmen:

$$
\begin{aligned}
\cos(\psi) &= \frac{-\vec{r}_n \cdot \vec{n}}{|\vec{r}_n| \cdot |\vec{n}|} \\
&= \frac{\frac{2B_{\text{rot}}^2}{G_z}(1 - 3\cos^2\theta)}{\sqrt{\frac{4B_{\text{rot}}^4}{G_z^2}(1 + 3\cos^2\theta)}} \\
\Leftrightarrow \psi &= \cos^{-1}\left(\frac{3\cos^2\theta - 1}{\sqrt{3\cos^2\theta + 1}}\right). \qquad (7.3.3)
\end{aligned}
$$

$\vec{n}$ ist dabei per Definition der Vektor, der auf der Ebene senkrecht steht, in der der Feldvektor rotiert. Für die Spezialfälle ergibt sich daraus eine gleichsinnige Rotation von FFP und Feldvektor, also $\psi = 0^\circ$ bei einer Rotation in der x/y-Ebene. Für eine Rotation in der x/z- und y/z-Ebene ist $\psi = 180^\circ$, was bedeutet, dass die Ebenen zwar wieder parallel liegen, der Drehsinn aber gegenläufig ist. Für $\theta = 54,7^\circ$ ist $\psi = 90^\circ$.

Abkürzungsverzeichnis

A/D	Analog-Digital-Wandler
AMM	Aktive magnetische Materie
CT	Computertomographie
DSA	Digitale-Subtraktions-Angiographie
FFL	Feldfreie Linie
FFP	Feldfreier Punkt
FOV	Bildfeld (Englisch: Field of view)
LNA	Rauscharmer Leistungsverstärker (Englisch: Low noise amplifier)
LV	Leistungsverstärker
MMS	Magnetische Mikrosphären
MNP	Magnetische Nanopartikel
MPI	Magnetpartikelbildgebung (Englisch: Magnetic Particle Imaging)
MPS	Magnetpartikelspektrometer
MRT	Magnetresonanztomographie
PET	Positronen-Emissions-Tomographie
PLA	Polylaktat
REM	Rasterelektronen-Mikroskopie
SNR	Signal-zu-Rausch-Verhältnis (Englisch: Signal to noise ratio)
SPIONs	Superparamagnetische Eisenoxid-Nanopartikel (Englisch: Superparamagnetic iron oxide nanoparticles)
US	Ultraschall
VSM	Magnetometer mit vibrierender Probe (Englisch: Vibrating Sample Magnetometer)

Journalartikel

[1] **A. C. Bakenecker**, T. Friedrich, A. von Gladiss, M. Graeser, J. Stelzner & T. M. Buzug. Experimental Validation of the Selection Field of a Rabbit-Sized FFL Scanner. *International Journal on Magnetic Particle Imaging*, 3(1), 2017. doi:10.18416/ijmpi.2017.1703013.

[2] **A. C. Bakenecker**, A. von Gladiss, T. Friedrich, U. Heinen, H. Lehr, K. Lüdtke-Buzug & T. M. Buzug. Actuation and visualization of a magnetically coated swimmer with magnetic particle imaging. *Journal of Magnetism and Magnetic Materials*, 473:495–500, 2019. doi:10.1016/j.jmmm.2018.10.056.

[3] **A. C. Bakenecker**, J. Schumacher, P. Blümler, K. Gräfe, M. Ahlborg & T. M. Buzug. A concept for an MPI scanner with Halbach arrays. *Physics in Medicine & Biology*, 65(19), 2020. doi:10.1088/1361-6560/ab7e7e.

[4] **A. C. Bakenecker**, A. von Gladiss, T. Friedrich & T. M. Buzug. 3D-Printing with Incorporated Iron Particles for Magnetic Actuation and MPI. *International Journal on Magnetic Particle Imaging*, 5(2), 2020. doi:10.18416/ijmpi.2020.2003001.

[5] **A. C. Bakenecker**, C. Chinchilla & T. M. Buzug. Actuation of a magnetically coated swimmer in viscous media with a magnetic particle imaging scanner. *Current Directions in Biomedical Engineering*, 6(3), 2020. doi:10.1515/cdbme-2020-3090.

[6] K. Bente*, **A. C. Bakenecker***, A. von Gladiss, F. Bachmann, A. Cēbers, T. M. Buzug & D. Faivre. *geteilte Erstautorenschaft. Selective Actuation and Tomographic Imaging of Swarming Magnetite Nanoparticles. *ACS Applied Nano Materials*, 2021. doi:10.1021/acsanm.1c00768.

[7] **A. C. Bakenecker**, A. von Gladiss, H. Schwenke, A. Behrends, T. Friedrich, K. Lüdtke-Buzug, A. Neumann, J. Barkhausen, F. Wegner & T. M. Buzug. Navigation of a magnetic micro-robot through a cerebral aneurysm phantom with magnetic particle imaging. *Scientific Reports*, 2021. doi:10.1038/s41598-021-93323-4.

[8] **A. C. Bakenecker**, M. Ahlborg, C. Debbeler, C. Kaethner, T. M. Buzug & K. Lüdtke-Buzug. Magnetic particle imaging in vascular medicine. *Innovative Surgical Sciences*, 3(3):179–192, 2018. doi:10.1515/iss-2018-2026.

[9] M. Maass, M. Ahlborg, **A. C. Bakenecker**, F. Katzberg, H. Phan, T. M. Buzug & A. Mertins. A Trajectory Study for Obtaining MPI System Matrices in a Compressed-Sensing Framework. *International Journal on Magnetic Particle Imaging*, 3(2), 2017. doi:10.18416/ijmpi.2017.1706005.

[10] J. Stelzner, M. Graeser, **A. C. Bakenecker**, A. von Gladiss, G. Bringout & T. M. Buzug. Measurements Inside a Rabbit Sized FFL-MPI Device Using a Gradiometric Receive Coil. *International Journal on Magnetic Particle Imaging*, 3(1), 2017. doi:10.18416/ijmpi.2017.1703012.

[11] A. von Gladiss, M. Graeser, A. Cordes, **A. C. Bakenecker**, A. Behrends, X. Chen & T. M. Buzug. Investigating Spatial Resolution, Field Sequences and Image Reconstruction Strategies using Hybrid Phantoms in MPI. *International Journal on Magnetic Particle Imaging*, 6(1), 2020. doi:10.18416/ijmpi.2020.2003004.

[12] A. F. Rodriguez, C. C. dos Santos, K. Lüdtke-Buzug, **A. C. Bakenecker**, Y. O. Chaves, L. A. Mariúba, J. V. Brandt, B. E. Amantea, R. C. de Santana, R. F. Marques, M. Jafelicci & M. A. Morales. Evaluation of antiplasmodial activity and cytotoxicity assays of amino acids functionalized magnetite nanoparticles: Hyperthermia and flow cytometry applications. *Materials Science and Engineering: C*, 125:112097, 2021. doi:10.1016/j.msec.2021.112097.

[13] A. Neumann, K. Gräfe, A. von Gladiss, M. Ahlborg, A. Behrends, X. Chen, J. Schumacher, Y. B. Soares, T. Friedrich, H. Wei, A. Malhorta, E. Aderhold, **A. C. Bakenecker**, K. Lüdtke-Buzug & T. M. Buzug. Recent developments in magnetic particle imaging. *Journal of Magnetism and Magnetic Materials*, 550:169037, 2022. doi:10.1016/j.jmmm.2022.169037.

Buchkapitel

[14] **A. C. Bakenecker**, M. Ahlborg, C. Debbeler, C. Kaethner & K. Lüdtke-Buzug. *Magnetic Particle Imaging, Precision Medicine: Tools and Quantitative Approaches*, Kapitel 9, 183–228. Elsevier, Oxford, 2018. ISBN 9780128053645.

[15] A. Behrends, **A. C. Bakenecker**, M. Ahlborg, K. Gräfe, J. Schumacher, J. Stelzner, F. Wegner, A. Neumann, Y. Blancke Soares, K. Lüdtke-Buzug, X. Chen, H. Wei, A. Malhotra, T. Friedrich & T. M. Buzug. *Magnetic particle imaging, Imaging Modalities for Biological and Preclinical Research: A Compendium*, Band 2. IOP Publishing, 2021. doi: 10.1088/978-0-7503-3747-2ch12.

Konferenzbeiträge

[16] **A. C. Bakenecker**, T. Friedrich, A. von Gladiss & T. M. Buzug. Magnetic manipulation in combination with preclinical magnetic particle imaging. *Biomedical Engineering/Biomedizinische Technik*. 2017.

[17] **A. C. Bakenecker**, T. Friedrich, A. von Gladiss, M. Graeser, J. Stelzner & T. M. Buzug. Experimental Validation of the Selection Field of a Rabbit Sized FFL Scanner. *International Workshop on Magnetic Particle Imaging*, 41. 2017.

[18] **A. C. Bakenecker**, T. Friedrich, A. von Gladiss & T. M. Buzug. Lateral Movement of a Helical Swimmer Induced by Rotating Focus Fields in a Preclinical MPI Scanner. *International Workshop on Magnetic Particle Imaging*, 99–100. 2018.

[19] **A. C. Bakenecker**, A. von Gladiss, T. Friedrich & T. Buzug. Magnetic Manipulation in Combination with Magnetic Particle Imaging. *Frühjahrstagung Deutsche Physikalischen Gesellschaft, Würzburg*. 2018.

[20] **A. C. Bakenecker**, A. von Gladiss, T. Friedrich & T. M. Buzug. Lateral Movement of Helical Swimmers Visualized with Magnetic Particle Imaging. *Biomedical Engineering/Biomedizinische Technik*, 73. 2018.

[21] **A. C. Bakenecker**, A. von Gladiss, T. Friedrich, K. Lüdtke-Buzug & T. M. Buzug. Manipulation of Magnetically Coated Swimmers Inside a Magnetic Particle Imaging Scanner. *International Conference on the Scientific and Clinical Applications of Magnetic Carriers*. 2018.

[22] **A. C. Bakenecker**, J. Beuke, P. Blümler, A. von Gladiss, T. Friedrich & T. M. Buzug. A Concept for a Magnetic Particle Imaging Scanner with Halbach-Arrays. *Frühjahrstagung Deutsche Physikalische Gesellschaft, Regensburg*. 2019.

[23] **A. C. Bakenecker**, J. Beuke, P. Blümler, A. von Gladiss, T. Friedrich & T. M. Buzug. A Concept for an Adjustable MPI System with Permanent Magnets. *International Workshop on Magnetic Particle Imaging*, 119. 2019.

[24] **A. C. Bakenecker**, I. Topolniak, K. Lüdtke-Buzug, B. R. Pauw & T. M. Buzug. Additive manufacturing of superparamagnetic micro-devices for magnetic actuation. *Transactions on Additive Manufacturing Meets Medicine*, Band 1, 153–154. 2019. doi:10.18416/AMMM.2019.1909S09T06.

[25] **A. C. Bakenecker**, A. von Gladiss, T. Friedrich, U. Heinen, H. Lehr, K. Lüdtke-Buzug & T. M. Buzug. Actuation and visualization of a SPION-coated swimmer with magnetic particle imaging. *3ed Ilmenau Symposium Medical Application of Magnetic Nanoparticles and Ferrofluids*, 14. 2019.

[26] **A. C. Bakenecker**, A. von Gladiss, M. Herbst, H. Lehr, M. Graeser, M. Ahlborg, T. Friedrich & T. M. Buzug. Image guided steering of a magnetically coated swimmer with Magnetic Particle Imaging. *Frühjahrstagung Deutsche Physikalische Gesellschaft, Regensburg*. 2019.

[27] **A. C. Bakenecker**, A. von Gladiss, M. Herbst, H. Lehr, M. Graeser, M. Ahlborg, T. Friedrich & T. M. Buzug. Simultaneous Actuation and Visualization of a Magnetically Coated Swimmer with MPI. *International Workshop on Magnetic Particle Imaging*, 159. 2019.

[28] **A. C. Bakenecker**, F. Wegner, H. Schwenke, K. Lüdtke-Buzug, T. Friedrich, J. Barkhausen & T. M. Buzug. A magnetic micro-robot for aneurysm coiling with magnetic particle imaging. *European Congress of Radiology*. 2020.

[29] **A. C. Bakenecker**, C. J. Chinchilla & T. M. Buzug. Actuation of a magnetically coated swimmer in viscous media with a magnetic particle imaging scanner. *Biomedical Engineering/Biomedizinische Technik*. 2020.

[30] **A. C. Bakenecker**, J. Schumacher, P. Blümler, K. Gräfe, M. Ahlborg & T. M. Buzug. A concept for an MPI scanner with Halbach arrays. *International Journal on Magnetic Particle Imaging*, 6(2 Suppl. 1), 2020. doi:10.18416/ijmpi.2020.2009008.

[31] **A. C. Bakenecker**, K. Bente, F. Bachmann, A. von Gladiss, D. Faivre & T. M. Buzug. Selective actuation and MPI of magnetic beads. *International Workshop on Magnetic Particle Imaging*. 2020.

[32] J. Stelzner, M. Graeser, **A. C. Bakenecker** & T. M. Buzug. Spectral Measurements Inside a Rabbit Sized FFL-MPI Device Using a Gradiometric Receive Coil. *International Workshop on Magnetic Particle Imaging*. 2017.

[33] C. J. Chinchilla, **A. C. Bakenecker** & T. M. Buzug. Velocity simulations of a magnetically steered swimmer. *Biomedical Engineering/Biomedizinische Technik*. 2020.

[34] Y. Blancke Soares, **A. C. Bakenecker**, T. Friedrich, K. Lüdtke-Buzug, T. M. Buzug & J. Beuke. Development of a guidance system made of permanent magnets in Halbach configuration. *Biomedical Engineering/Biomedizinische Technik*. 2020.

Literaturverzeichnis

[35] 3sat. Nano-Roboter im Auge, 2020. `https://www.3sat.de/wissen/nano/200113-nanoroboter-100.html`.

[36] J. J. Abbott, O. Ergeneman, M. P. Kummer, A. M. Hirt & B. J. Nelson. Modeling Magnetic Torque and Force for Controlled Manipulation of Soft-Magnetic Bodies. *IEEE Transactions on Robotics*, 23(6): 1247–1252, 2007. doi:10.1109/tro.2007.910775.

[37] M. Ahlborg, C. Kaethner, T. Knopp, P. Szwargulski & T. M. Buzug. Using data redundancy gained by patch overlaps to reduce truncation artifacts in magnetic particle imaging. *Physics in Medicine & Biology*, 61(12): 4583–4598, 2016. doi:10.1088/0031-9155/61/12/4583.

[38] C. Alexiou, W. Arnold, R. J. Klein, F. G. Parak, P. Hulin, C. Bergemann, W. Erhardt, S. Wagenpfeil & A. S. Lübbe. Locoregional cancer treatment with magnetic drug targeting. *Cancer Research*, 60: 6641–6648, 2000.

[39] C. Alexiou, R. Jurgons, R. Schmid, A. Hilpert, C. Bergemann, F. Parak & H. Iro. In vitro and in vivo investigations of targeted chemotherapy with magnetic nanoparticles. *Journal of Magnetism and Magnetic Materials*, 293(1): 389–393, 2005. doi:10.1016/j.jmmm.2005.02.036.

[40] F. U. Amin, A. K. Hoshiar, T. D. Do, Y. Noh, S. A. Shah, M. S. Khan, J. Yoon & M. O. Kim. Osmotin-loaded magnetic nanoparticles with electromagnetic guidance for the treatment of Alzheimer's disease. *Nanoscale*, 9(30): 10619–10632, 2017. doi:10.1039/c7nr00772h.

[41] W. Amokrane, K. Belharet, M. Souissi, A. B. Grayeli & A. Ferreira. Macro–micromanipulation platform for inner ear drug delivery. *Robotics and Autonomous Systems*, 107: 10–19, 2018. doi:10.1016/j.robot.2018.05.002.

[42] A. Antonelli, C. Sfara, J. Rahmer, B. Gleich, J. Borgert & M. Magnani. Red blood cells as carriers in magnetic particle imaging. *Biomedical Engineering/Biomedizinische Technik*, 58(6), 2013. doi:10.1515/bmt-2012-0065.

[43] A. Antonelli, P. Szwargulski, E.-S. Scarpa, F. Thieben, G. Cordula, G. Ambrosi, L. Guidi, P. Ludewig, T. Knopp & M. Magnani. Development of long circulating magnetic particle imaging tracers: use of novel magnetic nanoparticles and entrapment into human erythrocytes. *Nanomedicine*, 15(8): 739–753, 2020. doi:10.2217/nnm-2019-0449.

[44] A. Aziz, M. Medina-Sánchez, J. Claussen & O. G. Schmidt. Real-Time Optoacoustic Tracking of Single Moving Micro-objects in Deep Phantom and Ex Vivo Tissues. *Nano Letters*, 19(9): 6612–6620, 2019. doi:10.1021/acs.nanolett.9b02869.

[45] F. Bachmann, K. Bente, A. Codutti & D. Faivre. Using Shape Diversity on the Way to Structure-Function Designs for Magnetic Micropropellers. *Physical Review Applied*, 11(3), 2019. doi:10.1103/physrevapplied.11.034039.

[46] H. Bagheri, C. A. Kierans, K. J. Nelson, B. A. Andrade, C. L. Wong, A. L. Frederick & M. E. Hayden. A mechanically driven magnetic particle imaging scanner. *Applied Physics Letters*, 113(18): 183703, 2018. doi:10.1063/1.5052646.

[47] C. Bauer, H. Raich, G. Jeschke & P. Blümler. Design of a permanent magnet with a mechanical sweep suitable for variable-temperature continuous-wave and pulsed EPR spectroscopy. *Journal of Magnetic Resonance*, 198(2): 222–227, 2009. doi:10.1016/j.jmr.2009.02.010.

[48] O. Baun & P. Blümler. Permanent magnet system to guide superparamagnetic particles. *Journal of Magnetism and Magnetic Materials*, 439: 294–304, 2017. doi:10.1016/j.jmmm.2017.05.001.

[49] S. Bedanta & W. Kleemann. Supermagnetism. *Journal of Physics D: Applied Physics*, 42(1): 013001, 2008. doi:10.1088/0022-3727/42/1/013001.

[50] A. Behrends, T. M. Buzug & A. Neumann. Magnetic Particle Specrtometer for the Analysis of Magnetic Particle Heating Applications. In: *International Workshop on Magnetic Particle Imaging*, 47. 2016.

[51] D. J. Bell, S. Leutenegger, K. M. Hammar, L. X. Dong & B. J. Nelson. Flagella-like Propulsion for Microrobots Using a Nanocoil and a Rotating Electromagnetic Field. In: *Proceedings 2007 IEEE International Conference on Robotics and Automation*. IEEE, 2007. doi:10.1109/robot.2007.363136.

[52] M. Bennet, A. McCarthy, D. Fix, M. R. Edwards, F. Repp, P. Vach, J. W. C. Dunlop, M. Sitti, G. S. Buller, S. Klumpp & D. Faivre. In-

fluence of Magnetic Fields on Magneto-Aerotaxis. *PLoS ONE*, 9(7): e101150, 2014. doi:10.1371/journal.pone.0101150.

[53] K. Bente, A. Codutti, F. Bachmann & D. Faivre. Biohybrid and Bioinspired Magnetic Microswimmers. *Small*, 1704374, 2018. doi: 10.1002/smll.201704374.

[54] S. Biederer, T. Knopp, T. F. Sattel, K. Lüdtke-Buzug, B. Gleich, J. Weizenecker, J. Borgert & T. M. Buzug. Magnetization response spectroscopy of superparamagnetic nanoparticles for magnetic particle imaging. *Journal of Physics D: Applied Physics*, 42(20): 205007, 2009. doi: 10.1088/0022-3727/42/20/205007.

[55] P. Blümler. Proposal for a permanent magnet system with a constant gradient mechanically adjustable in direction and strength. *Concepts in Magnetic Resonance Part B: Magnetic Resonance Engineering*, 46(1): 41–48, 2016. doi:10.1002/cmr.b.21320.

[56] U. Bozuyuk, O. Yasa, I. C. Yasa, H. Ceylan, S. Kizilel & M. Sitti. Light-Triggered Drug Release from 3D-Printed Magnetic Chitosan Microswimmers. *ACS Nano*, 12(9): 9617–9625, 2018. doi:10.1021/acsnano. 8b05997.

[57] W. F. Brown. Thermal Fluctuations of a Single-Domain Particle. *Physical Review*, 130(5): 1677–1686, 1963. doi:10.1103/physrev.130.1677.

[58] T. M. Buzug, G. Bringout, M. Erbe, K. Gräfe, M. Graeser, M. Grüttner, A. Halkola, T. F. Sattel, W. Tenner, H. Wojtczyk, J. Haegele, F. M. Vogt, J. Barkhausen & K. Lüdtke-Buzug. Magnetic particle imaging: Introduction to imaging and hardware realization. *Zeitschrift für Medizinische Physik*, 22(4): 323–334, 2012. doi:10.1016/j.zemedi.2012.07.004.

[59] E. Carenza, O. Jordan, P. M.-S. Segundo, R. Jiřík, Z. Starčuk jr., G. Borchard, A. Rosell & A. Roig. Encapsulation of VEGF165 into magnetic PLGA nanocapsules for potential local delivery and bioactivity in human brain endothelial cells. *Journal of Materials Chemistry B*, 3(12): 2538–2544, 2015. doi:10.1039/c4tb01895h.

[60] F. Carpi, S. Galbiati & A. Carpi. Magnetic shells for gastrointestinal endoscopic capsules as a means to control their motion. *Biomedicine & Pharmacotherapy*, 60(8): 370–374, 2006. doi:10.1016/j.biopha.2006.07. 001.

[61] F. Carpi, N. Kastelein, M. Talcott & C. Pappone. Magnetically controllable gastrointestinal steering of video capsules. *IEEE Transactions on Biomedical Engineering*, 58: 231–234, 2011. doi:10.1109/TBME.2010. 2087332.

[62] H. Ceylan, I. C. Yasa, U. Kilic, W. Hu & M. Sitti. Translational prospects of untethered medical microrobots. *Progress in Biomedical Engineering*, 1(1): 012002, 2019. doi:10.1088/2516-1091/ab22d5.

[63] H. Ceylan, I. C. Yasa, O. Yasa, A. F. Tabak, J. Giltinan & M. Sitti. 3D-Printed Biodegradable Microswimmer for Theranostic Cargo Delivery and Release. *ACS Nano*, 13(3): 3353–3362, 2019. doi:10.1021/acsnano.8b09233.

[64] X. Chen, M. Graeser, A. Behrends, A. von Gladiss & T. M. Buzug. First Measurement and SNR Results of a 3D Magnetic Particle Spectrometer. *International Journal on Magnetic Particle Imaging*, 4(1), 2018. doi:10.18416/ijmpi.2018.1810001.

[65] X.-Z. Chen, M. Hoop, F. Mushtaq, E. Siringil, C. Hu, B. J. Nelson & S. Pané. Recent developments in magnetically driven micro- and nanorobots. *Applied Materials Today*, 9: 37–48, 2017. doi:10.1016/j.apmt.2017.04.006.

[66] N.-S. Cheng. Formula for the Viscosity of a Glycerol-Water Mixture. *Industrial & Engineering Chemistry Research*, 47(9): 3285–3288, 2008. doi:10.1021/ie071349z.

[67] H.-L. Ching, M. F. Hale & M. E. McAlindon. Current and future role of magnetically assisted gastric capsule endoscopy in the upper gastrointestinal tract. *Therapeutic Advances in Gastroenterology*, 9(3): 313–321, 2016. doi:10.1177/1756283x16633052.

[68] S.-M. Choi, J.-C. Jeong, J. Kim, E.-G. Lim, C. beom Kim, S.-J. Park, D.-Y. Song, H.-J. Krause, H. Hong & I. S. Kweon. A novel three-dimensional magnetic particle imaging system based on the frequency mixing for the point-of-care diagnostics. *Scientific Reports*, 10(1), 2020. doi:10.1038/s41598-020-68864-9.

[69] H. J. Cloft. HydroCoil for Endovascular Aneurysm Occlusion (HEAL) study: periprocedural results. *American Journal of Neuroradiology*, 27(2): 289–292, 2006.

[70] O. Cohen, M. Zhao, E. Nevo & J. L. Ackerman. MR Coagulation: A Novel Minimally Invasive Approach to Aneurysm Repair. *Journal of Vascular and Interventional Radiology*, 28(11): 1592–1598, 2017. doi:10.1016/j.jvir.2017.06.036.

[71] S. Colombo, V. Lebedev, A. Tonyushkin, Z. D. Grujić, V. Dolgovskiy & A. Weis. Towards a mechanical MPI scanner based on atomic magnetometry. *International Journal on Magnetic Particle Imaging*, 3(1), 2017. doi:10.18416/ijmpi.2017.1703006.

[72] A. Cordes, C. Kaethner, M. Ahlborg & T. M. Buzug. X-space Deconvolution for Multidimensional Lissajous-based Data-Acquisition Schemes. In: *International Workshop on Magnetic Particle Imaging*. 2016.

[73] H. Deng, X. Li, Q. Peng, X. Wang, J. Chen & Y. Li. Monodisperse Magnetic Single-Crystal Ferrite Microspheres. *Angewandte Chemie*, 117(18): 2842–2845, 2005. doi:10.1002/ange.200462551.

[74] Deutschlandfunk. Spermbot: Tuning für lahme Spermien, 2016. `https://www.deutschlandfunknova.de/beitrag/spermbot-motorantrieb-fuer-lahme-spermien`.

[75] R. Dhavalikar & C. Rinaldi. Theoretical predictions for spatially-focused heating of magnetic nanoparticles guided by magnetic particle imaging field gradients. *Journal of Magnetism and Magnetic Materials*, 419: 267–273, 2016. doi:10.1016/j.jmmm.2016.06.038.

[76] J. Dieckhoff, D. Eberbeck, M. Schilling & F. Ludwig. Magnetic-field dependence of Brownian and Néel relaxation times. *Journal of Applied Physics*, 119(4): 043903, 2016. doi:10.1063/1.4940724.

[77] P. Dietrich, P. Vogel, T. Kampf, M. A. Rückert, V. C. Behr, T. A. Bley & S. Herz. Near real-time magnetic particle imaging for visual assessment of vascular stenosis in a phantom model. *Physica Medica*, 81: 210–214, 2021. doi:10.1016/j.ejmp.2020.12.020.

[78] E. Diller, J. Zhuang, G. Z. Lum, M. R. Edwards & M. Sitti. Continuously distributed magnetization profile for millimeter-scale elastomeric undulatory swimming. *Applied Physics Letters*, 104(17): 174101, 2014. doi:10.1063/1.4874306.

[79] T. D. Do, F. U. Amin, Y. Noh, M. O. Kim & J. Yoon. Functionalized Magnetic Force Enhances Magnetic Nanoparticle Guidance: From Simulation to Crossing of the Blood-Brain Barrier In Vivo. *IEEE Transactions on Magnetics*, 52(7): 1–4, 2016. doi:10.1109/tmag.2015.2513601.

[80] G. Dogangil, O. Ergeneman, J. J. Abbott, S. Pane, H. Hall, S. Muntwyler & B. J. Nelson. Toward targeted retinal drug delivery with wireless magnetic microrobots. In: *IEEE/RSJ International Conference on Intelligent Robots and Systems*. 2008. doi:10.1109/iros.2008.4650768.

[81] M. Dong, X. Wang, X.-Z. Chen, F. Mushtaq, S. Deng, C. Zhu, H. Torlakcik, A. Terzopoulou, X.-H. Qin, X. Xiao, J. Puigmartí-Luis, H. Choi, A. P. Pêgo, Q.-D. Shen, B. J. Nelson & S. Pané. 3D-Printed Soft Magnetoelectric Microswimmers for Delivery and Differentiation of Neuron-Like Cells. *Advanced Functional Materials*, 30(17): 1910323, 2020. doi:10.1002/adfm.201910323.

[82] O. Dössel & J. Bohnert. Safety considerations for magnetic fields of 10 mT to 100 mT amplitude in the frequency range of 10 kHz to 100 kHz for magnetic particle imaging. *Biomedical Engineering/Biomedizinische Technik*, 58(6), 2013. doi:10.1515/bmt-2013-0065.

[83] A. Dreher & A. H. Sutor. Temperaturabhängigkeit der Blutgerinnung in vitro. *Blut*, 36(4): 231–238, 1978. doi:10.1007/bf01079955.

[84] R. Dreyfus, J. Baudry, M. L. Roper, M. Fermigier, H. A. Stone & J. Bibette. Microscopic artificial swimmers. *Nature*, 437(7060): 862–865, 2005. doi:10.1038/nature04090.

[85] S. Earnshaw. On the Nature of the Molecular Forces which regulate the Constitution of the Luminiferous Ether. *Transactions of the Cambridge Philosophical Society*, 7(1): 97–112, 1842.

[86] D. Eberbeck, F. Wiekhorst, S. Wagner & L. Trahms. How the size distribution of magnetic nanoparticles determines their magnetic particle imaging performance. *Applied Physics Letters*, 98(18): 182502, 2011. doi:10.1063/1.3586776.

[87] U. M. Engelmann, E. M. Buhl, S. Draack, T. Viereck, F. Ludwig, T. Schmitz-Rode & I. Slabu. Magnetic relaxation of agglomerated and immobilized iron oxide nanoparticles for hyperthermia and imaging applications. *IEEE Magnetics Letters*, 9: 1–5, 2018. doi:10.1109/LMAG. 2018.2879034.

[88] M. Erbe, T. F. Sattel & T. M. Buzug. Improved field free line magnetic particle imaging using saddle coils. *Biomedical Engineering/Biomedizinische Technik*, 58(6), 2013. doi:10.1515/bmt-2013-0030.

[89] R. M. Ferguson, A. P. Khandhar, S. J. Kemp, H. Arami, E. U. Saritas, L. R. Croft, J. Konkle, P. W. Goodwill, A. Halkola, J. Rahmer, J. Borgert, S. M. Conolly & K. M. Krishnan. Magnetic Particle Imaging With Tailored Iron Oxide Nanoparticle Tracers. *IEEE Transactions on Medical Imaging*, 34(5): 1077–1084, 2015. doi:10.1109/tmi.2014.2375065.

[90] R. Feynman. There is plenty of room at the bottom. *Engineering and Science Magazine*, 23(5), 1960.

[91] T. Fließbach. *Statistische Physik*. Spektrum-Akademischer Verlag, 2010. ISBN 9783827425287.

[92] J. Franke, U. Heinen, H. Lehr, A. Weber, F. Jaspard, W. Ruhm, M. Heidenreich & V. Schulz. System Characterization of a Highly Integrated Preclinical Hybrid MPI-MRI Scanner. *IEEE Transactions on Medical Imaging*, 35(9): 1993–2004, 2016. doi:10.1109/tmi.2016.2542041.

[93] M. W. Freeman, A. Arrott & J. H. L. Watson. Magnetism in Medicine. *Journal of Applied Physics*, 31(5): 404–405, 1960. doi:10.1063/1.1984765.

[94] S. Gervasoni, A. Terzopoulou, C. Franco, A. Veciana, N. Pedrini, J. T. Burri, C. de Marco, E. C. Siringil, X.-Z. Chen, B. J. Nelson, J. Puigmartí-Luis & S. Pané. CANDYBOTS: A New Generation of 3D-Printed Sugar-Based Transient Small-Scale Robots. *Advanced Materials*, 32(52): 2005652, 2020. doi:10.1002/adma.202005652.

[95] A. Ghosh & P. Fischer. Controlled Propulsion of Artificial Magnetic Nanostructured Propellers. *Nano Letters*, 9(6): 2243–2245, 2009. doi:10.1021/nl900186w.

[96] A. Ghosh, P. Mandal, S. Karmakar & A. Ghosh. Analytical theory and stability analysis of an elongated nanoscale object under external torque. *Physical Chemistry Chemical Physics*, 15(26): 10817, 2013. doi:10.1039/c3cp50701g.

[97] B. Gleich, N. Hellwig, H. Bridell, R. Jurgons, C. Seliger, C. Alexiou, B. Wolf & T. Weyh. Design and Evaluation of Magnetic Fields for Nanoparticle Drug Targeting in Cancer. *IEEE Transactions on Nanotechnology*, 6(2): 164–170, 2007. doi:10.1109/tnano.2007.891829.

[98] B. Gleich & J. Weizenecker. Tomographic imaging using the nonlinear response of magnetic particles. *Nature*, 435(7046): 1214–1217, 2005. doi:10.1038/nature03808.

[99] G. Go, S.-G. Jeong, A. Yoo, J. Han, B. Kang, S. Kim, K. T. Nguyen, Z. Jin, C.-S. Kim, Y. R. Seo, J. Y. Kang, J. Y. Na, E. K. Song, Y. Jeong, J. K. Seon, J.-O. Park & E. Choi. Human adipose-derived mesenchymal stem cell-based medical microrobot system for knee cartilage regeneration in vivo. *Science Robotics*, 5(38): eaay6626, 2020. doi:10.1126/scirobotics.aay6626.

[100] P. W. Goodwill & S. M. Conolly. The X-Space Formulation of the Magnetic Particle Imaging Process: 1-D Signal, Resolution, Bandwidth, SNR, SAR, and Magnetostimulation. *IEEE Transactions on Medical Imaging*, 29(11): 1851–1859, 2010. doi:10.1109/tmi.2010.2052284.

[101] P. W. Goodwill & S. M. Conolly. Multidimensional X-Space Magnetic Particle Imaging. *IEEE Transactions on Medical Imaging*, 30(9): 1581–1590, 2011. doi:10.1109/tmi.2011.2125982.

[102] P. W. Goodwill, J. J. Konkle, B. Zheng, E. U. Saritas & S. T. Conolly. Projection X-Space Magnetic Particle Imaging. *IEEE Transacti-*

ons on Medical Imaging, 31(5): 1076–1085, 2012. doi:10.1109/tmi.2012.2185247.

[103] M. Graeser, K. Bente, A. Neumann & T. M. Buzug. Trajectory dependent particle response for anisotropic mono domain particles in magnetic particle imaging. *Journal of Physics D: Applied Physics*, 49(4): 045007, 2015. doi:10.1088/0022-3727/49/4/045007.

[104] M. Graeser, T. Knopp, P. Szwargulski, T. Friedrich, A. von Gladiss, M. Kaul, K. M. Krishnan, H. Ittrich, G. Adam & T. M. Buzug. Towards Picogram Detection of Superparamagnetic Iron-Oxide Particles Using a Gradiometric Receive Coil. *Scientific Reports*, 7(1), 2017. doi:10.1038/s41598-017-06992-5.

[105] M. Graeser, F. Thieben, P. Szwargulski, F. Werner, N. Gdaniec, M. Boberg, F. Griese, M. Möddel, P. Ludewig, D. van de Ven, O. M. Weber, O. Woywode, B. Gleich & T. Knopp. Human-sized magnetic particle imaging for brain applications. *Nature Communications*, 10(1), 2019. doi:10.1038/s41467-019-09704-x.

[106] M. Graeser, A. von Gladiss, M. Weber & T. M. Buzug. Two dimensional magnetic particle spectrometry. *Physics in Medicine & Biology*, 62(9): 3378–3391, 2017. doi:10.1088/1361-6560/aa5bcd.

[107] K. Gräfe, A. von Gladiss, G. Bringout, M. Ahlborg & T. M. Buzug. 2D Images Recorded With a Single-Sided Magnetic Particle Imaging Scanner. *IEEE Transactions on Medical Imaging*, 35(4): 1056–1065, 2016. doi:10.1109/tmi.2015.2507187.

[108] F. Griese, T. Knopp, C. Gruettner, F. Thieben, K. Müller, S. Loges, P. Ludewig & N. Gdaniec. Simultaneous Magnetic Particle Imaging and Navigation of large superparamagnetic nanoparticles in bifurcation flow experiments. *Journal of Magnetism and Magnetic Materials*, 498: 166206, 2020. doi:10.1016/j.jmmm.2019.166206.

[109] F. Griese, S. Latus, M. Schlüter, M. Graeser, M. Lutz, A. Schlaefer & T. Knopp. In-Vitro MPI-guided IVOCT catheter tracking in real time for motion artifact compensation. *PLoS ONE*, 15(3): e0230821, 2020. doi:10.1371/journal.pone.0230821.

[110] M. Gruettner, M. Graeser, S. Biederer, T. F. Sattel, H. Wojtczyk, W. Tenner, T. Knopp, B. Gleich, J. Borgert & T. M. Buzug. 1D-image reconstruction for magnetic particle imaging using a hybrid system function. In: *IEEE Nuclear Science Symposium Conference Record*. 2011. doi:10.1109/nssmic.2011.6152687.

[111] M. Grüttner, T. Knopp, J. Franke, M. Heidenreich, J. Rahmer, A. Halkola, C. Kaethner, J. Borgert & T. Buzug. On the formulation of the image reconstruction problem in magnetic particle imaging. *Biomedical Engineering/Biomedizinische Technik*, 58(6): 583–591, 2013. doi: 10.1515/bmt-2012-0063.

[112] A. K. Gupta & M. Gupta. Synthesis and surface engineering of iron oxide nanoparticles for biomedical applications. *Biomaterials*, 26(18): 3995–4021, 2005.

[113] J. Haegele, N. Panagiotopoulos, S. Cremers, J. Rahmer, J. Franke, R. L. Duschka, S. Vaalma, M. Heidenreich, J. Borgert, P. Borm, J. Barkhausen & F. M. Vogt. Magnetic Particle Imaging: A Resovist Based Marking Technology for Guide Wires and Catheters for Vascular Interventions. *IEEE Transactions on Medical Imaging*, 35(10): 2312–2318, 2016. doi: 10.1109/tmi.2016.2559538.

[114] J. Haegele, J. Rahmer, B. Gleich, J. Borgert, H. Wojtczyk, N. Panagiotopoulos, T. M. Buzug, J. Barkhausen & F. M. Vogt. Magnetic Particle Imaging: Visualization of Instruments for Cardiovascular Intervention. *Radiology*, 265(3): 933–938, 2012. doi:10.1148/radiol.12120424.

[115] J. Haegele, S. Vaalma, N. Panagiotopoulos, J. Barkhausen, F. M. Vogt, J. Borgert & J. Rahmer. Multi-color magnetic particle imaging for cardiovascular interventions. *Physics in Medicine & Biology*, 61(16): N415–N426, 2016. doi:10.1088/0031-9155/61/16/n415.

[116] K. Halbach. Design of permanent multipole magnets with oriented rare earth cobalt material. *Nuclear Instruments and Methods*, 169(1): 1–10, 1980. doi:10.1016/0029-554x(80)90094-4.

[117] A. Halkola, J. Rahmer, B. Gleich, J. Borgert & T. Buzug. System calibration unit for magnetic particle imaging: System matrix. In: *International Workshop on Magnetic Particle Imaging*. 2013. doi: 10.1109/iwmpi.2013.6528344.

[118] I. Harbi, W. Schneider, D. Gann, J. Franke & U. Heinen. MPI Scanner with Rotating Permanent Magnets. In: *International Workshop on Magnetic Particle Imaging*. 2018.

[119] U. Heinen & J. Franke. MPI scanner with moving permanent magnetic elements, 2015. EP 3048452 A1.

[120] D. Hensley, Z. W. Tay, R. Dhavalikar, B. Zheng, P. Goodwill, C. Rinaldi & S. Conolly. Combining magnetic particle imaging and magnetic fluid hyperthermia in a theranostic platform. *Physics in Medicine & Biology*, 62(9): 3483–3500, 2017. doi:10.1088/1361-6560/aa5601.

[121] S. Herz, P. Vogel, P. Dietrich, T. Kampf, M. A. Rückert, R. Kickuth, V. C. Behr & T. A. Bley. Magnetic Particle Imaging Guided Real-Time Percutaneous Transluminal Angioplasty in a Phantom Model. *CardioVascular and Interventional Radiology*, 41(7): 1100–1105, 2018. doi: 10.1007/s00270-018-1955-7.

[122] S. Herz, P. Vogel, T. Kampf, P. Dietrich, S. Veldhoen, M. A. Rückert, R. Kickuth, V. C. Behr & T. A. Bley. Magnetic Particle Imaging-Guided Stenting. *Journal of Endovascular Therapy*, 26(4): 512–519, 2019. doi: 10.1177/1526602819851202.

[123] S. Herz, P. Vogel, T. Kampf, M. A. Ruckert, S. Veldhoen, V. C. Behr & T. A. Bley. Magnetic Particle Imaging for Quantification of Vascular Stenoses: A Phantom Study. *IEEE Transactions on Medical Imaging*, 37(1): 61–67, 2018. doi:10.1109/tmi.2017.2717958.

[124] T. Honda, K. Arai & K. Ishiyama. Micro swimming mechanisms propelled by external magnetic fields. *IEEE Transactions on Magnetics*, 32(5): 5085–5087, 1996. doi:10.1109/20.539498.

[125] W. Hu, G. Z. Lum, M. Mastrangeli & M. Sitti. Small-scale soft-bodied robot with multimodal locomotion. *Nature*, 554(7690): 81–85, 2018. doi:10.1038/nature25443.

[126] G. Iddan, G. Meron, A. Glukhovsky & P. Swain. Wireless capsule endoscopy. *Nature*, 405(6785): 417–417, 2000. doi:10.1038/35013140.

[127] K. Ishiyama, M. Sendoh, A. Yamazaki & K. Arai. Swimming micromachine driven by magnetic torque. *Sensors and Actuators A: Physical*, 91(1-2): 141–144, 2001. doi:10.1016/s0924-4247(01)00517-9.

[128] C. Jacobi, T. Friedrich & K. Lüdtke-Buzug. Synthesis and characterisation of superparamagnetic polylactic acid based polymers. *International Journal on Magnetic Particle Imaging*, 3(2), 2017. doi: 10.18416/ijmpi.2017.1710001.

[129] S. Jeon, S. Kim, S. Ha, S. Lee, E. Kim, S. Y. Kim, S. H. Park, J. H. Jeon, S. W. Kim, C. Moon, B. J. Nelson, J.-Y. Kim, S.-W. Yu & H. Choi. Magnetically actuated microrobots as a platform for stem cell transplantation. *Science Robotics*, 4(30): eaav4317, 2019. doi: 10.1126/scirobotics.aav4317.

[130] R. Jurgons, C. Seliger, A. Hilpert, L. Trahms, S. Odenbach & C. Alexiou. Drug loaded magnetic nanoparticles for cancer therapy. *Journal of Physics: Condensed Matter*, 18(38): 2893–2902, 2006. doi:10.1088/0953-8984/18/38/s24.

[131] V. M. Kadiri, C. Bussi, A. W. Holle, K. Son, H. Kwon, G. Schütz, M. G. Gutierrez & P. Fischer. Biocompatible Magnetic Micro- and Nanodevices: Fabrication of FePt Nanopropellers and Cell Transfection. *Advanced Materials*, 32(25): 2001114, 2020. doi:10.1002/adma.202001114.

[132] C. Kaethner, M. Ahlborg, G. Bringout, M. Weber & T. M. Buzug. Axially Elongated Field-Free Point Data Acquisition in Magnetic Particle Imaging. *IEEE Transactions on Medical Imaging*, 34(2): 381–387, 2015. doi:10.1109/tmi.2014.2357077.

[133] C. Kaethner, M. Ahlborg, T. Knopp, T. F. Sattel & T. M. Buzug. Efficient gradient field generation providing a multi-dimensional arbitrary shifted field-free point for magnetic particle imaging. *Journal of Applied Physics*, 115(4): 044910, 2014. doi:10.1063/1.4863177.

[134] M. G. Kaul, J. Salamon, T. Knopp, H. Ittrich, G. Adam, H. Weller & C. Jung. Magnetic particle imaging for in vivo blood flow velocity measurements in mice. *Physics in Medicine & Biology*, 63(6): 064001, 2018. doi:10.1088/1361-6560/aab136.

[135] P. Keselman, E. Y. Yu, X. Y. Zhou, P. W. Goodwill, P. Chandrasekharan, R. M. Ferguson, A. P. Khandhar, S. J. Kemp, K. M. Krishnan, B. Zheng & S. M. Conolly. Tracking short-term biodistribution and long-term clearance of SPIO tracers in magnetic particle imaging. *Physics in Medicine & Biology*, 62(9): 3440–3453, 2017. doi: 10.1088/1361-6560/aa5f48.

[136] A. P. Khandhar, R. M. Ferguson, H. Arami & K. M. Krishnan. Monodisperse magnetite nanoparticle tracers for in vivo magnetic particle imaging. *Biomaterials*, 34(15): 3837–3845, 2013. doi:10.1016/j.biomaterials.2013.01.087.

[137] K. Kikuchi, A. Yamazaki, M. Sendoh, K. Ishiyama & K. Arai. Fabrication of a spiral type magnetic micromachine for trailing a wire. *IEEE Transactions on Magnetics*, 41(10): 4012–4014, 2005. doi: 10.1109/tmag.2005.855155.

[138] C. Kim, J. Kim, J.-O. Park, E. Choi & C.-S. Kim. Localization and Actuation for MNPs Based on Magnetic Field-Free Point: Feasibility of Movable Electromagnetic Actuations. *Micromachines*, 11(11): 1020, 2020. doi:10.3390/mi11111020.

[139] E. Kim, S. Jeon, H.-K. An, M. Kianpour, S.-W. Yu, J.-Y. Kim, J.-C. Rah & H. Choi. A magnetically actuated microrobot for targeted neural cell delivery and selective connection of neural networks. *Science Advances*, 6(39): eabb5696, 2020. doi:10.1126/sciadv.abb5696.

[140] Y. Kim, G. A. Parada, S. Liu & X. Zhao. Ferromagnetic soft continuum robots. *Science Robotics*, 4(33): eaax7329, 2019. doi:10.1126/scirobotics.aax7329.

[141] Y. Kim, H. Yuk, R. Zhao, S. A. Chester & X. Zhao. Printing ferromagnetic domains for untethered fast-transforming soft materials. *Nature*, 558(7709): 274–279, 2018. doi:10.1038/s41586-018-0185-0.

[142] C. Kittel. *Einführung in die Festkörperphysik*. Oldenbourg, München, 12. Aufl., 1999. ISBN 9783486238433.

[143] T. Knopp, S. Biederer, T. Sattel, J. Weizenecker, B. Gleich, J. Borgert & T. M. Buzug. Trajectory analysis for magnetic particle imaging. *Physics in Medicine & Biology*, 54(2): 385–397, 2008. doi:10.1088/0031-9155/54/2/014.

[144] T. Knopp & T. M. Buzug. *Magnetic Particle Imaging: An Introduction to Imaging Principles and Scanner Instrumentation*. Springer, Berlin/Heidelberg, 2012. doi:10.1007/978-3-642-04199-0.

[145] T. Knopp, M. Erbe, T. F. Sattel, S. Biederer & T. M. Buzug. Generation of a static magnetic field-free line using two Maxwell coil pairs. *Applied Physics Letters*, 97(9): 092505, 2010. doi:10.1063/1.3486118.

[146] T. Knopp, N. Gdaniec & M. Möddel. Magnetic particle imaging: from proof of principle to preclinical applications. *Physics in Medicine & Biology*, 62(14): R124–R178, 2017. doi:10.1088/1361-6560/aa6c99.

[147] T. Knopp, J. Rahmer, T. F. Sattel, S. Biederer, J. Weizenecker, B. Gleich, J. Borgert & T. M. Buzug. Weighted iterative reconstruction for magnetic particle imaging. *Physics in Medicine & Biology*, 55(6): 1577–1589, 2010. doi:10.1088/0031-9155/55/6/003.

[148] T. Knopp, T. F. Sattel & T. M. Buzug. Efficient Magnetic Gradient Field Generation With Arbitrary Axial Displacement for Magnetic Particle Imaging. *IEEE Magnetics Letters*, 3: 6500104–6500104, 2012. doi:10.1109/lmag.2011.2181341.

[149] T. Knopp, K. Them, M. Kaul & N. Gdaniec. Joint reconstruction of non-overlapping magnetic particle imaging focus-field data. *Physics in Medicine & Biology*, 60(8): L15–L21, 2015. doi:10.1088/0031-9155/60/8/l15.

[150] K. Kobayashi & K. Ikuta. Three-dimensional magnetic microstructures fabricated by microstereolithography. *Applied Physics Letters*, 92(26): 262505, 2008. doi:10.1063/1.2954011.

[151] K. Kopitzki & P. Herzog. *Einführung in die Festkörperphysik*. Springer Berlin Heidelberg, 12. Aufl., 2017. ISBN 3662535777.

[152] G. Kósa, P. Jakab, G. Székely & N. Hata. MRI driven magnetic microswimmers. *Biomedical Microdevices*, 14(1): 165–178, 2011. doi: 10.1007/s10544-011-9594-7.

[153] T. C. Kranemann, T. Ersepke & G. Schmitz. Towards the Integration of an MPI Compatible Ultrasound Transducer. *International Journal on Magnetic Particle Imaging*, 3(1), 2017. doi:10.18416/ijmpi.2017.1703016.

[154] S. Latus, F. Griese, M. Schlüter, C. Otte, M. Möddel, M. Graeser, T. Saathoff, T. Knopp & A. Schlaefer. Bimodal intravascular volumetric imaging combining OCT and MPI. *Medical Physics*, 46(3): 1371–1383, 2019. doi:10.1002/mp.13388.

[155] E. Lauga. Life around the scallop theorem. *Soft Matter*, 7(7): 3060–3065, 2011. doi:10.1039/c0sm00953a.

[156] E. Lauga & T. R. Powers. The hydrodynamics of swimming microorganisms. *Reports on Progress in Physics*, 72(9): 096601, 2009. doi: 10.1088/0034-4885/72/9/096601.

[157] T.-A. Le, M. P. Bui & J. Yoon. Optimal Design and Implementation of a Novel Two-Dimensional Electromagnetic Navigation System That Allows Focused Heating of Magnetic Nanoparticles. *IEEE/ASME Transactions on Mechatronics*, 26(1): 551–562, 2021. doi: 10.1109/tmech.2020.3041729.

[158] T.-A. Le, X. Zhang, A. K. Hoshiar & J. Yoon. Real-Time Two-Dimensional Magnetic Particle Imaging for Electromagnetic Navigation in Targeted Drug Delivery. *Sensors*, 17(9): 2050, 2017. doi: 10.3390/s17092050.

[159] C. Lee, H. Choi, G. Go, H. Leon-Rodriguez, S. Jeong, K. Kwon, S. Y. Ko, J.-O. Park & S. Park. Helical motion and 2D locomotion of magnetic capsule endoscope using precessional and gradient magnetic field. In: *5th IEEE RAS/EMBS International Conference on Biomedical Robotics and Biomechatronics*. 2014. doi:10.1109/biorob.2014.6913921.

[160] H. A. Leupold, E. Potenziani & M. G. Abele. Applications of yokeless flux confinement. *Journal of Applied Physics*, 64(10): 5994–5996, 1988. doi:10.1063/1.342148.

[161] J. Li, B. E.-F. de Ávila, W. Gao, L. Zhang & J. Wang. Micro/nanorobots for biomedicine: Delivery, surgery, sensing, and detoxification. *Science Robotics*, 2(4): eaam6431, 2017. doi:10.1126/scirobotics.aam6431.

[162] J. Li, X. Li, T. Luo, R. Wang, C. Liu, S. Chen, D. Li, J. Yue, S.-H. Cheng & D. Sun. Development of a magnetic microrobot for carrying and delivering targeted cells. *Science Robotics*, 3(19): eaat8829, 2018. doi:10.1126/scirobotics.aat8829.

[163] T. Li, J. Li, H. Zhang, X. Chang, W. Song, Y. Hu, G. Shao, E. Sandraz, G. Zhang, L. Li & J. Wang. Magnetically Propelled Fish-Like Nanoswimmers. *Small*, 12(44): 6098–6105, 2016. doi:10.1002/smll.201601846.

[164] N. Löwa, J.-M. Fabert, D. Gutkelch, H. Paysen, O. Kosch & F. Wiekhorst. 3D-printing of novel magnetic composites based on magnetic nanoparticles and photopolymers. *Journal of Magnetism and Magnetic Materials*, 469: 456–460, 2019. doi:10.1016/j.jmmm.2018.08.073.

[165] A. S. Lübbe, C. Bergemann, H. Riess, F. Schriever, P. Reichardt, K. Possinger, M. Matthias, B. Dörken, F. Herrmann, R. Gürtler, P. Hohenberger, N. Haas, R. Sohr, B. Sander, A. J. Lemke, D. Ohlendorf, W. Huhnt & D. Huhn. Clinical experiences with magnetic drug targeting: a phase I study with 4'-epidoxorubicin in 14 patients with advanced solid tumors. *Cancer Research*, 56: 4686–4693, 1996.

[166] P. Ludewig, N. Gdaniec, J. Sedlacik, N. D. Forkert, P. Szwargulski, M. Graeser, G. Adam, M. G. Kaul, K. M. Krishnan, R. M. Ferguson, A. P. Khandhar, P. Walczak, J. Fiehler, G. Thomalla, C. Gerloff, T. Knopp & T. Magnus. Magnetic Particle Imaging for Real-Time Perfusion Imaging in Acute Stroke. *ACS Nano*, 11(10): 10480–10488, 2017. doi:10.1021/acsnano.7b05784.

[167] G. Z. Lum, Z. Ye, X. Dong, H. Marvi, O. Erin, W. Hu & M. Sitti. Shape-programmable magnetic soft matter. *Proceedings of the National Academy of Sciences*, 113(41): E6007–E6015, 2016. doi:10.1073/pnas.1608193113.

[168] V. Magdanz, I. S. M. Khalil, J. Simmchen, G. P. Furtado, S. Mohanty, J. Gebauer, H. Xu, A. Klingner, A. Aziz, M. Medina-Sánchez, O. G. Schmidt & S. Misra. IRONSperm: Sperm-templated soft magnetic microrobots. *Science Advances*, 6(28): eaba5855, 2020. doi:10.1126/sciadv.aba5855.

[169] A. Mahmood, M. Dadkhah Tehrani, M. Ok Kim & J. Yoon. A Novel Design of an MPI-Based Guidance System for Simultaneous Actuati-

on and Monitoring of Magnetic Nanoparticles. *IEEE Transactions on Magnetics*, 51: 1–5, 2015. doi:10.1109/TMAG.2014.2358252.

[170] A. W. Mahoney, J. C. Sarrazin, E. Bamberg & J. J. Abbott. Velocity Control with Gravity Compensation for Magnetic Helical Microswimmers. *Advanced Robotics*, 25(8): 1007–1028, 2011. doi:10.1163/016918611x568620.

[171] M. Medina-Sánchez & O. G. Schmidt. Medical microbots need better imaging and control. *Nature*, 545(7655): 406–408, 2017. doi:10.1038/545406a.

[172] M. Medina-Sánchez, L. Schwarz, A. K. Meyer, F. Hebenstreit & O. G. Schmidt. Cellular Cargo Delivery: Toward Assisted Fertilization by Sperm-Carrying Micromotors. *Nano Letters*, 16(1): 555–561, 2015. doi:10.1021/acs.nanolett.5b04221.

[173] Y. Mirzae, O. Dubrovski, O. Kenneth, K. I. Morozov & A. M. Leshansky. Geometric constraints and optimization in externally driven propulsion. *Science Robotics*, 3(17): eaas8713, 2018. doi:10.1126/scirobotics.aas8713.

[174] M. Möddel, F. Griese, T. Kluth & T. Knopp. Estimating orientation using multi-contrast MPI. *International Journal on Magnetic Particle Imaging*, 6(2 Suppl. 1), 2020. doi:10.18416/ijmpi.2020.2009023.

[175] M. Möddel, C. Meins, J. Dieckhoff & T. Knopp. Viscosity quantification using multi-contrast magnetic particle imaging. *New Journal of Physics*, 20(8): 083001, 2018. doi:10.1088/1367-2630/aad44b.

[176] I. Molwitz, H. Ittrich, T. Knopp, T. Mummert, J. Salamon, C. Jung, G. Adam & M. G. Kaul. First magnetic particle imaging angiography in human-sized organs by employing a multimodal ex vivo pig kidney perfusion system. *Physiological Measurement*, 40(10): 105002, 2019. doi:10.1088/1361-6579/ab4436.

[177] K. I. Morozov & A. M. Leshansky. Dynamics and polarization of superparamagnetic chiral nanomotors in a rotating magnetic field. *Nanoscale*, 6(20): 12142–12150, 2014. doi:10.1039/c4nr02953d.

[178] K. I. Morozov, Y. Mirzae, O. Kenneth & A. M. Leshansky. Dynamics of arbitrary shaped propellers driven by a rotating magnetic field. *Physical Review Fluids*, 2(4), 2017. doi:10.1103/physrevfluids.2.044202.

[179] F. Munoz, G. Alici & W. Li. A review of drug delivery systems for capsule endoscopy. *Advanced Drug Delivery Reviews*, 71: 77–85, 2014. doi:10.1016/j.addr.2013.12.007.

[180] K. Murase, S. Hiratsuka, R. Song & Y. Takeuchi. Development of a system for magnetic particle imaging using neodymium magnets and gradiometer. *Japanese Journal of Applied Physics*, 53(6): 067001, 2014. doi:10.7567/jjap.53.067001.

[181] K. Murase, R. Song & S. Hiratsuka. Magnetic particle imaging of blood coagulation. *Applied Physics Letters*, 104(25): 252409, 2014. doi:10.1063/1.4885146.

[182] A. Nacev, C. Beni, O. Bruno & B. Shapiro. Magnetic nanoparticle transport within flowing blood and into surrounding tissue. *Nanomedicine*, 5(9): 1459–1466, 2010. doi:10.2217/nnm.10.104.

[183] A. Nacev, C. Beni, O. Bruno & B. Shapiro. The behaviors of ferromagnetic nano-particles in and around blood vessels under applied magnetic fields. *Journal of Magnetism and Magnetic Materials*, 323(6): 651–668, 2011. doi:10.1016/j.jmmm.2010.09.008.

[184] A. Nacev, A. Komaee, A. Sarwar, R. Probst, S. H. Kim, M. Emmert-Buck & B. Shapiro. Towards Control of Magnetic Fluids in Patients: Directing Therapeutic Nanoparticles to Disease Locations. *IEEE Control Systems*, 32(3): 32–74, 2012. doi:10.1109/mcs.2012.2189052.

[185] L. Néel. Some theoretical aspects of rock-magnetism. *Advances in Physics*, 4(14): 191–243, 1955. doi:10.1080/00018735500101204.

[186] B. J. Nelson, I. K. Kaliakatsos & J. J. Abbott. Microrobots for Minimally Invasive Medicine. *Annual Review of Biomedical Engineering*, 12(1): 55–85, 2010. doi:10.1146/annurev-bioeng-010510-103409.

[187] W. Nolting. *Grundkurs Theoretische Physik 6: Statistische Physik*, Band 6. Springer, 7. Aufl., 2007. ISBN 978-3-642-25392-8.

[188] N. Nothnagel, J. Rahmer, B. Gleich, A. Halkola, T. M. Buzug & J. Borgert. Steering of Magnetic Devices With a Magnetic Particle Imaging System. *IEEE Transactions on Biomedical Engineering*, 63(11): 2286 – 2293, 2016. doi:10.1109/TBME.2016.2524070.

[189] N. D. Nothnagel & J. Sanchez-Gonzalez. Measurement of System Functions With Extended Field-of-View. *IEEE Transactions on Magnetics*, 51(2): 1–4, 2015. doi:10.1109/tmag.2014.2326253.

[190] S. Odenbach, Editor. *Colloidal Magnetic Fluids*. Springer Berlin Heidelberg, 2009. doi:10.1007/978-3-540-85387-9.

[191] R. Orendorff, A. J. Peck, B. Zheng, S. N. Shirazi, R. M. Ferguson, A. P. Khandhar, S. J. Kemp, P. Goodwill, K. M. Krishnan, G. A. Brooks,

D. Kaufer & S. Conolly. First in vivo traumatic brain injury imaging via magnetic particle imaging. *Physics in Medicine & Biology*, 62(9): 3501–3509, 2017. doi:10.1088/1361-6560/aa52ad.

[192] A. Ovsianikov, J. Viertl, B. Chichkov, M. Oubaha, B. MacCraith, I. Sakellari, A. Giakoumaki, D. Gray, M. Vamvakaki, M. Farsari & C. Fotakis. Ultra-Low Shrinkage Hybrid Photosensitive Material for Two-Photon Polymerization Microfabrication. *ACS Nano*, 2(11): 2257–2262, 2008. doi:10.1021/nn800451w.

[193] O. S. Pak, W. Gao, J. Wang & E. Lauga. High-speed propulsion of flexible nanowire motors: Theory and experiments. *Soft Matter*, 7(18): 8169, 2011. doi:10.1039/c1sm05503h.

[194] S. Pané, J. Puigmartí-Luis, C. Bergeles, X.-Z. Chen, E. Pellicer, J. Sort, V. Počepcová, A. Ferreira & B. J. Nelson. Imaging Technologies for Biomedical Micro-and Nanoswimmers. *Advanced Materials Technologies*, 4(4): 1800575, 2019. doi:10.1002/admt.201800575.

[195] J. Park, J.-Y. Kim, S. Pané, B. J. Nelson & H. Choi. Acoustically Mediated Controlled Drug Release and Targeted Therapy with Degradable 3D Porous Magnetic Microrobots. *Advanced Healthcare Materials*, 10(2): 2001096, 2020. doi:10.1002/adhm.202001096.

[196] S. Park, K.-I. Koo, S. M. Bang, J. Y. Park, S. Y. Song & D. D. Cho. A novel microactuator for microbiopsy in capsular endoscopes. *Journal of Micromechanics and Microengineering*, 18(2): 025032, 2008. doi:10.1088/0960-1317/18/2/025032.

[197] H. Paysen, N. Loewa, A. Stach, J. Wells, O. Kosch, S. Twamley, M. R. Makowski, T. Schaeffter, A. Ludwig & F. Wiekhorst. Cellular uptake of magnetic nanoparticles imaged and quantified by magnetic particle imaging. *Scientific Reports*, 10(1), 2020. doi:10.1038/s41598-020-58853-3.

[198] C. Peters, O. Ergeneman, P. D. W. García, M. Müller, S. Pané, B. J. Nelson & C. Hierold. Superparamagnetic Twist-Type Actuators with Shape-Independent Magnetic Properties and Surface Functionalization for Advanced Biomedical Applications. *Advanced Functional Materials*, 24(33): 5269–5276, 2014. doi:10.1002/adfm.201400596.

[199] C. Peters, O. Ergeneman, B. J. Nelson & C. Hierold. Superparamagnetic swimming microrobots with adjusted magnetic anisotropy. In: *IEEE 26th International Conference on Micro Electro Mechanical Systems*. 2013. doi:10.1109/memsys.2013.6474304.

[200] C. Peters, M. Hoop, S. Pané, B. J. Nelson & C. Hierold. Degradable Magnetic Composites for Minimally Invasive Interventions: Device Fabrication, Targeted Drug Delivery, and Cytotoxicity Tests. *Advanced Materials*, 28(3): 533–538, 2015. doi:10.1002/adma.201503112.

[201] K. E. Peyer, S. Tottori, F. Qiu, L. Zhang & B. J. Nelson. Magnetic Helical Micromachines. *Chemistry - A European Journal*, 19(1): 28–38, 2012. doi:10.1002/chem.201203364.

[202] K. E. Peyer, L. Zhang & B. J. Nelson. Bio-inspired magnetic swimming microrobots for biomedical applications. *Nanoscale*, 5(4): 1259–1272, 2013. doi:10.1039/c2nr32554c.

[203] R. Probst, J. Lin, A. Komaee, A. Nacev, Z. Cummins & B. Shapiro. Planar steering of a single ferrofluid drop by optimal minimum power dynamic feedback control of four electromagnets at a distance. *Journal of Magnetism and Magnetic Materials*, 323(7): 885–896, 2011. doi:10.1016/j.jmmm.2010.08.024.

[204] E. M. Purcell. Life at low Reynolds number. *American Journal of Physics*, 45(1): 3–11, 1977. doi:10.1119/1.10903.

[205] J. Rahmer, A. Antonelli, C. Sfara, B. Tiemann, B. Gleich, M. Magnani, J. Weizenecker & J. Borgert. Nanoparticle encapsulation in red blood cells enables blood-pool magnetic particle imaging hours after injection. *Physics in Medicine & Biology*, 58(12): 3965–3977, 2013. doi:10.1088/0031-9155/58/12/3965.

[206] J. Rahmer, B. Gleich, J. Weizenecker, A. Halkola, C. Bontus, J. Schmidt, I. Schmale, O. Woywode, T. Buzug & J. Borgert. Fast continuous motion of the field of view in magnetic particle imaging. In: *International Workshop on Magnetic Particle Imaging*. 2013. doi:10.1109/iwmpi.2013.6528353.

[207] J. Rahmer, A. Halkola, B. Gleich, I. Schmale & J. Borgert. First experimental evidence of the feasibility of multi-color magnetic particle imaging. *Physics in Medicine & Biology*, 60(5): 1775–1791, 2015. doi:10.1088/0031-9155/60/5/1775.

[208] J. Rahmer, C. Stehning & B. Gleich. Spatially selective remote magnetic actuation of identical helical micromachines. *Science Robotics*, 2(3): 2845, 2017. doi:10.1126/scirobotics.aal2845.

[209] J. Rahmer, C. Stehning & B. Gleich. Remote magnetic actuation using a clinical scale system. *PLoS ONE*, 13(3): e0193546, 2018. doi:10.1371/journal.pone.0193546.

[210] J. Rahmer, J. Weizenecker, B. Gleich & J. Borgert. Signal encoding in magnetic particle imaging: properties of the system function. *BMC Medical Imaging*, 9(1), 2009. doi:10.1186/1471-2342-9-4.

[211] J. Rahmer, J. Weizenecker, B. Gleich & J. Borgert. Analysis of a 3-D System Function Measured for Magnetic Particle Imaging. *IEEE Transactions on Medical Imaging*, 31(6): 1289–1299, 2012. doi:10.1109/tmi.2012.2188639.

[212] J. Rahmer, D. Wirtz, C. Bontus, J. Borgert & B. Gleich. Interactive Magnetic Catheter Steering With 3-D Real-Time Feedback Using Multi-Color Magnetic Particle Imaging. *IEEE Transactions on Medical Imaging*, 36(7): 1449–1456, 2017. doi:10.1109/TMI.2017.2679099.

[213] H. Raich & P. Blümler. Design and construction of a dipolar Halbach array with a homogeneous field from identical bar magnets: NMR Mandhalas. *Concepts in Magnetic Resonance Part B: Magnetic Resonance Engineering*, 23B(1): 16–25, 2004. doi:10.1002/cmr.b.20018.

[214] S. Ran, D. Vainchtein & G. Friedman. On the Role of Size Differences in Synchronized Motion of Magnetic Particles in Fluid: A Study on Trimers. *IEEE Transactions on Magnetics*, 56(4): 1–7, 2020. doi:10.1109/TMAG.2020.2966598.

[215] A. M. Rauwerdink & J. B. Weaver. Viscous effects on nanoparticle magnetization harmonics. *Journal of Magnetism and Magnetic Materials*, 322(6): 609–613, 2010. doi:10.1016/j.jmmm.2009.10.024.

[216] H. Rein & M. Schneider. *EinfÃ¼hrung in die Physiologie des Menschen*. Springer Berlin Heidelberg, 12 Aufl., 2013. ISBN 9783662288139.

[217] H. Remmer, E. Roeben, A. M. Schmidt, M. Schilling & F. Ludwig. Dynamics of magnetic nanoparticles in viscoelastic media. *Journal of Magnetism and Magnetic Materials*, 427: 331–335, 2017. doi:10.1016/j.jmmm.2016.10.075.

[218] J. Rey, H. Ogata, N. Hosoe, K. Ohtsuka, N. Ogata, K. Ikeda, H. Aihara, I. Pangtay, T. Hibi, S. Kudo & H. Tajiri. Feasibility of stomach exploration with a guided capsule endoscope. *Endoscopy*, 42(07): 541–545, 2010. doi:10.1055/s-0030-1255521.

[219] G. Rudd & A. Tonyushkin. Permanent Magnet Selection Coils Design for Single-Sided Field-Free Line Magnetic Particle Imaging. *International Journal on Magnetic Particle Imaging*, 4(1), 2018. doi:10.18416/ijmpi.2018.1809001.

[220] J. Salamon, J. Dieckhoff, M. G. Kaul, C. Jung, G. Adam, M. Möddel, T. Knopp, S. Draack, F. Ludwig & H. Ittrich. Visualization of spatial and temporal temperature distributions with magnetic particle imaging for liver tumor ablation therapy. *Scientific Reports*, 10(1), 2020. doi: 10.1038/s41598-020-64280-1.

[221] J. Salamon, M. Hofmann, C. Jung, M. G. Kaul, F. Werner, K. Them, R. Reimer, P. Nielsen, A. vom Scheidt, G. Adam, T. Knopp & H. Ittrich. Magnetic Particle / Magnetic Resonance Imaging: In-Vitro MPI-Guided Real Time Catheter Tracking and 4D Angioplasty Using a Road Map and Blood Pool Tracer Approach. *PLoS ONE*, 11(6): e0156899, 2016. doi:10.1371/journal.pone.0156899.

[222] E. U. Saritas, P. W. Goodwill, G. Z. Zhang & S. M. Conolly. Magnetostimulation Limits in Magnetic Particle Imaging. *IEEE Transactions on Medical Imaging*, 32(9): 1600–1610, 2013. doi:10.1109/tmi.2013.2260764.

[223] F. Sato, M. Jojo, H. Matsuki, T. Sato, M. Sendoh, K. Ishiyama & K. Arai. The operation of a magnetic micromachine for hyperthermia and its exothermic characteristic. *IEEE Transactions on Magnetics*, 38(5): 3362–3364, 2002. doi:10.1109/tmag.2002.802304.

[224] S. Savonius. *The Wing-Rotor - in Theory and Practise*. Savonius und Co. Helsingfors, Finnland, 1926.

[225] D. Schamel, A. G. Mark, J. G. Gibbs, C. Miksch, K. I. Morozov, A. M. Leshansky & P. Fischer. Nanopropellers and Their Actuation in Complex Viscoelastic Media. *ACS Nano*, 8(9): 8794–8801, 2014. doi: 10.1021/nn502360t.

[226] I. Schmale, B. Gleich, J. Kanzenbach, J. Rahmer, J. Schmidt, J. Weizenecker & J. Borgert. An Introduction to the Hardware of Magnetic Particle Imaging. In: *World Congress on Medical Physics and Biomedical Engineering*, Band 25, 450–453. Springer Berlin Heidelberg, 2009. doi:10.1007/978-3-642-03879-2_127.

[227] J. Sedlacik, A. Frölich, J. Spallek, N. D. Forkert, T. D. Faizy, F. Werner, T. Knopp, D. Krause, J. Fiehler & J.-H. Buhk. Magnetic Particle Imaging for High Temporal Resolution Assessment of Aneurysm Hemodynamics. *PLoS ONE*, 11(8): e0160097, 2016. doi:10.1371/journal.pone.0160097.

[228] O. C. Sehl, J. J. Gevaert, K. P. Melo, N. N. Knier & P. J. Foster. A Perspective on Cell Tracking with Magnetic Particle Imaging. *Tomography*, 6(4): 315–324, 2020. doi:10.18383/j.tom.2020.00043.

[229] M. Sendoh, K. Ishiyama, K. Arai, M. Jojo, F. Sato & H. Matsuki. Fabrication of magnetic micromachine for local hyperthermia. *IEEE Transactions on Magnetics*, 38(5): 3359–3361, 2002. doi:10.1109/tmag.2002.802305.

[230] A. Servant, F. Qiu, M. Mazza, K. Kostarelos & B. J. Nelson. Controlled In Vivo Swimming of a Swarm of Bacteria-Like Microrobotic Flagella. *Advanced Materials*, 27(19): 2981–2988, 2015. doi:10.1002/adma.201404444.

[231] B. Shapiro. Towards dynamic control of magnetic fields to focus magnetic carriers to targets deep inside the body. *Journal of Magnetism and Magnetic Materials*, 321(10): 1594–1599, 2009. doi:10.1016/j.jmmm.2009.02.094.

[232] B. Shapiro, S. Kulkarni, A. Nacev, S. Muro, P. Y. Stepanov & I. N. Weinberg. Open challenges in magnetic drug targeting. *Wiley Interdisciplinary Reviews: Nanomedicine and Nanobiotechnology*, 7(3): 446–457, 2014. doi:10.1002/wnan.1311.

[233] B. Shapiro, S. Kulkarni, A. Nacev, A. Sarwar, D. Preciado & D. Depireux. Shaping Magnetic Fields to Direct Therapy to Ears and Eyes. *Annual Review of Biomedical Engineering*, 16(1): 455–481, 2014. doi:10.1146/annurev-bioeng-071813-105206.

[234] M. Simi, G. Gerboni, A. Menciassi & P. Valdastri. Magnetic Torsion Spring Mechanism for a Wireless Biopsy Capsule. *Journal of Medical Devices*, 7(4): 041009, 2013. doi:10.1115/1.4025185.

[235] M. Sitti. Voyage of the microrobots. *Nature*, 458(7242): 1121–1122, 2009. doi:10.1038/4581121a.

[236] M. Sitti, H. Ceylan, W. Hu, J. Giltinan, M. Turan, S. Yim & E. Diller. Biomedical Applications of Untethered Mobile Milli/Microrobots. *Proceedings of the IEEE*, 103(2): 205–224, 2015. doi:10.1109/jproc.2014.2385105.

[237] H. Soltner & P. Blümler. Dipolar Halbach magnet stacks made from identically shaped permanent magnets for magnetic resonance. *Concepts in Magnetic Resonance Part A*, 36A(4): 211–222, 2010. doi:10.1002/cmr.a.20165.

[238] D. Son, H. Gilbert & M. Sitti. Magnetically Actuated Soft Capsule Endoscope for Fine-Needle Biopsy. *Soft Robotics*, 2019. doi:10.1089/soro.2018.0171.

[239] Spektrum. Nanoroboter schwimmen durch Augen, 2018. `https://www.spektrum.de/news/nanoroboter-schwimmen-durch-augen/1606916`.

[240] SpiegelOnline. Forscher entwickeln Miniroboter zum Schlucken, 2018. `https://www.spiegel.de/wissenschaft/medizin/stuttgart-forscher-entwickeln-miniroboter-zum-schlucken-a-1189766.html`.

[241] C. Stehning, B. Gleich & J. Rahmer. Simultaneous magnetic particle imaging (MPI) and temperature mapping using multi-color MPI. *International Journal on Magnetic Particle Imaging*, 2(2), 2016. doi: 10.18416/ijmpi.2016.1612001.

[242] M. Stöhr, B. Riffel & K. Pfadenhauer. *Neurophysiologische Untersuchungsmethoden in der Intensivmedizin*. Springer Berlin Heidelberg, 2013. ISBN 9783642766756.

[243] G. B. Sukhorukov, A. L. Rogach, B. Zebli, T. Liedl, A. G. Skirtach, K. Köhler, A. A. Antipov, N. Gaponik, A. S. Susha, M. Winterhalter & W. J. Parak. Nanoengineered Polymer Capsules: Tools for Detection, Controlled Delivery, and Site-Specific Manipulation. *Small*, 1(2): 194–200, 2004. doi:10.1002/smll.200400075.

[244] M. Suter. *Photopatternable superparamagnetic nanocomposite for the fabrication of microstructures*. Dissertation, ETH Zurich, 2012.

[245] M. Suter, L. Zhang, E. C. Siringil, C. Peters, T. Luehmann, O. Ergeneman, K. E. Peyer, B. J. Nelson & C. Hierold. Superparamagnetic microrobots: fabrication by two-photon polymerization and biocompatibility. *Biomedical Microdevices*, 15(6): 997–1003, 2013. doi: 10.1007/s10544-013-9791-7.

[246] P. Swain, A. Toor, F. Volke, J. Keller, J. Gerber, E. Rabinovitz & R. I. Rothstein. Remote magnetic manipulation of a wireless capsule endoscope in the esophagus and stomach of humans. *Gastrointestinal Endoscopy*, 71(7): 1290–1293, 2010. doi:10.1016/j.gie.2010.01.064.

[247] P. Szwargulski, M. Wilmes, E. Javidi, F. Thieben, M. Graeser, M. Koch, C. Gruettner, G. Adam, C. Gerloff, T. Magnus, T. Knopp & P. Ludewig. Monitoring Intracranial Cerebral Hemorrhage Using Multicontrast Real-Time Magnetic Particle Imaging. *ACS Nano*, 14(10): 13913–13923, 2020. doi:10.1021/acsnano.0c06326.

[248] Z. W. Tay, P. Chandrasekharan, A. Chiu-Lam, D. W. Hensley, R. Dhavalikar, X. Y. Zhou, E. Y. Yu, P. W. Goodwill, B. Zheng, C. Rinaldi & S. M. Conolly. Magnetic Particle Imaging-Guided Heating

in Vivo Using Gradient Fields for Arbitrary Localization of Magnetic Hyperthermia Therapy. *ACS Nano*, 12(4): 3699–3713, 2018. doi:10.1021/acsnano.8b00893.

[249] T. D. Than, G. Alici, H. Zhou & W. Li. A review of localization systems for robotic endoscopic capsules. *IEEE Transactions on Biomedical Engineering*, 59: 2387–2399, 2012. doi:10.1109/TBME.2012.2201715.

[250] K. Them, M. G. Kaul, C. Jung, M. Hofmann, T. Mummert, F. Werner & T. Knopp. Sensitivity Enhancement in Magnetic Particle Imaging by Background Subtraction. *IEEE Transactions on Medical Imaging*, 35(3): 893–900, 2016. doi:10.1109/tmi.2015.2501462.

[251] R. Tietze, S. Lyer, S. Dürr & C. Alexiou. Nanoparticles for cancer therapy using magnetic forces. *Nanomedicine*, 7(3): 447–457, 2012. doi:10.2217/nnm.12.10.

[252] A. Tonyushkin. Single-Sided Hybrid Selection Coils for Field-Free Line Magnetic Particle Imaging. *International Journal on Magnetic Particle Imaging*, 3(1), 2017. doi:10.18416/ijmpi.2017.1703009.

[253] S. Tottori, L. Zhang, F. Qiu, K. K. Krawczyk, A. Franco-Obregón & B. J. Nelson. Magnetic Helical Micromachines: Fabrication, Controlled Swimming, and Cargo Transport. *Advanced Materials*, 24(6): 811–816, 2012. doi:10.1002/adma.201103818.

[254] S. Vaalma, J. Rahmer, N. Panagiotopoulos, R. L. Duschka, J. Borgert, J. Barkhausen, F. M. Vogt & J. Haegele. Magnetic Particle Imaging (MPI): Experimental Quantification of Vascular Stenosis Using Stationary Stenosis Phantoms. *PLoS ONE*, 12(1): e0168902, 2017. doi:10.1371/journal.pone.0168902.

[255] P. J. Vach, N. Brun, M. Bennet, L. Bertinetti, M. Widdrat, J. Baumgartner, S. Klumpp, P. Fratzl & D. Faivre. Selecting for Function: Solution Synthesis of Magnetic Nanopropellers. *Nano Letters*, 13(11): 5373–5378, 2013. doi:10.1021/nl402897x.

[256] P. J. Vach & D. Faivre. The triathlon of magnetic actuation: Rolling, propelling, swimming with a single magnetic material. *Scientific Reports*, 5(1), 2015. doi:10.1038/srep09364.

[257] G. T. van Moolenbroek, T. Patiño, J. Llop & S. Sánchez. Engineering Intelligent Nanosystems for Enhanced Medical Imaging. *Advanced Intelligent Systems*, 2(10): 2000087, 2020. doi:10.1002/aisy.202000087.

[258] D. Vilela, U. Cossío, J. Parmar, A. M. Martínez-Villacorta, V. Gómez-Vallejo, J. Llop & S. Sánchez. Medical Imaging for the Tracking of

Micromotors. *ACS Nano*, 12(2): 1220–1227, 2018. doi:10.1021/acsnano.7b07220.

[259] P. Vogel, S. Lother, M. A. Rückert, W. H. Kullmann, P. M. Jakob, F. Fidler & V. C. Behr. MRI Meets MPI: A Bimodal MPI-MRI Tomograph. *IEEE Transactions on Medical Imaging*, 33(10): 1954–1959, 2014. doi:10.1109/tmi.2014.2327515.

[260] P. Vogel, J. Markert, M. A. Rückert, S. Herz, B. Keßler, K. Dremel, D. Althoff, M. Weber, T. M. Buzug, T. A. Bley, W. H. Kullmann, R. Hanke, S. Zabler & V. C. Behr. Magnetic Particle Imaging meets Computed Tomography: first simultaneous imaging. *Scientific Reports*, 9(1), 2019. doi:10.1038/s41598-019-48960-1.

[261] P. Vogel, M. A. Rückert, T. Kampf, S. Herz, A. Stang, L. Wöckel, T. A. Bley, S. Dutz & V. C. Behr. Superspeed Bolus Visualization for Vascular Magnetic Particle Imaging. *IEEE Transactions on Medical Imaging*, 39(6): 2133–2139, 2020. doi:10.1109/tmi.2020.2965724.

[262] A. von Gladiss, M. Graeser, A. Behrends, X. Chen & T. M. Buzug. Efficient hybrid 3D system calibration for magnetic particle imaging systems using a dedicated device. *Scientific Reports*, 10(1), 2020. doi:10.1038/s41598-020-75122-5.

[263] A. von Gladiss, M. Graeser, P. Szwargulski, T. Knopp & T. M. Buzug. Hybrid System Calibration for Multidimensional Magnetic Particle Imaging. *Physics in Medicine & Biology*, 62(9): 3392–3406, 2017. doi:10.1088/1361-6560/aa5340.

[264] D. Walker, B. T. Käsdorf, H.-H. Jeong, O. Lieleg & P. Fischer. Enzymatically active biomimetic micropropellers for the penetration of mucin gels. *Science Advances*, 1(11): e1500501, 2015. doi:10.1126/sciadv.1500501.

[265] B. Wang, K. Kostarelos, B. J. Nelson & L. Zhang. Trends in Micro-/Nanorobotics: Materials Development, Actuation, Localization, and System Integration for Biomedical Applications. *Advanced Materials*, 33(4): 2002047, 2020. doi:10.1002/adma.202002047.

[266] X. Wang, X.-H. Qin, C. Hu, A. Terzopoulou, X.-Z. Chen, T.-Y. Huang, K. Maniura-Weber, S. Pané & B. J. Nelson. 3D Printed Enzymatically Biodegradable Soft Helical Microswimmers. *Advanced Functional Materials*, 28(45): 1804107, 2018. doi:10.1002/adfm.201804107.

[267] A. Weber, F. Werner, J. Weizenecker, T. M. Buzug & T. Knopp. Artifact free reconstruction with the system matrix approach by overscanning

the field-free-point trajectory in magnetic particle imaging. *Physics in Medicine & Biology*, 61(2): 475–487, 2015. doi:10.1088/0031-9155/61/2/475.

[268] M. Weber, J. Beuke, A. von Gladiss, K. Gräfe, P. Vogel, V. C. Behr & T. M. Buzug. Novel Field Geometry Using Two Halbach Cylinders for FFL-MPI. *International Journal on Magnetic Particle Imaging*, 4(1), 2018. doi:10.18416/ijmpi.2018.1811004.

[269] F. Wegner, T. Friedrich, N. Panagiotopoulos, S. Valmaa, J. P. Goltz, F. M. Vogt, M. A. Koch, T. M. Buzug, J. Barkhausen & J. Haegele. First heating measurements of endovascular stents in magnetic particle imaging. *Physics in Medicine & Biology*, 63(4): 045005, 2018. doi:10.1088/1361-6560/aaa79c.

[270] F. Wegner, T. Friedrich, A. von Gladiss, U. Grzyska, M. M. Sieren, K. Lüdtke-Buzug, A. Frydrychowicz, T. M. Buzug, J. Barkhausen & J. Haegele. Magnetic Particle Imaging: Artifact-Free Metallic Stent Lumen Imaging in a Phantom Study. *CardioVascular and Interventional Radiology*, 43(2): 331–338, 2019. doi:10.1007/s00270-019-02347-x.

[271] F. Wegner, A. von Gladiss, J. Haegele, U. Grzyska, M. M. Sieren, E. Stahlberg, T. H. Oechtering, K. Lüdtke-Buzug, J. Barkhausen, T. M. Buzug & T. Friedrich. Magnetic Particle Imaging: In vitro Signal Analysis and Lumen Quantification of 21 Endovascular Stents. *International Journal of Nanomedicine*, 16: 213–221, 2021. doi:10.2147/ijn.s284694.

[272] J. Weizenecker, B. Gleich & J. Borgert. Magnetic particle imaging using a field free line. *Journal of Physics D: Applied Physics*, 41(10): 105009, 2008. doi:10.1088/0022-3727/41/10/105009.

[273] J. Weizenecker, B. Gleich, J. Rahmer, H. Dahnke & J. Borgert. Three-dimensional real-time in vivo magnetic particle imaging. *Physics in Medicine & Biology*, 54(5): L1–L10, 2009. doi:10.1088/0031-9155/54/5/l01.

[274] D. Weller, T. M. Buzug & T. Friedrich. Force analysis device for magnetic manipulation. In: *International Workshop on Magnetic Particle Imaging*, 38. 2016.

[275] J. Wells, N. Löwa, H. Paysen, U. Steinhoff & F. Wiekhorst. Probing particle-matrix interactions during magnetic particle spectroscopy. *Journal of Magnetism and Magnetic Materials*, 475: 421–428, 2019. doi:10.1016/j.jmmm.2018.11.109.

[276] D. M. Wirth, A. Jaquez, S. Gandarilla, J. D. Hochberg, D. C. Church & J. K. Pokorski. Highly Expandable Foam for Lithographic 3D Printing. *ACS Applied Materials & Interfaces*, 12(16): 19033–19043, 2020. doi: 10.1021/acsami.0c02683.

[277] L. Wöckel, J. Wells, O. Kosch, S. Lyer, C. Alexiou, C. Grüttner, F. Wiekhorst & S. Dutz. Long-term stable measurement phantoms for magnetic particle imaging. *Journal of Magnetism and Magnetic Materials*, 471: 1–7, 2019. doi:10.1016/j.jmmm.2018.09.012.

[278] Z. Wu, J. Troll, H.-H. Jeong, Q. Wei, M. Stang, F. Ziemssen, Z. Wang, M. Dong, S. Schnichels, T. Qiu & P. Fischer. A swarm of slippery micropropellers penetrates the vitreous body of the eye. *Science Advances*, 4(11): eaat4388, 2018. doi:10.1126/sciadv.aat4388.

[279] H. Xia, J. Wang, Y. Tian, Q.-D. Chen, X.-B. Du, Y.-L. Zhang, Y. He & H.-B. Sun. Ferrofluids for Fabrication of Remotely Controllable Micro-Nanomachines by Two-Photon Polymerization. *Advanced Materials*, 22(29): 3204–3207, 2010. doi:10.1002/adma.201000542.

[280] H. Xie, M. Sun, X. Fan, Z. Lin, W. Chen, L. Wang, L. Dong & Q. He. Reconfigurable magnetic microrobot swarm: Multimode transformation, locomotion, and manipulation. *Science Robotics*, 4(28): eaav8006, 2019. doi:10.1126/scirobotics.aav8006.

[281] X. Yan, Q. Zhou, M. Vincent, Y. Deng, J. Yu, J. Xu, T. Xu, T. Tang, L. Bian, Y.-X. J. Wang, K. Kostarelos & L. Zhang. Multifunctional biohybrid magnetite microrobots for imaging-guided therapy. *Science Robotics*, 2(12): eaaq1155, 2017. doi:10.1126/scirobotics.aaq1155.

[282] X. Yan, Q. Zhou, J. Yu, T. Xu, Y. Deng, T. Tang, Q. Feng, L. Bian, Y. Zhang, A. Ferreira & L. Zhang. Magnetite Nanostructured Porous Hollow Helical Microswimmers for Targeted Delivery. *Advanced Functional Materials*, 25(33): 5333–5342, 2015. doi:10.1002/adfm.201502248.

[283] Z. Ye, S. Regnier & M. Sitti. Rotating Magnetic Miniature Swimming Robots With Multiple Flexible Flagella. *IEEE Transactions on Robotics*, 30(1): 3–13, 2014. doi:10.1109/tro.2013.2280058.

[284] B. Yigit, Y. Alapan & M. Sitti. Programmable Collective Behavior in Dynamically Self-Assembled Mobile Microrobotic Swarms. *Advanced Science*, 6(6): 1801837, 2019. doi:10.1002/advs.201801837.

[285] B. Yigit, Y. Alapan & M. Sitti. Cohesive self-organization of mobile microrobotic swarms. *Soft Matter*, 16(8): 1996–2004, 2020. doi:10.1039/c9sm01284b.

[286] S. Yim, E. Gultepe, D. H. Gracias & M. Sitti. Biopsy using a magnetic capsule endoscope carrying, releasing, and retrieving untethered micro-grippers. *IEEE Transactions on Biomedical Engineering*, 61: 513–521, 2014. doi:10.1109/TBME.2013.2283369.

[287] S. Yim & M. Sitti. Design and Rolling Locomotion of a Magnetically Actuated Soft Capsule Endoscope. *IEEE Transactions on Robotics*, 28(1): 183–194, 2012. doi:10.1109/tro.2011.2163861.

[288] S. Yim & M. Sitti. Shape-Programmable Soft Capsule Robots for Semi-Implantable Drug Delivery. *IEEE Transaction on Robotics*, 28(5): 1198 – 1202, 2012. doi:10.1109/TRO.2012.2197309.

[289] E. Y. Yu, M. Bishop, B. Zheng, R. M. Ferguson, A. P. Khandhar, S. J. Kemp, K. M. Krishnan, P. W. Goodwill & S. M. Conolly. Magnetic Particle Imaging: A Novel in Vivo Imaging Platform for Cancer Detection. *Nano Letters*, 17(3): 1648–1654, 2017. doi: 10.1021/acs.nanolett.6b04865.

[290] E. Y. Yu, P. Chandrasekharan, R. Berzon, Z. W. Tay, X. Y. Zhou, A. P. Khandhar, R. M. Ferguson, S. J. Kemp, B. Zheng, P. W. Goodwill, M. F. Wendland, K. M. Krishnan, S. Behr, J. Carter & S. M. Conolly. Magnetic Particle Imaging for Highly Sensitive, Quantitative, and Safe in Vivo Gut Bleed Detection in a Murine Model. *ACS Nano*, 11(12): 12067–12076, 2017. doi:10.1021/acsnano.7b04844.

[291] J. Yu, L. Yang & L. Zhang. Pattern generation and motion control of a vortex-like paramagnetic nanoparticle swarm. *The International Journal of Robotics Research*, 37(8): 912–930, 2018. doi: 10.1177/0278364918784366.

[292] S. Yu, N. Ma, H. Yu, H. Sun, X. Chang, Z. Wu, J. Deng, S. Zhao, W. Wang, G. Zhang, W. Zhang, Q. Zhao & T. Li. Self-Propelled Janus Microdimer Swimmers under a Rotating Magnetic Field. *Nanomaterials*, 9(12): 1672, 2019. doi:10.3390/nano9121672.

[293] D. Zahn, A. Weidner, Z. Nosrati, L. Wöckel, J. Dellith, R. Müller, K. Saatchi, U. O. Häfeli & S. Dutz. Temperature controlled camptothecin release from biodegradable magnetic PLGA microspheres. *Journal of Magnetism and Magnetic Materials*, 469: 698–703, 2019. doi: 10.1016/j.jmmm.2018.09.011.

[294] L. Zhang, J. J. Abbott, L. Dong, B. E. Kratochvil, D. Bell & B. J. Nelson. Artificial bacterial flagella: Fabrication and magnetic control. *Applied Physics Letters*, 94(6): 064107, 2009. doi:10.1063/1.3079655.

[295] L. Zhang, J. J. Abbott, L. Dong, K. E. Peyer, B. E. Kratochvil, H. Zhang, C. Bergeles & B. J. Nelson. Characterizing the Swimming Properties of Artificial Bacterial Flagella. *Nano Letters*, 9(10): 3663–3667, 2009. doi:10.1021/nl901869j.

[296] B. Zheng, M. P. von See, E. Yu, B. Gunel, K. Lu, T. Vazin, D. V. Schaffer, P. W. Goodwill & S. M. Conolly. Quantitative Magnetic Particle Imaging Monitors the Transplantation, Biodistribution, and Clearance of Stem Cells In Vivo. *Theranostics*, 6(3): 291–301, 2016. doi:10.7150/thno.13728.

[297] B. Zheng, W. Yang, T. Massey, P. W. Goodwill & S. M. Conolly. High-power active interference suppression in magnetic particle imaging. In: *International Workshop on Magnetic Particle Imaging*. 2013. doi:10.1109/iwmpi.2013.6528381.

[298] X. Zhu, J. Li, P. Peng, N. H. Nassab & B. R. Smith. Quantitative Drug Release Monitoring in Tumors of Living Subjects by Magnetic Particle Imaging Nanocomposite. *Nano Letters*, 19(10): 6725–6733, 2019. doi:10.1021/acs.nanolett.9b01202.

Zusatzmaterialien

Die Animationen und Videos aus den Kapiteln 2, 4 und 5 sind unter folgendem Link zu finden:

https://doi.org/10.18416/978-3-945954-70-6

Infinite Science Publishing